hänssler

SEELSORGE IM DIALOG

Hans-Heinrich Stricker

Krankheit und Heilung

Anthropologie als medizinisch-theologische Synopse

Dr. med. Hans-Heinrich Stricker (1938) ist verheiratet und lebt in Iserlohn/Westfalen. Er ist Arzt für Innere Medizin und seit 1985 Chefarzt der Inneren Abteilung (90 Betten) des Evangelischen Krankenhauses Bethanien in Iserlohn. Seit Jahren beschäftigt er sich neben der klinischen Tätigkeit als Internist bevorzugt mit anthropologischen Fragestellungen.

Die Deutsche Bibliothek – CIP-Einheitsaufnahme

Stricker, Hans-Heinrich:
Krankheit und Heilung : Anthropologie als medizinisch-theologische Synopse / Hans-Heinrich Stricker. – Neuhausen/Stuttgart : Hänssler, 1994
(Seelsorge im Dialog)
ISBN 3-7751-2214-1

hänssler-Seelsorge im Dialog
Bestell-Nr. 392.214

Umschlaggestaltung: Stefanie Stegbauer
Titelbild: C. Monet »Die Trauerweide«, RCS Libri & Grandi Opere, Milano
Satz: AbSatz Ewert-Mohr, Klein Nordende
Printed in Germany

Sieben Leitthesen

Die Teleologie ist für den Biologen wie eine Mätresse; er kann nicht ohne sie leben, aber er will nicht mit ihr in der Öffentlichkeit gesehen werden. *John Scott Haldane (Arzt und Philosoph)*

Das ist vielleicht die weitreichendste Lektion, die wir von unseren Patienten lernten: Lebe so, daß du nicht zurücksehen und sagen mußt: »Gott, wie habe ich mein Leben vertan!«

Elisabeth Kübler-Ross (Ärztin)

Die Natur kennt keine Vernichtung, nur Umwandlung. Ich glaube, Gott wird dieses fundamentale Prinzip auch anwenden, wenn es um das Meisterstück seiner Schöpfungstätigkeit geht, um die menschliche Seele.

Wernher von Braun (Physiker und Raketenkonstrukteur)

Ohne Ewigkeitshoffnung leben, das heißt Angst vor jedem neuen Geburtstag haben. Denn das Leben ist ein befristetes Zehren von der Substanz. *Paul Deitenbeck (ev. Pfarrer, Theologe)*

Aber weit wichtiger ist, daß Jesus der Eine ist, der heilt, und nicht ich; daß Jesus der Eine ist, der Worte der Wahrheit spricht, nicht ich; daß Jesus der Herr ist, nicht ich.

Henri J. M. Nouwen (kath. Priester, Theologe)

In dir sein, Herr, das ist alles. Das ist das Ganze, das Vollkommene, das Heilende. *Jörg Zink (ev. Pfarrer, Theologe)*

»Ohne mich könnt ihr nichts tun« (Joh. 15, 5). Hier sagt Jesus in einem einzigen Satz, woran wir unser ganzes Leben lernen. Und selbst wenn wir an die Pforte des Todes kommen, haben wir dieses noch nicht vollkommen gelernt. *Ole Hallesby (norwegischer Theologe)*

Inhalt

Vorwort

Bei den Überlegungen dieser Arbeit geht es um die menschliche Existenz im Zustand des Krankseins und um das Phänomen »Heilung« mit all seinen Variationen nicht nur in biologisch-medizinischer Hinsicht, sondern auch im Kontext von Bibel und christlicher Theologie. Zwar ist diese Problematik schon viele Male auf Tagungen und Kongressen, in Gesprächskreisen und Seminaren und nicht zuletzt auch in der Literatur erörtert worden. Aber auf die hier dargestellte Art und Weise wurde meines Wissens eine derartige Synopse im anthropologischen Schrifttum bisher noch nicht veröffentlicht.

Der Versuch einer Zusammenschau von Theologie und Medizin soll nicht dazu verführen, eine weitere *Theologie des Genitivs* (Theologie der Medizin) zu begründen oder ein theologisch-medizinisches Konglomerat entstehen zu lassen. Die folgenden Überlegungen, Beispiele, Fragen und Lösungsversuche – mithin das gesamte hier entworfene Konzept, ist in Seminaren, in Diskussionsrunden und durch Literaturstudium, vor allem aber durch meine praktisch-klinische Tätigkeit zustande gekommen. In vielen Gesprächen mit teilweise schwerkranken ambulanten wie stationären Patienten und unter oft nicht geringen Opfern an Zeit sind die hier wiedergegebenen Gedanken und Einsichten – manchmal auch nur Entwürfe – schrittweise herangewachsen. Manches mag vielleicht spontanen Beifall finden, manches nachdenklich-kritisch stimmen, manches rundheraus abgelehnt werden. Ja, vielleicht wird dem einen oder anderen Leser einiges sogar »überzogen« vorkommen. Derjenige, der Konzepte geistig-geistlicher Hilfe in Grenzsituationen des Lebens zu finden sucht und sich dabei nicht scheut, auch auf manchmal schier ausweglosem Posten noch – wenigstens geistig-seelisch – zu helfen und zu trösten, wird diesen Vorwurf in Kauf nehmen müssen.

Um eines jedoch bitte ich: daß der Leser mir das ernste Bemühen und das Suchen nach einer Antwort gerade dort, wo die biologische

Medizin an ihr Ende gekommen ist, abnehmen möge.[1] Sofern Patientenbeispiele angeführt werden, handelt es sich um persönlich erlebte Situationen. Die – insbesondere in Teil B – dargestellten Gedanken beziehen sich auf klinische Erfahrungen. Sie wurden aus der Sicht christlicher Anthropologie auf ihre Relevanz für den klinischen Alltag und für den Umgang mit Patienten als praktikabel erfahren. Insofern stellen selbst diejenigen Überlegungen, die dem unvoreingenommenen Leser sehr gewagt vorkommen, kein gedankliches Konstrukt, geschweige denn eine literarische Chimäre dar. Sie bilden einen diskutablen und realisationsfähigen Unterbau, der sich im nüchternen, gleichwohl anthropozentrierten Klinikbetrieb durchaus zu bewähren vermag.

Bei allem, was auf den folgenden Seiten seinen Niederschlag findet, möchte ich mich eigentlich weniger als souveräner Ratgeber, sondern vielmehr als ein auch häufig selbst Fragender und Ratsuchender verstanden wissen. Ich beziehe mich – wenn auch nicht immer ausdrücklich betont – in alle dargestellten Überlegungen und Situationen als potentiell selbst Betroffener mit ein.

An dieser Stelle sei es gestattet, daß ich mich selbst kurz vorstelle. Seit nun bald 25 Jahren bin ich als Internist klinisch tätig, seit 1985 in leitender Position an einem Krankenhaus mittlerer Größe in evangelisch-kirchlicher Trägerschaft. Als Kliniker arbeite ich, wie auch der niedergelassene Arzt in der Praxis, sozusagen an der *medizinischen Front.* Anders als in der *medizinischen Etappe* spielen sich in Klinik und Praxis die Kämpfe um Leben oder Tod, Sein oder Nichtsein, mit all ihren Fragen, Problemen, Hoffnungen, Wünschen, Freuden und Leiden, schnellen Entscheidungen und gar nicht so selten auch dramatisch-beglückenden Wiedergesundungen ab.

Von jeher der Theologie – wenn auch als Laie – in stiller Liebe zugetan, dienen diese Zeilen vor allem dazu, anderen und mir selbst die seit Jahren schon beabsichtigte Rechenschaft zu geben über die Möglichkeiten einer Synopse von Theologie und Medizin im anthropologischen Konzept des klinisch und praktisch tätigen Arztes. Die Voraussetzung

1 In dieser Arbeit ist mit biologischer Medizin nicht etwa die sog. Naturheilkunde oder Ganzheitsmedizin, sondern die allgemein anerkannte, in Klinik und Praxis nach pathophysiologischen Gesichtspunkten erfolgende medizinische Tätigkeit zur Heilung körperlicher Krankheiten gemeint.

dafür ist allerdings, daß die Bibel Alten und Neuen Testaments und insbesondere das Evangelium vom Heilshandeln Jesu Christi den Leser nicht unberührt lassen. Unter diesem Gesichtspunkt bedarf es wohl keiner besonderen Erwähnung, daß sich diese Arbeit entschieden gegen eine vergötterte Anthropozentrik und ihre kritische Emanzipation von angeblicher theologischer Bevormundung wendet.

Das Menschenbild, das ich aus biblisch-theologischer Sicht hier zugrunde gelegt wissen möchte, ist das des am Riß der Welt leidenden, Schuld und Sünde verfallenen Menschen. Angesichts seines Anspruchs auf absolute Autonomie, frei von jeder verantwortlichen Bindung an eine »höhere Instanz«, ist zu fragen, ob sein Dasein für den sinnvollen Fortbestand dieser Welt und seiner selbst noch eine verläßliche Gewähr bietet. Darum bedarf er – heute vielleicht mehr denn je – einer Erlösung aus Schuld, Verblendung, Egoismus und Selbstüberheblichkeit (Hybris). Dies kann nur im Heilsangebot des Glaubens an die vergebende Kraft Jesu Christi geschehen, nicht aber z. B. durch eine völlig freizügige und bindungslose Psychoanalyse bzw. -therapie, die unter dem Deckmantel von Erbanlagen und Umwelteinflüssen jegliche persönliche Schuld hinwegredet; mehr noch: die zur Selbstverwirklichung um jeden Preis aufruft, die Emanzipation von lebenstragenden Grundwerten predigt und zur Befreiung von angeblich bevormundenden Bindungen auffordert, anstatt die Bereitschaft zur Vergebung zu fördern und zum freimachenden Eingeständnis persönlicher Schuld – wo erforderlich – zu ermuntern.

Das Bild, an dem sich die anthropologischen und theologischen Aussagen dieser Arbeit orientieren, ist andererseits aber auch das des von Gott über alles geliebten Menschen. Ein solcher Mensch hat es nicht nötig, sich in einer permanenten Büßerrolle »zu gefallen«, sondern gelangt durch Eingeständnis von Schuld und Akzeptanz von Vergebung zu einer neuen »ad oculos dei« verantworteten Freiheit. Ihre beglükkende Attraktivität kann nur der empfinden, der den Schritt über die Schwelle in das Haus des christlichen Glaubens wagt oder wagen möchte, sei es als Gesunder, sei es als Kranker.

Von den zahlreichen Autoren, die auf den folgenden Seiten zitiert werden, seien drei vorab hervorgehoben, da auf sie überdurchschnittlich oft zurückgegriffen wird. Für den medizinisch-theologischen Teil ist es der Alttestamentler Hans Walter Wolff, dessen große Kenntnisse insbesondere auf dem Gebiet der biblischen Anthropologie mir sehr hilfreich waren. Für den medizinisch-anthropologischen Teil ist es der frühere Tübinger Psychologe und Philosoph Gerhard Pfahler, dessen Lehre mich schon im Alter von knapp 20 Jahren erstmals zu einer intensiven Auseinandersetzung veranlaßte. Aus seinen zahlreichen Veröffentlichungen sind hier wichtige Anregungen und Gedanken verarbeitet worden. Die für Medizin wie Theologie gleichermaßen bedeutsamen Untersuchungen des Bonner Theologen und Klinikpfarrers Ulrich Eibach bei einer Arbeit wie dieser nicht zu berücksichtigen, käme einer groben Unterlassung gleich. Denn Eibachs gleichsam fachübergreifende Schriften zur Problematik der modernen Medizin im Kontext theologischer Reflexion gehören neben den Arbeiten P. Sporkens zu den gründlichsten der Gegenwart. Sie haben mir bei der Auseinandersetzung mit dem Thema wertvolle Anstöße gegeben.

Bei der Abfassung dieser Arbeit habe ich mich nicht in unverantwortlicher Strenge an die konfessionellen Grenzen gehalten. Obwohl ich selbst als Protestant bewußt der Evangelischen Kirche angehöre, zitiere ich doch an manchen Stellen auch katholische Autoren, sofern sie nach meinem Empfinden Entscheidendes zu unserem Thema beizutragen haben (z. B. Küng, Böckle, von Balthasar, Greshake, Romano Guardini u.a.). Unter dem Gesichtspunkt christlicher »Glaubensermutigung« wird derjenige nicht falsch liegen, der aus dieser Arbeit ein Stück konfessioneller »Unbefangenheit« (nicht »Ungebundenheit«) herausliest.

An der in kirchlichen Kreisen teilweise recht heftig geführten Diskussion zwischen den Anhängern der verschiedenen theologischen Strömungen kann ich mich nicht beteiligen. Der Leser wird dies u.a. anhand der zitierten theologischen Autoren bemerken, die mich allein durch ihre versteh- und einsehbaren bzw. tragfähigen und glaubhaften Aussagen beeindruckten, und die nicht etwa vorher nach ihrer Zugehörigkeit zu welchem »Lager« auch immer selektiert wurden. Keine theologische Richtung ist hier in »ideologisch fixierter Monomanie« favorisiert worden. Denn in der Auseinandersetzung mit Krankheit und Heilung, mit Leiden, Sterben und Tod ist das Gespräch zwischen Patient und Arzt fast immer essentiell und ohne Floskeln. Es gelangt notgedrungenerweise – mal langsam, mal schnell, fast immer schonungsvoll, gelegentlich aber auch einmal direkt – an die Wurzeln der menschlichen Existenz. Dabei kann – zumal in der beschränkten Kompetenz eines Laien – keiner theologischen Richtung in orthodoxer Strenge oder liberaler Freizügigkeit der Vorzug gegeben werden. Es wird allein das zur Sprache gebracht, was sich erfahrungsgemäß in Freud und Leid als glaubhaft und *existentiell durchhaltbar* erwiesen hat. Allerdings wird es sich hier und da nicht vermeiden lassen, daß sog. konservative theologische Überzeugungen mit sog. modernen Ansichten verglichen werden. Dies hat zu geschehen, wenn eine Arbeit wie diese nicht gänzlich ohne den Anspruch auf wissenschaftliches Bemühen bleiben und damit nicht ohne vergleichende Untersuchungen auskommen möchte. Im übrigen ist im sog. Fundamentalismus nicht *alles* Gold, was glänzt, und im sog. Modernismus *einiges,* was nicht glänzt, möglicherweise doch Gold. Wer weiß?!

An dieser Stelle sei ein Wort von Fritz Schwarz zitiert: »Nehme ich Jesus selbst ernst, so bin ich offen für meine Schwestern und Brüder, in welchen Lagern sie sich auch tummeln mögen«.[2] Es besteht guter Grund zu der Annahme, daß Schwarz dies aus dem Geiste konstruktiver Vielfalt und nicht als Befürworter eines *permissiven Pluralismus* geschrieben hat. Trotzdem sei hier ausdrücklich vermerkt, daß die sog. konstruktive Vielfalt natürlich auch ihre Grenzen hat. Sie liegen genau dort, wo – mit welchen historisch-kritischen oder theologisch-intellektuellen Manövern auch immer – Jesus Christus als Sohn Gottes, als wirklich Auferstandener und als Heilsbringer in Frage gestellt wird.

Da die Absicht dieser Arbeit vor allem darin liegt, die Beziehungen zwischen dem Phänomen Krankheit als unveränderbarer Grundgegebenheit einerseits und dem Phänomen Heilung in all seinen Variationen andererseits darzustellen, sind gewisse medizinische Grenzgebiete wie z. B. Reproduktions- und Gentechnologie nicht ohne Grund weitgehend ausgeklammert worden. Bei aller positiven Einstellung zu einer situationsbezogenen und überprüfbaren passiven Sterbehilfe wird die sog. aktive Sterbehilfe, nach der viele heutzutage so lauthals schreien, ebenfalls nur kurz erörtert. Die Gründe dafür werden sich dem Leser

[2] Schwarz, F.: »Ich verweigere mich oder Von der Schönheit des Glaubens«, S. 6

aus der Arbeit selbst erschließen. Ebenso wurde auf allzu häufige transkulturelle Vergleiche verzichtet, weil eben die christliche Theologie der Rahmen sein soll, der das Thema »Krankheit und Heilung« umspannt.

Schließlich bin ich mir darüber im klaren, daß in einer »christlichen Anthropologie« die Auseinandersetzung mit Krankheit und Heilung, mit Leben, Sterben und Tod – d.h. die Beschäftigung mit dem kranken und behandlungsbedürftigen Menschen in seinen vielfältigen Bezügen – immer auch das Nachdenken über das Selbstverständnis des Arztes miteinschließen sollte. Wenn ich richtig sehe, so wächst im ärztlichen Bereich in der Tat die Bereitschaft, sich mit all den Fragen auseinanderzusetzen, die über den rein biologischen Therapieerfolg hinaus unbeantwortet bleiben bzw. die sich gerade dann ergeben, wenn die Therapie erfolglos und die »biologische Deszendenz« unaufhaltsam ist. Bezüglich der Patienten habe ich hingegen die Erfahrung gemacht, daß die Zahl derer, die durch ihre Leidenssituation nachdenklich und fragend wurden, leider auch heute noch recht klein ist. Irgendwelche hoffnungsvollen Anzeichen für eine wesentliche Größenzunahme dieser kleinen Gruppe vermag ich derzeit in unserer Gesellschaft noch nicht zu entdecken.

Ungleich präziser, als es mir hier darzustellen möglich ist, hat Viktor von Weizsäcker, der unvergessene Heidelberger Anthropologe, Neurologe und Psychosomatiker, diese Problematik erkannt. Es ging ihm darum, »daß die ganze Aufgabe der Medizin und des Arztes neu erfaßt werde, neu, was in erster Linie heißt: human reformiert, sozial orientiert, philosophisch restauriert oder endgültig religiös geläutert«.[3] Der Leser wird die sog. »religiöse Läuterung« und hoffentlich mehr noch, nämlich den über sie hinausgehenden spezifisch christlichen Glaubensbezug, an nicht wenigen Stellen der vorliegenden Arbeit bald selbst bemerken. Er möge mich nun bei der Suche nach dem (nennen wir es philosophisch) »Sinn« oder (biblisch) »Schatz im Acker« begleiten. Ob wir ihn finden, wird sich herausstellen müssen. Aber selbst wenn wir ihn nur von ferne sehen oder erahnen, ist schon vieles erreicht.

[3] Zitiert nach Schipperges, H.: »Impulse der Medizin aus der Heidelberger Tradition« in Zappe, H.A. und Hj. Mattern, Hg.: »Das Philosophische und die praktische Medizin«, S. 64

So bilden denn die Gedanken dieser Arbeit den grundlegenden Orientierungshorizont meiner Tätigkeit. Daß er von Zeit zu Zeit selbstkritisch überprüft werden und sich immer wieder der Kritik von außen stellen muß und daß er demzufolge kein unkorrigierbares System verkörpert, dürfte selbstverständlich sein. Wie die vergangenen Jahre, so werden auch die zukünftigen anhand dieser Überlegungen und zusammen mit den Patienten die vielzitierte Probe aufs Exempel machen müssen.

Kein Vorwort ohne Danksagung! Meine klinischen Lehrer, Prof. Dr. med. K. Kindler, Prof. Dr. med. O.H. Arnold, Dr. med. Dr. phil. R. Klingner und besonders mein verehrter Vorgänger im Amt, Dr. med. H.G. Kraatz, haben mich in medizinischer und menschlicher Hinsicht sehr geprägt. Den Pfarrern I. Woyke und H. Putz, beide Lüdenscheid, W. Keienburg, Iserlohn, sowie dem emeritierten Superintendenten des Kirchenkreises Iserlohn, Herrn Dr. theol. O. Weichenhan, bin ich angesichts zahlreicher theologischer Hinweise und Anregungen sehr zu Dank verbunden. Gleichfalls danke ich meiner Sekretärin, Frau F. Brenzel, für die Hilfe beim Schreiben des Manuskripts in seiner ersten Phase. Meiner Frau Jutta Stricker möchte ich herzlichen Dank sagen für manche inhaltlich-kritische Korrektur und für ihren unermüdlichen Einsatz bei der druckreifen Fertigstellung des Manuskripts. Zuletzt, aber nicht minder, gebührt mein Dank den Mitarbeiterinnen und Mitarbeitern im ärztlichen Dienst sowie vielen Schwestern und Pflegern unseres Krankenhauses. Ein besonderer Dank gilt den »Stillen im Lande«, den in unserer Klinik mit sehr viel Engagement arbeitenden Damen der Evangelischen Krankenhaushilfe.

Iserlohn, im Frühjahr 1994
Hans-Heinrich Stricker

Einleitung

Zwei Begebenheiten waren es, die mir vor einiger Zeit in menschlicher und ärztlicher Hinsicht zu denken gaben. Bis heute habe ich nicht aufgehört, mich mit den dadurch aufgeworfenen Fragen zu beschäftigen. So mögen die folgenden Zeilen dazu dienen, zur inneren Teilnahme an dieser Auseinandersetzung anzuregen.

Bei dem ersten Ereignis handelt es sich um ein Interview, das ein bekannter, im Ausland tätiger Herzchirurg dem Deutschen Fernsehen gab. Der Reporter stellte dem Arzt die Frage, wie er am Tage vor einer geplanten Herz-Operation mit seinem Patienten rede, wie er auf seine Fragen antworte und wie er versuche, ihm Hoffnung zu geben oder ihm wenigstens etwas von seiner Angst zu nehmen. Der Chirurg antwortete darauf, daß er für so etwas keine Zeit habe. Er müsse schließlich mehr als sechs Stunden täglich am Operationstisch stehen und habe anschließend noch seine schriftlichen Arbeiten zu erledigen sowie seinen wissenschaftlichen Forschungen nachzukommen. Für die vielfältigen Fragen der Patienten und ihre seelische Betreuung vor und nach der Operation gebe es spezielle Klinikpsychologen, die dem vielbeschäftigten Arzt das Gespräch mit dem Kranken abnähmen.

Das andere Ereignis war der »Fall« eines etwa 51-jährigen leitenden Angestellten eines größeren Unternehmens. Dieser erfreute sich – wie es schien – als Sportler und eingeschworener Nichtraucher bester Gesundheit und war weitgehend frei von irgendwelchen körperlichen Beschwerden. Vor kurzem noch hatte er sich – rein routinemäßig, wie alle zwei oder drei Jahre – nach allen Regeln der ärztlichen Kunst untersuchen lassen. Alle Röntgenaufnahmen, das Ruhe- und Belastungs-Elektrokardiogramm, sämtliche Blutuntersuchungen und auch der Ultraschall des Herzens und der Bauchorgane sowie die Doppler-Sonographie der Bein- und Halsarterien hatten keinen krankhaften Befund erbracht. Ein Bluthochdruck oder andere Risikofaktoren (z. B. von seiten des Fett-, Blutzucker- oder Harnsäurestoffwechsels) bestanden nicht. Aus ärztlicher Sicht war ihm eine beneidenswerte Gesundheit mit der Aussicht auf ein möglicherweise recht langes Leben bescheinigt worden. Sechs Wochen später fand ihn seine Sekretärin in den frühen Nachmittagsstunden leblos am Schreibtisch sitzend. Der Tod hatte ihn ohne »symptomatische Vorwarnung« aus offensichtlich bester Gesundheit heraus überrascht. Die Sektion ergab einen frischen, relativ großen Herz-Hinterwandinfarkt.[4] Alle, die ihn kannten, wunderten sich und waren zutiefst betroffen von diesem unvorhergesehenen Lebensende, das allen Regeln der Logik und des medizinischen Sachverstandes zuwiderlief.

Die beiden Beispiele sollen die Situation aufzeigen, in der sich die heutige Medizin in weiten Bereichen befindet. Obwohl wir es in letzter Zeit – erfreulicherweise mit zunehmender Häufigkeit – aus dem einen oder anderen berufenen Munde bereits vernommen haben, soll hier noch ein weiteres Mal darauf hingewiesen werden, wie wichtig die Entwicklung eines tragfähigen christlich-anthropologischen Konzeptes für alle die ist (Ärzte, Schwestern, Pfleger, Patienten), denen die weitere Entwicklung der Medizin nicht gleichgültig sein kann. Bereits 1810 hat der königlich-preußische Leibarzt Hufeland die notwendige Verbindung von Naturwissenschaft und Philosophie hervorgehoben.[5] Gleichwohl ist es die Absicht der vorliegenden Arbeit, ganz bewußt nachzufragen, ob in bezug auf Krankheit und Heilung bzw. im Zusammenhang mit Leben, Sterben und Tod philosophische Erwägungen allein eine tragfähig-tröstliche Basis bilden können. Es soll schon hier vorweggenommen werden, daß durch Anlehnung an biblische Aussagen und theologische Überlegungen diese Frage verneint werden muß. Allzu schnell kann auch der Arzt von heute schon selbst der Patient von morgen sein. Er wird sich dann genötigt sehen, aus der Perspektive des Leidenden all das zu erleben, was er an und mit seinen Patienten unternommen hat. Mehr noch: Er wird sich fragen lassen müssen, ob überhaupt und, wenn ja, in welchem »übergeordneten Zusammenhang« er sein Dasein als nun selbst Erkrankter eingebettet sieht.

4 Gemeint ist hier nicht der sog. Gefäßspasmus, sondern das seltene Phänomen der Herzkranzgefäßverkalkung mit thrombotischem Verschluß bei Patienten mit normalem Fettstoffwechsel und ohne jegliche weitere Risikofaktoren.

5 Appell, R.: »Die Griechen waren noch gesund«, S. 38

Ein ärztlicher Slogan unserer Tage lautet, daß 50% der Therapie im Gespräch mit dem Patienten bestehen, im Reden mit ihm »davon« und »darüber«. Condrau setzt sich in einem längeren Kapitel seines Buches über medizinische Psychologie ausführlich mit der Bedeutung der Sprache beim Behandeln von Patienten auseinander. Er kommt zu dem Schluß, daß in der Therapie allein schon die Sprache heilend wirken kann bzw. »daß im Sprechen Heilung geschieht«.[6] Der »Sprechenden Medizin«, wie es vor einigen Jahren u.a. auch von der Kassenärztlichen Bundesvereinigung mit Recht formuliert worden ist, muß wieder mehr Bedeutung zukommen. Nicht umsonst lautet der Titel eines bemerkenswerten Buches von Paul Lüth »Von der stummen zur sprechenden Medizin«, in dem er darauf hinweist, daß stumme Ärzte schlecht heilen und es darauf ankomme, die Medizin wieder das Sprechen zu lehren.[7] In die gleiche Richtung zielt Mayer-Scheu, wenn er von der »Wichtigkeit der Instrumentenlosigkeit« spricht, die Voraussetzung für wirkliche Nähe sei.[8] Das erste Beispiel hat in bedrückender Weise demonstriert, wie leicht die Therapie in Praxis und Klinik, also an der medizinischen Front, auf das Niveau einer bloßen »Reparaturwerkstatt« reduziert wird, wenn bei den Ärzten nur das biologische oder technische Denken vorherrscht. Es ist eine Binsenweisheit, daß der Kranke nicht nur die »Reparaturwerkstätte«, sondern die »Heilstätte« sucht. Dazu gehört auch die Sehnsucht nach dem heilenden Wort.[9]

Anhand der Bedeutung des griechischen Verbs *iaomai* verdeutlichen Pasierbsky und Singhal in einer kurzen, aber bemerkenswerten Abhandlung, daß der *iatros* (Arzt) nicht nur heilt, sondern wiedergutmacht, Abhilfe schafft, rettet, befreit und tröstet.[10] Das Wort *Therapie* leitet sich vom griechischen *therapeuo* ab, was soviel bedeutet wie dienen, hochachten, freundlich und sorgsam behandeln, pflegen, heilen. Mein Sprechen mit dem Patienten und mein therapeutisches Handeln am Patienten wird also erst dann zum heilenden Wort bzw. heilsam,

6 Condrau, G.: »Medizinische Psychologie«, S. 304
7 Lüth, P.: »Von der stummen zur sprechenden Medizin«, S. 7
8 Mayer-Scheu, J.: »Vom Behandeln zum Heilen«, S. 82
9 Neukamm, K.H.: »Der Arzt ist die Tröstung der Seele«, S. 199
10 Pasierbsky, F. und Singhal, A.: »Der Arzt – Händler statt Heiler?«, S. 229/230

wenn ich dem Kranken Dienst, Hochachtung, Freundlichkeit, Sorgsamkeit und Pflege angedeihen lasse.[11]

An dieser Stelle müssen drei Arten ärztlichen Handelns am Patienten (im Arzt-Patienten-Verhältnis) erwähnt werden, über die Stunder in einer Untersuchung berichtet. Er unterscheidet die Merkmale einer patientenorientierten Arztgruppe (ca. 20 %) von denen einer organzentrierten Gruppe (ca. 40 %) und diese wiederum von denen einer sich neutral verhaltenden (ca. 40 %).[12] Vielleicht sollte man vereinfachend zwei grundsätzliche Einstellungen voneinander unterscheiden. Die eine besteht darin, daß der Arzt einem hilfesuchenden Menschen in seiner Krankheitssituation zunächst auf der Ebene einfühlenden Verstehens (oder gefühlsmäßigen Erfassens, Empathie, s. von Uexküll)[13] beistehen möchte und dies mit den Mitteln seines erlernten Berufes und seiner erworbenen Erfahrung nach bestem Wissen prozeßhaft verwirklicht. Die andere Haltung ist dadurch gekennzeichnet, daß der Arzt auf einer zuerst von rational-wissenschaftlichem Interesse geprägten Ebene sein berufliches Können einsetzt und damit dem Patienten in seiner Krankheit Hilfe leistet, wobei in der Folge ein affektiver Konsens durch einfühlsames Verständnis zustande kommen oder auch gänzlich ausbleiben kann. Unabhängig von semantischen Erörterungen scheint mir die erstgenannte Einstellung dem Begriff des Arztes noch am ehesten zu entsprechen, wohingegen sich die zweite treffender mit dem Terminus »Mediziner« umschreiben ließe.

Arzt wird man erst, wenn man die Synthese von Biologie und Anthropologie, die das eigentümliche Wesen der Heilkunde ausmacht, in sich selbst vollbringt.[14] Ähnlich drückt es Wesiack aus, wenn er sagt: »Wird die Arzt-Patienten-Beziehung auf der reifsten Beziehungsebene (der des fiktiven Normal-Ich's bzw. der personalen Ebene) verfehlt

11 Hier sind die wirklich und ernsthaft Kranken gemeint, nicht diejenigen, die wegen jeder geringfügigen Befindlichkeitsstörung den Arzt aufsuchen oder die sich in regelmäßigen Abständen durch Deutschlands Badeorte hindurch »kururlauben«, aber nicht gewillt sind, auf gesundheitsgefährdende Lebensgewohnheiten wie z. B. Alkohol, Rauchen und Essen im Übermaß zu verzichten.

12 Stunder, W.A.: »Die Asymmetrie im Arzt-Patienten-Verhältnis bei der Visite«, S. 32/33

13 Uexküll, T. von, Hg.: »Lehrbuch der Psychosomatischen Medizin«, S. 1

14 Ansohn, E.: »Die Wahrheit am Krankenbett«, S. 18

oder, was in der Realität viel häufiger ist, gar nicht angestrebt [...], dann wird der Patient zwangsläufig zum Objekt mehr oder weniger selbstsüchtiger wissenschaftlicher oder materieller Bestrebungen des Arztes mit allen daraus folgenden erschreckenden Gefahren einer rein technischen Medizin.«[15] Durch den Erwerb von Wissen und Können wird man zwar zum medizinischen Wissenschaftler, zum Arzt jedoch kann man nur durch Vorbild und Erziehung werden, sagt Toellner zu recht.[16] Um es abschließend auf einen Nenner zu bringen: Derjenige Arzt wird seiner Aufgabe am ehesten gerecht, der sich bemüht, die Synthese von emotionaler Konfrontation und intellektueller Objektivation am sinnvollsten »zu praktizieren«.

15 Wesiack, W.: »Psychosomatische Medizin in der ärztlichen Praxis«, S. 115
16 Zitiert nach Stein, R.: »Medizin ohne Ärzte«, S. 31

A. Medizinisch-anthropologischer Teil

All diejenigen, die beruflich oder privat mit kranken Menschen zu tun haben, sollten sich in irgendeiner Weise wenigstens geistig mit Krankheit und Heilung bzw. im weiteren Sinne mit Leben, Sterben und Tod auseinandersetzen. Denn allzu schnell können sie selbst zu Patienten werden und damit erfahren, wie ungesichert die menschliche Existenz ist. Bei der Vorarbeit zu dieser Auseinandersetzung muß zum einen die Entwicklung der Medizin von ihren Anfängen bis zur rationalen Ausprägung von heute in groben Zügen beleuchtet werden, wobei auch die Kritik am Ärztestand nicht ausgespart werden darf. Zum anderen gilt es, gewisse (ausgewählte) psychologische Zusammenhänge kurz darzulegen, deren Kenntnis unseren Umgang mit Menschen allgemein, insbesondere aber mit kranken Menschen, verständnisvoller macht. Dabei werden vor allem solche Auffassungen vertreten, die mir persönlich wichtig geworden sind. Durch sie habe ich Gesunde wie Kranke in ihrer individuellen Prägung positiver zu akzeptieren und mir Fremdes im anderen zu achten gelernt.

I Medizinische Anthropologie anhand von Beispielen aus Medizingeschichte, Philosophie und Literatur

1. Das magisch-mythische Verständnis

Krankheiten gibt es, solange der Mensch existiert. Allerdings ist es fraglich, ob sich etwa im Neolithikum mit dem Begriff Krankheit als Störung der normalen körperlichen Funktionen das heutige Bewußtsein von Krankheit verband. Es ist denkbar, daß eine Erkrankung nicht im rationalen Sinne späterer Zeiten als pathophysiologische Fehlfunktion verstanden, sondern als »andere Seinsweise« empfunden wurde, die im Numinosen (Unbegreiflichen, Schauererweckenden) wurzelte. Wenn dies vielleicht nicht so sehr für die Traumatologie mit ihrer zumeist äußeren Erkennbarkeit (Brüche, Verletzungen) gegolten haben mag, so hätte es doch zumindest für all jene krankhaften Zustände vorstellbar gewesen sein können, deren Ursachen nicht sichtbar »auf der Hand« lagen (Infektionen, innere Tumorkrankheiten, Fieber, Schmerzepisoden, septische Erkrankungen, Bewußtseinsstörungen). Wir begegnen in der frühen Zeit des Menschen möglicherweise eher einer Krankheitsahnung als einem Krankheitsverständnis, einer Ahnung, deren Wurzeln noch ganz im Bereich des Magisch-Mythischen lagen. Die Paläopathologie belehrt uns darüber, daß bereits in grauer Vorzeit z. B. Arthritis, Tuberkulose, Arteriosklerose, Nierenstein- und degenerative Wirbelsäulenleiden, Lungenentzündungen und Parasitosen vorkamen,[17] wenngleich nicht unter den heutigen exakten Vorstellungen. Obwohl das menschliche Durchschnittsalter bei etwa 30 Jahren lag, so lebten die Männer in der Regel doch länger als die Frauen. Fast alle Studien stimmen darin überein, daß dieses Faktum u.a. auf Komplikationen bei Schwangerschaft und Geburt beruhte.[18] Im übrigen wurde das männliche Geschlecht besser ernährt als das weibliche, da sich aus ihm Führer, Jäger und Krieger rekrutierten.[19] Anhaltspunkte dafür, daß die frühen Menschen irgendeine allgemein praktizierte Behandlungsweise kannten, gibt es kaum. Man war gezwungen, Krankheiten weitgehend hinzunehmen und ihrem natürlichen Verlauf zu überlassen. Daß nicht alle Kranken starben, lag – genau wie heute – an der spontanen Ausheilungstendenz vieler Krankheiten auch ohne jegliche Therapie bzw. an ihrer relativen oder absoluten Harmlosigkeit.

Schon der gesunde Mensch war in religiöser Beziehung nicht nur wenig autark, sondern empfand sich total abhängig von magisch-mythischen Kräften. Erst recht wird diese Abhängigkeit von denen empfunden worden sein, die sich durch das, was man später auf den Begriff Krankheit brachte, in ihrer Existenzweise verändert fühlten. Der frühe Mensch war dadurch weitgehend außengeleitet (von außen gesteuert). Auch im sog. »Elementargedanken« von H. Schadewaldt findet sich diese Ansicht (das ethnologisch, psychologisch und medizinhistorisch überall auf der Welt zu findende »elementare« Faktum, daß auf einer gewissen Stufe der Menschheitsentwicklung Krankheit als Folge des

17 Lyons/Petrucelli, a.a.O., S. 19
18 a.a.O., S. 22
19 ebda.

Eingreifens von Dämonen oder Göttern, also als Folge einer von außen in den Organismus praktizierten Noxe, zustande komme).[20]

Die Geschichte hat gezeigt, daß im Laufe der menschlichen Entwicklung das Pendel immer mehr zur Innenleitung (Steuerung von innen) ausschlug. Damit soll das Phänomen der Wandlung menschlicher Existenz aus dem Extrem der totalen Abhängigkeit in das Extrem der absoluten Autonomie mit ihrer heute zu beobachtenden Leugnung jeglicher Transzendenz bzw. jeglicher göttlichen Autorität skizziert werden.[21] Die Anthropologie des frühen Menschen ist vor dem Hintergrund weitgehender Abhängigkeit von übersinnlichen Kräften und magisch-mythischen Einflüssen zu sehen. Auch in den sog. antiken Kulturen (z. B. Griechenlands und Mesopotamiens) beruhte die medizinische Anthropologie – wie überhaupt die gesamte Lebensschau – noch auf magischen und religiösen Vorstellungen. Für das europäische Mittelalter war der Einfluß von Philosophie und christlicher Theologie maßgebend. In der modernen (natur-)wissenschaftlichen Medizin kommt es zur Lösung aus diesen Zusammenhängen. Dabei ist zu überlegen, ob die gänzliche Befreiung von philosophischen und insbesondere theologischen Bindungen der praktischen und klinischen Medizin von heute auf Dauer zuträglich sein wird.[22] Diese Frage soll uns vor allem im zweiten Teil dieser Arbeit – direkt wie indirekt – beschäftigen.

20 »Möglichkeiten und Grenzen der Medizin«, S. 12

21 Heutzutage findet die absolute Autonomie und Bindungslosigkeit des Menschen ihren abstoßendsten und perversesten Ausdruck in den Satanskulten. Sie vermitteln einen Eindruck von dem, was man in der Tat unter »Hölle« verstehen kann. »Wenn Gott nicht mehr vorkommt, ist alles erlaubt« (Sartre, zitiert von M. Schaller). In einer anderen schlimmen Form offenbart sich die absolute Autonomie des Menschen z.B. in Wandschmierereien wie »kein Gott, kein Staat, kein Herr = Freiheit«.

22 In jüngster Zeit führen Jerry Hall und Robert Stillman an der amerikanischen George-Washington-Universität mit Erfolg Versuche durch, menschliche Embryonen zu klonieren (d.h. äußerlich wie innerlich absolut identische und genetisch gleiche, sozusagen eineiige Mehrlinge herzustellen). H. Rademacher: »Klonieren menschlicher Embryos in Amerika nicht verboten.« Dieses Faktum wird in 10 oder 20 Jahren auch für Praxis und Klinik relevant sein. In völliger ethischer und biblisch-theologischer Bindungslosigkeit unterläuft man hiermit die Schöpfung Gottes, nach der jeder Mensch ein geschöpfliches Unikat ist. »Einfach darauflos zu forschen« (R. Dreßler) war früher vielleicht noch möglich, heute sicher nicht mehr. Vgl. hier auch die gottlose utilitaristische Ethik des Australiers P. Singer.

2. Erste Ansätze einer Therapie

Der erste Arzt war eine Frau – meint Paul Lüth,[23] denn, so sagt er, es könne kein Zweifel daran bestehen, daß die Medizin mit der Frau beginnt. In der verwehten Frühzeit habe es zwei Ur-Berufe gegeben: »man, the hunter«, den Mann als Jäger, nach außen orientiert, abwehrend, spähend, jagend; und »woman, the gatherer«, die Frau als Sammlerin, im inneren Kreise wirkend, das Feuer hütend, Pflanzen und Kräuter sammelnd, ständig schwanger, von Kindern aller Altersstufen umgeben. Diese Ansicht wird auch von dem Historiker K. Meyer vertreten: »Die Arbeitsteilung erfolgte wohl während des ganzen Diluviums äußerst primitiv nach dem Geschlecht: die Frau besorgte das Sammeln und die Zubereitung der Nahrung, während der Mann der Jagd oblag«.[24] Lüth führt nun weiter aus: »Sie [die Frau, d.Verf.] muß dadurch erste Erfahrungen mit dem gesammelt haben, was heilt und was tötet.«[25] Die Frau sei die erste »Ärztin« und »Giftmischerin« gewesen.[26] Sie war es, die unter den Pflanzen auszuwählen lernte. So müssen wir wohl annehmen, daß man damals mit ganz bestimmten Pflanzen etwas anzufangen wußte, meint Lüth. Irgendwann habe es sich dann ergeben, daß Männer in die Behandlung eingeschaltet wurden. Es waren, so postuliert Lüth,[27] solche, die man beim Geschäft der Jagd und des Kampfes nicht recht gebrauchen konnte. Sie fielen durch ihr Verhalten auf, vielleicht auch durch ihre Figur; es gab ja damals schon Behinderte, Hinkende, Kleinwüchsige. Und es gab Männer, so Lüth, die »anders« waren, wiewohl sie gleich aussahen. Sie waren das, was man heute psychopathisch oder gar psychotisch nennt. »Wenn ein solcher Mann auftrat, bizarr gekleidet, mit Tierfellen, Tierköpfen oder -masken behangen, wenn er Anfälle hatte, die man für Beschwörungsrituale und Zauberpraktiken gehalten haben mochte, ging etwas von ihm aus, das von anderen Angehörigen der Horde oder des Stammes nicht ausging – das Numinose, ein Grauen, es lief den anderen ein Schauer den Rücken

23 »Das Ende der Medizin?«, S. 20
24 »Weltgeschichte im Überblick«, S. 38
25 ebda.
26 ebda.
27 a.a.O., S. 21

hinunter. Jeder wußte plötzlich, daß da einer wirkte, der Zugang zu den Kräften in oder hinter den sichtbaren Dingen hatte«, so stellt sich Lüth die Entwicklung vor und schließt daraus: »der erste männliche Arzt war ein Kranker.«[28] Er war Zauberer, Medizinmann, Schamane.[29] Die Medizin – so Lüth – war Zaubermedizin, aber das heißt, »archaische Psychotherapie, als solche wirksamer als jede andere nach ihr!«.[30] Alles Rationale war mit Magie verbunden. Ohne Beschwörung konnte nichts helfen, nicht einmal der einfache Griff. »Medizinmänner und Schamanen waren wohl häufig Schizophrene.«[31] Ergänzend muß hier angefügt werden » ... und Depressive«.

Aus der Medizin der primitiven Völker, wie sie auch heute noch bei manchen Indianerstämmen, Afrikanern, Südsee-Insulanern, bei den Eskimos der arktischen Regionen, in Sibirien (Stamm der Karagassen) und bei den Unambal in Nordwest-Australien praktiziert wird, wissen wir, daß der Medizinmann sich der Behandlung durch einen anderen Medizinmann anvertraut, wenn er selbst erkrankt. Diese Tatsache scheint dagegen zu sprechen, daß Medizinmänner und Schamanen häufig Psychotiker waren. Auch Ackerknecht teilt diese Meinung nicht: »Selbst die Medizinmänner, die in ihrer Vorbereitungszeit eine Psychose durchmachen, wie die sibirischen und die südafrikanischen Schamanen, sind offensichtlich ausgeglichene Persönlichkeiten, wenn sie das Stadium der Schamanenpraxis wirklich erreicht haben.«[32] Was bei Lüth und Ackerknecht nicht deutlich wird, ist die Tatsache, daß man in der heutigen ethnologischen Forschung zwischen dem Medizinmann und dem Schamanen unterscheidet. Der Schamane verfügt zwar in der Regel auch über die Fähigkeiten des Medizinmannes, der Medizinmann aber nimmt selten die »Aufgaben« eines Schamanen wahr.

Hier führen nun die Angaben Lommels eine Klärung herbei. Lommel bezieht das Durchleben einer Psychose überwiegend auf den Schamanen. Nach oft mehrjähriger »Lehrzeit« bringt es der Schamane entweder fertig, sich beispielsweise aus seiner Depression zugunsten

28 ebda.
29 Das Wort stammt aus dem Tungusischen.
30 a.a.O., S. 22
31 ebda.
32 »Geschichte der Medizin«, S. 19

eines gewissen »Reifezustandes« (Schamanenpraxis) zu befreien, oder aber er geht in seiner Depression unter (Selbstmord). Während beim Medizinmann ein deutliches Machtstreben unverkennbar ist, erlangt der Schamane seine soziale Funktion nicht durch Machtgelüste, sondern eher durch seine eigene, psychologische Entwicklung. »Ohne Zweifel übt der Schamane auch die Funktion eines Medizinmannes aus, aber er geht darüber hinaus.«[33] Wenn ich richtig sehe, kann also die »Tätigkeit« der Medizinmänner und besonders der Schamanen in manchen heute noch bestehenden Primitiv-Kulturen mit gewissen Einschränkungen als Modell für die Frühform medizinischer Behandlung dienen.

Auch heutzutage noch werden bei vielen Naturvölkern die Stellung des Arztes und das Wesen der Krankheit erheblich anders gesehen als in der europäisch-abendländischen Tradition, worauf z. B. Levy-Brühl[34] aufmerksam macht. Das Befremdliche des Krankheitsbegriffes der Naturvölker für das neuzeitliche Denken besteht in folgendem: Während im neuzeitlichen Denken die Sphäre des Übernatürlichen, Geistigen, Unsichtbaren von der Welt der natürlichen, sichtbaren, materiellen Ursachen streng unterschieden wird, bilden beide Ebenen für den »Primitiven« eine untrennbare Einheit.

Für unser Denken kann in der Tat diese unsichtbare Welt mit dem, was wir Natur nennen, nur koexistent sein in dem Sinne, daß sie jenseits von dem liegt, was wir Natur nennen. Was dagegen die »prälogische Geistesart« charakterisiert, meint Levy-Brühl, sei eben dies, daß diese beiden Welten in ihren Kollektivvorstellungen nur eine ausmachen.[35] Somit scheint ein weiteres anthropologisches Phänomen darin zu bestehen, daß sich gewisse Vorstellungen des Frühmenschen über die Primitivkulturen späterer Zeiten bis zu den Naturvölkern von heute erhalten haben. Auch der Pariser Ethnologe und Philosoph Lévi-Strauss liegt auf dieser Linie. Durch Einführung des »strukturellen Denkens« meint er, eine neue Methode zur Erforschung relativ stabiler Gesetzmäßigkeiten (Strukturen) von Sprachen, Mythen, Kunst, Gesellschaft, mithin des

33 Lommel, A.: »Schamanen und Medizinmänner«, S. 14/15
34 Levy-Brühl, L.: »Das Denken der Naturvölker«, S. 232-244
35 a.a.O., S. 233

menschlichen Verhaltens überhaupt, entwickelt zu haben (»strukturale Anthropologie«).[36]

Besonders bei der Behandlung Kranker, die lange Zeit wohl eine schamanistische war – wie auch heute noch z. B. bei manchen Völkern Afrikas, Asiens, der Südsee, Australiens und Sibiriens und einigen Indianerstämmen –, trennte man nicht in zwei Welten, sondern Sichtbares und Unsichtbares wurden in eins gesetzt. Dennoch müssen wir die Tatsache der totalen Außensteuerung, von der wir oben sprachen, aufrechterhalten. Denn der Mensch der Frühzeit fühlte sich in gesunden wie in kranken Tagen auf Schritt und Tritt in magisch-mythischer Abhängigkeit von Mächten und Kräften außerhalb seiner selbst. Daß diese im Zustand der Krankheit bzw. bei der Behandlung derselben von den Betroffenen intensiv empfunden und von den »Therapeuten« besonders sinnfällig beschworen wurden, steht außer Frage.

Medizinische Behandlung oder das, was in frühhistorischer Zeit sich als solche gerieren mochte, Religion und Magie konnten nicht voneinander getrennt werden. Das Übernatürliche war in allen Dingen außerhalb des Menschen immanent und beeinflußte Gesundheit, Lebensgestaltung und gesellschaftliche Aktivität. Die medizinische Therapie war nicht unkompliziert und bestand aus subtilen Zeremonien, Fetischen, Zaubersprüchen, Gesängen, Amuletten und mythischen Zeichen. Die Ärzte in Mesopotamien gelangten durch Weissagung dazu, die von einem Kranken begangene Sünde aufzudecken und festzustellen, welche Sühne die Götter forderten.[37] Opferungen, Gebete und Rezitationen waren wichtige religiöse Mittel, um die Götter zu heilendem Eingreifen zu bewegen.[38] Im Zweistromland übten drei Arten von Priestern die Medizin aus: Der *baru* setzte sich als Wahrsager mit Diagnose und Prognose auseinander, der *aschipu* befreite Kranke, Häuser, ja ganze Gebiete als Exorzist von bösen Geistern, der *asu* behandelte im wesentlichen als Arzt und wandte Operationen, Drogen, Salben und Amulette an.[39]

36 vgl. Lévi-Strauss: »Strukturale Anthropolgie« und »Das wilde Denken«. Eine herbe Kritik des Strukturalismus findet sich bei F. Austeda »Moderne Philosophie«, S. 121 – 123 (Struktur als »philosophischer Alleskleber«).

37 Lyons/Petrucelli II, a.a.O., S. 63

38 ebda.

39 ebda.

Im Gegensatz zum Volk Israel genossen Ärzte im Ägypten der Zeit 3000 bis 2000 vor Christus hohes Ansehen. Wie schon Herodot im 5. Jahrhundert vor Christus berichtete, gab es Ärzte für Augen, Zähne, Erkrankungen des Kopfes sowie Militärärzte und solche, die als fest angestellte nur Bergleute betreuten;[40] es lassen sich also bereits erste Ansätze zu einer Spezialisierung erkennen. Die Ausbildungsstätten waren den Tempeln angegliedert. Die Ärzteschaft hat sich ihre Arzneien weitgehend selbst zubereitet. Applikation von Kälte und Wärme, Umschläge, Aderlaß, Blutegel, Fixierung von Frakturen und Blutstillung durch Umschnürung bzw. Kompression waren die häufigsten Behandlungsmethoden. Aus ihnen lassen sich die Anfänge einer rationalen Krankheitsbegründung bzw. einer *naturwissenschaftlichen Medizintheorie* ableiten. Gleichwohl wurde der ägyptische Arzt, ob Priester oder auserwählter Laie, in der Regel als »Träger überirdischen Wissens mit besonderer Beziehung zu den Göttern und Dämonen« betrachtet.[41] Eine herausragende altägyptische Arztpersönlichkeit darf hier nicht unerwähnt bleiben. Es ist der als Baumeister wie auch als Heilkundiger und Priester am Hofe Pharao Djosers (III. Dynastie) tätige, als sehr weise berühmte Imhotep.[42] Er hat eine recht umfangreiche Beschreibung von chirurgischen Erkrankungen hinterlassen und teilte die Krankheits-Prognostik bereits in »günstig«, »fraglich« und »ungünstig« ein.[43]

Auch in der altpersischen Kultur gab es eine enge Beziehung zwischen dem Stand der Priester und dem der Ärzte, wobei sich letztere bereits in Internisten, Pharmakologen und später wohl auch Chirurgen unterteilten.[44] An anderer Stelle lesen wir: »Nichts vermag der Mensch, denn über ihm steht Ahura Mazda, nichts das Wissen des Menschen, [nichts] vermag das Heilmittel allein, wenn nicht zugleich das Gebet – oder nur das Gebet, (denn die ›heiltüchtigsten‹ Ärzte waren die, die ›mit dem heiligen Wort heilen‹) – den Kranken wieder die Gesundheit verleiht«.[45]

40 a.a.O., S. 101
41 a.a.O., S. 103
42 Daumas, F.: »Altägyptische Kultur im Zeitalter der Pharaonen«, S. 211/212
43 Glowatzki, G.: »Vom Wandel in der Heilkunde – Ihr Weg aus grauer Vorzeit in unsere Tage«, S. 7
44 Brandenburg, D.: »Der Arzt in der Altpersischen Kultur«, S. 17
45 ebda., S. 34

Im induktiv-synthetischen Vorgehen der chinesischen Medizin sind die »Agentien der Krankheit« das komplementäre Gegenstück zu den *causae* (Ursachen) der kausal-analytisch denkenden westlichen Medizin.[46] Das polare Yin-Yang-Prinzip, das aus der Philosophie des Kaisers Fu-Hsi (3000 bis 2900 v. Chr.) erwuchs und im Taoismus verwurzelt ist, beweist, wie schon vor Jahrtausenden von Menschen versucht wurde, das ausschließlich magisch-mythische Denken mit Hilfe eines imposanten philosophischen Entwurfs aus dem Numinosen zu befreien. Obwohl die chinesische Medizin anfangs ausschließlich auf philosophischen Grundlagen basierte, erreichte sie über die in praxi vieltausendfach bewährte Empirie der Akupunktur schon früh Krankheitsheilungen, die sich mit manchen Therapieerfolgen von heute durchaus messen können. Zwar bezeichnet Porkert die Polarität von Yin und Yang nicht als empirische Begriffe, doch entsprechen sie sprachlichen Hilfsmitteln, die empirischen Beschreibungen Genauigkeit und Eindeutigkeit verleihen.[47]

3. Beispiele einer Hinwendung zur rationalen Medizin

Die meisten Kenntnisse über die »hohe Zeit« der alexandrinischen und römischen Medizin basieren auf den Schriften zweier Enzyklopädisten: Celsus und Plinius[48], die beide im ersten Jahrhundert nach Christus lebten. Über Celsus soll hier nur berichtet werden, daß er bereits über beachtliche anatomische Kenntnisse verfügte und für die damalige Zeit bahnbrechende Operationstechniken beherrschte. Von Plinius ist zu vermerken, daß seine umfassende und realistische Kenntnis der Dinge ihn offenbar daran hinderte, an ein Leben nach dem Tod zu glauben. Er hielt es für ein Werk menschlicher Schwäche, wenn man versuchte, Gestalt und Wesen Gottes zu entdecken. Obwohl Plinius viele phantastische Wunder als Wahrheit anerkannte, gehört er doch zu jenen, die die Lösung der Medizin aus ihren metaphysischen Bezügen in Gang setzten. Er lag damit ganz in der analytisch geprägten Tradition hellenistisch-

46 Porkert, M.: »Die chinesische Medizin«, S. 194
47 a.a.O., S. 73
48 Lyons/Petrucelli II, a.a.O., S. 239

römischen Denkens. Nicht nur der Mensch in sich wurde zunehmend in Leib, Seele und Geist zergliedert, sondern auch die bislang zusammengeschauten Ebenen des Materiellen und Immateriellen, Sichtbaren und Unsichtbaren, Natürlichen und Übernatürlichen fielen der Trennung anheim.

Auf europäischem Boden kämpfte der griechische Arzt Hippokrates (um 460 v. Chr.) als einer der ersten für eine Entmystifizierung der Medizin. Er hielt nichts davon, nach Diagnosestellung die Kranken den Heilsgöttern oder deren Priestern zu überlassen, die mit dem Verkauf von Amuletten (als Abwehrzauber) oder mit bezahlten Opfergaben und Gebeten ihr Geld verdienten. Hippokrates entkleidete vor allem die damals als »Heilige Krankheit« bezeichnete Epilepsie ihres mystischen Beiwerks und »erkannte nur die Naturgesetze als auch für die Krankheit gültig an«.[49]

Einen weiteren Schritt in dieser Richtung tat der griechische Arzt Galen im zweiten Jahrhundert nach Christus. Über ein Jahrtausend lang sollte sein Werk die unangefochtene medizinische Autorität in den verschiedensten Ländern werden. Geboren in Pergamon und nach Jahren des Reisens hierher zurückgekehrt, wurde Galen zum Arzt der Gladiatoren ernannt. Er hatte die Aufgabe, die Kämpfer bei Gesundheit zu halten und ihre oft schweren Verletzungen zu behandeln. Dabei konnte er die Anatomie – vor allem der Knochen, Gelenke und Muskeln – »am lebenden Objekt« studieren und eine besondere Fertigkeit bei der Behandlung von Frakturen sowie Brust- und Bauchwunden entwikkeln.[50] In Galen hatte die aus früher griechischer Zeit stammende Humorallehre (Säftelehre) einen ihrer profiliertesten Vertreter. Danach waren für Gesundheit und Krankheit die Körpersäfte Blut, Schleim, gelbe und schwarze Galle verantwortlich. Galen erweiterte dieses Konzept durch die Entwicklung einer Konstitutionstypologie. Wenn man bestimmte Veranlagungen beschreiben will, greift man noch heute gelegentlich auf die vier Termini Phlegmatiker, Sanguiniker, Choleriker und Melancholiker zurück. Soweit wir sehen, war Galen einer der ersten Ärzte, die Emotionen, Unsicherheiten und Ängste von Kranken

49 Glowatzki, G., a.a.O. S. 7
50 a.a.O., S. 251

bewußt in Beziehung zu ihren Krankheiten bzw. körperlichen Symptomen setzten. Hierin sind erste, vorsichtige Ansätze einer psychosomatischen Krankheitsschau erkennbar. Nach einer Mitteilung von Douwes hat bereits Galen auf den Zusammenhang zwischen Krebs und Melancholie hingewiesen.[51] Sehr weit gefaßt würden wir heute sagen können: Galen ahnte schon eine mögliche Verbindung zwischen Psycho- und Onkoimmunologie.

Mit dem Namen Galen verbindet sich ein weiteres Faktum, die reiche Anwendung von Medizin. Eine aus vielen Stoffen (zuletzt über 100) zusammengesetzte pharmazeutische Kombination wird auf Galen zurückgeführt. Sie erhielt den bärbeißigen Namen *theriak* (wilde Bestie) und galt über viele Jahrhunderte als universales Medikament (Allheilmittel) ähnlich dem *haoma* der altpersischen Medizin.[52] Gegen Ende seines Lebens verlieren sich die Spuren dieses geschichtsprägenden Arztes im dunkeln. Neben seinen anatomischen und therapeutischen Kenntnissen, die in Teilen der Nachwelt überliefert sind, fallen im Blick auf den Patienten besonders seine ständigen teleologischen Erklärungen und sein stetes Fragen nach Sinn und Zweck auf. Aristoteles lehrte, daß »die Natur nichts ohne einen Zweck« tue. Galen behauptete, daß er diesen Zweck erkenne.[53] Dieses Selbstbewußtsein hat Galen nach heutiger Erkenntnis zwar zuweilen auf Irrwege geführt, war aber ein Charakteristikum seiner Lehre, das dem christlichen Geist des Mittelalters mit seinem Bedürfnis nach Sicherheit und Autorität durchaus zusagte.[54]

Über 1200 Jahre später entwarf Aureolus Theophrastus Bombastus von Hohenheim, genannt Paracelsus, die geniale Skizze eines umfassenden Menschenbildes aus einer Synthese von Philosophie, Medizin und Theologie. Paracelsus war als Heilkünstler und Gesamtpersönlichkeit ingeniös und suchte die Medizin unter Bezug auf die Realitäten der Welt und die Individualität des kranken Menschen von aller Theorie und Buchgelehrsamkeit freizuhalten. Gleichwohl finden sich auch bei ihm noch eine ganze Reihe von seltsamen Ansichten und magischen Vorstellungen. Nach der Lehre des Paracelsus haben alle Wesen

51 Douwes, F.R.: »Psychoimmunologie«, S. 8
52 Brandenburg, D., a.a.O., S. 38 und 43
53 Lyons/Petrucelli II, a.a.O., S. 251
54 a.a.O., S. 259

Anteil an einer elementarischen (sichtbaren) und astralischen (unsichtbaren) Substanz, die sich besonders in den Organismen zeigt. Der Mensch – und nur er – hat außerdem noch Anteil an einer weiteren unsichtbaren Substanz, der dealischen, d.h. der göttlichen. In ihr sieht Paracelsus den Ursprung der geistigen, sittlichen und religiösen Kräfte des Menschen.[55] Aus diesem Grunde schlägt sich auch jede Krankheit leiblich, seelisch und geistig nieder und muß demzufolge nach diesen drei Gesichtspunkten kuriert werden. Paracelsus sieht den Menschen als Mikrokosmos im Makrokosmos.[56] Obwohl der Mensch auch bei Paracelsus in drei Substanzbereiche gegliedert wird, umfaßt sein therapeutisches Konzept doch nur zwei Bereiche, nämlich die körperliche und die geistig-seelische Behandlung. Paracelsus zergliedert zwar zunächst, fügt aber letztendlich dann doch wieder zusammen und stellt so in der Therapie die Einheit wieder her. Der Arzt, so Paracelsus, muß wissen, daß der Mensch aus der Natur geboren ist und in ihr allein wachsen kann: mit ihr wird er auch heil werden. Seine Behandlungsweise wäre somit in gewissem Sinne als ganzheitlich zu bezeichnen.

Im Gegensatz hierzu steht die Meinung des Medizin-Historikers U. Benzenhöfer, dem es um eine realistisch-kritische Beurteilung der Wirkung dieses Arztes aus heutiger Sicht geht. Benzenhöfer läßt in seiner historischen Analyse Paracelsus zwar als eine herausragende Arztpersönlichkeit der frühen Neuzeit gelten, ordnet aber seine Hauptwirkung dem Gebiet der pharmazeutischen Chemie zu. Auf seinen Überlegungen baue die Chemiatrie des 16. und 17. Jahrhunderts auf. Auch könne Paracelsus nicht als Gewährsmann einer »alternativen« Ganzheitsmedizin aufgefaßt werden, da seine medizinische Anthropologie auf einer Mikro-Makrokosmos-Lehre fuße (s. Anm. 54), deren Voraussetzungen heute nicht mehr gültig seien.[57] Dieser Ansicht kann ich mich nicht anschließen, da das literarische Gesamtkonzept des Paracelsus – auch wenn es aus einer Vielzahl unterschiedlicher Werke besteht – es durchaus zuläßt, sein Wirken als ganzheitlich orientiert anzusehen.

55 Friedlein, a.a.O., S. 130

56 Glockner, H.: »Die europäische Philosophie von den Anfängen bis zur Gegenwart«, S. 379

57 »In allen Bereichen begehrte er gegen die Autoritäten auf. Zum 500. Geburtstag des Theophrast von Hohenheim, gen. Paracelsus«, S. 513-515.

Zumindest hat Paracelsus unter den Voraussetzungen der damaligen Zeit unbewußt die ganzheitliche Betrachtungsweise auf seine Art »historisch weitergeführt«.

In der Philosophie wird die Leib-Seele-Einheit besonders von Descartes (Renatus Cartesius) zu Beginn des 17. Jahrhunderts in Frage gestellt. Da der absolute Dualismus der beiden »Substanzen« Körper und Geist nicht durchzuhalten ist, so wird Descartes zu der einzigen Inkonsequenz in seinem System veranlaßt. Er muß sich in Form des *influxus physicus* der Annahme einer Wechselwirkung zwischen Leib und Seele bedienen. Nach Descartes ist die Seele als denkendes Wesen die *res cogitans*. Die Materie als ausgedehntes Ding ist die *res extensa.*[58] Seele und Materie sind zwei objektive Axiomata, Substanzen oder Voraussetzungen der Welt. Sie unterscheiden sich von der göttlichen Substanz dadurch, daß sie von Gott geschaffene Substanzen sind. Sie haben im Grunde nichts miteinander zu tun, ja sie schließen sich völlig aus: Die Seele ist denkende, nicht ausgedehnte Substanz (*res cogitans*); die Materie dagegen ist ausgedehnte, nicht denkende Substanz (*res extensa*). Das anthropologische Konzept, das hinter Descartes' Lehre steckt, ist das eines – wie wir oben sagten – absoluten Dualismus, in dem der Gegensatz durch das Konstrukt eines *influxus physicus*[59] überbrückt werden soll. Dieser für die Anthropologie bedeutsame Graben zwischen Geist und Materie würde schließlich zugeschüttet werden. Doch sollte dies noch Jahrhunderte dauern, und »in manchen Bereichen westlichen Denkens existiert er noch immer«.[60] Unser neuzeitliches Denken ist – bewußt oder unbewußt – stärker vom cartesianischen Dualismus beeinflußt, als wir meinen. Das duale Prinzip René Descartes' hat bis heute ohne Zweifel auch die medizinische Anthropologie in der einen oder anderen Weise geprägt.

Nicht so streng dual wird der Mensch später von Ludwig Klages (1872 – 1956) in der von ihm begründeten »Ausdruckslehre« gesehen. Diese beruht auf der Ansicht, daß die Seele »der Sinn des Leibes« und der Leib »der Ausdruck der Seele« sei.[61] Dies gilt auch für objektivierte

58 Zitiert nach Friedlein, a.a.O., S. 148/149
59 Glockner, a.a.O., S. 434
60 De Bono, E.: »Große Denker«, S. 102
61 Friedlein, a.a.O., S. 354

Bekundungen des Charakters, wie z. B. die Handschrift. Nach Klages weist der Charakter bzw. der Aufbau der Persönlichkeit fünf Hauptzüge auf:[62]

1. Stoff (Anlagen und Begabungen)
2. Artung (Verwirklichungsart und Verwirklichungsgrad des Stoffes)
3. Gefüge oder Struktur (Lenkung durch das individuelle Temperament bzw. Naturell)
4. Tektonik (Ausprägung der Persönlichkeit durch die Wechselbeziehung zwischen Charakter und Umwelt)
5. Haltung bzw. Aspekt (äußeres Auftreten der Persönlichkeit).

Vom Geist meint Klages, er sei der »Widersacher der Seele«, da er erst nachträglich in das lebendige All eingedrungen sei, besonders auch in die ursprünglich ganzheitliche Leib-Seele-Beziehung des Menschen, in der es noch keine Trennung in Leibliches einerseits und Seelisches andererseits gab.[63] In der Philosophie Klages' wird so etwas wie eine Rückbesinnung versucht auf das, was ich später noch (in Anlehnung an Landsberger) in dem Kapitel »Die Stereometrie des Gedankenausdrucks« näher ausführen möchte.

4. Erster Exkurs: Wahre Ansichten eines wenig Bekannten

Im Jahre 1850 wurde Ernst Schweninger geboren, den kein Geringerer als Bismarck später zu seinem Leibarzt erkor. Er war eine kantige Persönlichkeit, aber Bismarck sagte von ihm, bisher habe er, Bismarck, die Ärzte behandelt, nun aber sei zum erstenmal einer gefunden worden, der ihn behandele.[64] Schweninger war ein kritischer Geist, der eigensinnige, grundsätzliche und von der Schulmedizin abweichende Meinungen vertrat:[65]

62 Zitiert nach Friedlein, a.a.O., S. 354.
63 ebda.
64 Lüth, »Das Ende der Medizin?«, a.a.O., S.97.
65 Zitiert nach Lüth, ebda., S. 98.

1. Krankheiten als einheitliche, identische Abläufe gibt es nicht.
2. Deshalb gibt es auch keine Diagnosen.
3. Jeder Kranke muß individuell behandelt werden, intuitiv auf der Basis der ärztlichen Erfahrung.
4. Die meisten Kranken werden von selbst gesund, diesen Vorgang muß man durch unspezifische Therapiefaktoren unterstützen.

Man mag diese Thesen heute weniger ernst nehmen, die folgenden Sätze Schweningers über Beruf und Tätigkeit des Arztes sind jedoch durchaus bedenkenswert:

»Die gesteigerte Hingabe allen Begehrens nach Aufgeben der persönlichen Geschlossenheit, das Eröffnen der innersten, zutiefst in das Ich versenkten Vorgänge im Austausch für Anteile an dem Persönlichen eines anderen: Das bildet die wesentlichen Beziehungen, die ein ärztliches Wirken erstehen lassen. Leiblich wie seelisch. Der andere, der hinnimmt und dafür wiedergibt, [...] der kann nur unser Arzt sein. [...] Arzt wird einer, wie heute der Lauf der Welt ist, zumeist aus außerwesentlichen Antrieben: etwa aus Wissensdurst oder aus jugendlicher Unkenntnis von Notwendigkeiten; viel häufiger, um seinen Lebenserwerb im wärmenden Sonnenstrahle bürgerlich gemehrten Ansehens zu finden. Selten wird es einer, indem er der Mahnung seiner inneren Stimme folgt; wie man sagt: aus Beruf, als Berufener. Arzt sein kann einer nur aus Humanität. Die Fähigkeit, Arzt sein zu können, schöpft sich nur aus der Humanität; aus dem Vorhandensein einer Menschlichkeit, die eine Fähigkeit vorstellt, Beziehungen anzubahnen zwischen den innersten Inhalten zweier Persönlichkeiten. Ob einer mit dieser Fähigkeit Handel treibt, seinen Lebensunterhalt erwirbt durch die Hingabe von Teilen seiner Menschlichkeit gegen Entgelt, das ist nicht das Entscheidende der Frage. [...] Hauptsache ist, daß die Menschlichkeit vorhanden ist!«[66]

Die medizinisch-anthropologische Vorstellung, die sich hinter dem Konzept dieses in der Geschichte nicht gerade viel beachteten Arztes verbirgt, ist die einer besonderen individuellen Akzeptanz des kranken

[66] Zitiert nach Lüth, ebda., S. 98/99

Menschen. In Abwandlung des cartesianischen *influxus physicus* könnte man nach den Darlegungen Schweningers vom *influxus animalis et caritativus* sprechen. Hier werden zutiefst mitmenschliche Beziehungen angesprochen, deren Sinn schon fast in die Theologie hineinreicht. Sie gehen ganz sicher über das hinaus, was man in der Psychotherapie als Interaktionsstil oder treffender als »szenische oder situative Information«[67] bezeichnet. Schweninger spricht von der Fähigkeit, Beziehungen zwischen den innersten Inhalten zweier Persönlichkeiten (im Arzt-Patienten-Verhältnis) anzubahnen. Sein *influxus animalis et caritativus*, wie ich es oben genannt habe, wird auch wohl kaum ausschließlich auf der Ebene des Tuning-in nach Balint (der ersten Einstimmung in die Gesamtproblematik des Kranken) zu finden sein, noch auf der Ebene der *neurotischen Übertragung und Gegenübertragung* (der von Sympathie und Antipathie durchsetzten, vom Patienten auf den Arzt übertragenen Regungen). Was an Schweninger imponiert, ist sein Bemühen, als Arzt am inneren Wesenskern des sich ihm anvertrauenden Patienten unter der Motivation »humanitärer Mitleidenschaft« teilzuhaben.

Spätestens hier nun muß ausgesprochen werden, was schon längst hätte gesagt werden sollen: Auch bei der ärztlichen Tätigkeit geht es sehr wesentlich um das rechte Verstehen, was (mit Dilthey) als Hermeneutik bezeichnet wird. Analog zu den obigen Darlegungen möchte ich das »hermeneutische Problem« in der Medizin weniger auf das Verhältnis des Arztes zu seinen klinischen und apparativen Befunden bezogen wissen, als vielmehr auf das »hineinhorchende Verstehen« des Arztes im Hinblick auf den Patienten als seinem mitmenschlichen Gegenüber (vgl. hierzu auch Teil B, VI, 3).

5. Zweiter Exkurs: Der Ärztestand in der Kritik

Bismarck hatte behauptet, bis zum Eintreten Schweningers in sein Leben sei er selbst es gewesen, der die Ärzte behandelt habe. Hier wird etwas von jener kritischen Einstellung spürbar, mit der man den Ärzten in der Medizingeschichte häufig begegnet ist. Dies veranlaßt mich, in

67 Argelander H.: »Das Erstinterview in der Psychotherapie«, S. 14

einem zweiten Exkurs in groben Zügen die Position des Arztes in der Literatur und die historische Hypothek (das »dreifache Dilemma«) des Ärztestandes kurz zu überdenken.

a) Der Arzt in der Literatur (Beispiele)

Nicht nur von herausragenden Staatsmännern, sondern auch von vielen Dichtern und Schriftstellern ist zumindest im europäischen Raum der Ärztestand nicht immer wohlwollend beurteilt worden. Als Beispiel für das Bild des Arztes in der europäischen Literatur sollen hier die letzten 400 oder 500 Jahre herangezogen werden.

Wir haben gehört, wie kritisch man im alten Volk Israel und auch später noch den Ärzten gegenüberstand. Analog dazu hat in der europäischen Literatur kaum ein Dichter so zynisch wie Molière (17. Jahrhundert) davon gesprochen, daß die Medizin unter den menschlichen Torheiten eine der ärgsten sei. »In unzähligen Schwänken, Farcen und Fastnachtsspielen sowie in allerlei Epigrammen und Lehrgedichten wurden die Ärzte, kaum daß die Gutenberg-Presse erfunden war, als Nichtskönner und, schlimmer noch, als geldgierige Betrüger attackiert und verhöhnt.«[68] Im 15. und 16. Jahrhundert und auch noch danach wurde der Arzt in der Poesie überwiegend als ein aufgeblasener Wichtigtuer dargestellt, der seine Unfähigkeit hinter griechischen oder lateinischen Vokabeln versteckt.

Zwei der originellsten deutschen Satiriker des 15. und 16. Jahrhunderts, Thomas Murner und Sebastian Brant, »hielten die Ärzte in der Regel für Scharlatane und sogar [horribile dictu, d.Verf.] für Mörder«.[69]

Diese deprimierende Tatsache hängt unter anderem damit zusammen, daß der Überblick über das pathophysiologische Geschehen bei den meisten Erkrankungen vor 400 oder 500 Jahren ziemlich unzulänglich war oder aus heutiger Sicht gar ein »abenteuerliches Konstrukt« darstellte. Demzufolge gab es die Medizin in der vergleichsweise fortgeschrittenen Diagnostik und Therapie heutigen Zuschnitts noch nicht.

68 Reich-Ranicki, M.: »Herz, Arzt und Literatur«, S. 9
69 ebda.

Der behandelnde Arzt war auf seine fünf Sinne (u.a. Hörrohr, Urinschau) und auf seine auf sehr schwankendem Boden stehenden Theorien angewiesen. Daß er dabei in Diagnose und Therapie oft eklatant »danebenlag«, sich also ungewollt als unzulänglicher Partner seines Patienten erweisen mußte, versteht sich von selbst und erklärt den oft auf ihn herabprasselnden Spott.

Der realistische Roman des 19. Jahrhunderts konnte ohne die Figur des Arztes gar nicht mehr auskommen. Bei Balzac z. B. oder bei Zola, Dickens, Tolstoj und Dostojewskij spielen Mediziner, auch wenn sie Nebenpersonen sind, eine nicht unbedeutende Rolle. Dies gilt auch für die Bühnenwerke Ibsens, Schnitzlers, Strindbergs und Tschechows[70]. In der Literatur des 19. Jahrhunderts ist es vor allem der Arzt, der die Gesellschaft zu kritisieren und zu entlarven imstande ist.

Der Arzt als souveräner Plauderer wird von Fontane besonders in den Romanen »Effi Briest« und »Der Stechlin« dargestellt. Die geringen medizinisch-technischen Möglichkeiten erlaubten es den Ärzten früher, betont jovial, zeitaufwendig und gesprächsfreudig mit ihren Patienten umzugehen und sich dabei über viele private Angelegenheiten ausgiebig zu informieren.

Im 20. Jahrhundert haben besonders Alfred Döblin und Gottfried Benn, die selbst praktizierten, den Arzt realistisch gezeichnet und als einen in manche tragische soziale und private Situation einbezogenen Menschen geschildert. Vor allem aus der medizingeschichtlichen Literatur ist bekannt, daß sich bis vor 150 Jahren noch adelige oder auch begüterte bürgerliche Familien gelegentlich ihren eigenen Arzt hielten. Sie bezahlten ihn zumeist recht bescheiden und beteiligten ihn auch an der Erledigung nichtmedizinischer Aufgaben. Am Tisch des Hauses hatte er seinen Platz gar nicht so selten »ziemlich weit unten«. Seine Funktion war häufig genug die eines Mitläufers, der sich im Glanz einer hochgestellten Familie oder eines berühmten Geschlechtes sonnte und der nur in Krankheitsfällen die ihm gebührende Wertschätzung fand.

Erst im 19. und 20. Jahrhundert hat die deutsche Literatur begonnen, den Beruf des Arztes nicht mehr zu karikieren, sondern positivrealistisch zu schildern und seiner Bedeutung gemäß ernst zu nehmen.

70 a.a.O., S. 16.

Gleichwohl sind an so manchem kritischen Urteil die Ärzte selbst nicht so ganz schuldlos. Hat man doch häufig ihren mangelnden Edelmut beklagt, was auch in der modernen Literatur wieder zum Ausdruck zu kommen scheint[71].

b. Das dreifache Dilemma des Ärztestandes

Viele Berufe mit langer Tradition stehen seit ihren Anfängen von Zeit zu Zeit im Kreuzfeuer der Kritik. Dabei kommen vor allem jene Not- oder Mißstände zur Sprache, die in der Natur des Berufes liegen oder durch das Verhalten der Ausübenden – notgedrungenerweise oder schuldhaft – bedingt sind. Die Hypothek, die der Ärztestand mit sich herumschleppt, ist eine dreifache.

Die erste wurde meines Wissens bisher am eindrücklichsten von dem Münsteraner Medizinhistoriker R. Toellner beschrieben. Sie existiert erst, seitdem es die sog. »moderne Medizin« gibt, also seit etwa 50 bis 60 Jahren, und ist somit die jüngste der drei. Es handelt sich dabei um ein von Toellner als »Aporie« bezeichnetes Grunddilemma, dem man in Praxis und Klinik nahezu täglich begegnet. Es appelliert in tragischer Weise an das Gewissen des Arztes. Denn der Arzt ist verpflichtet, seine Patienten nach bestem Wissen und Gewissen zu behandeln. Die Aporie, also der unlösbare Widerspruch, liegt nun darin, daß es unethisch ist, »eine Therapie anzuwenden, deren Sicherheit und Wirksamkeit nicht wissenschaftlich geprüft ist; es ist aber auch unethisch, die Wirksamkeit einer Therapie wissenschaftlich zu prüfen«.[72] Es wird also auf Jahre hinaus die grundsätzliche Frage weiterbestehen bleiben, wie und woran sich das therapeutische Verhalten des Arztes innerhalb dieses unüberbrückbaren Gegensatzes orientieren soll.

Die zweite Hypothek ist zwar auch ein Grunddilemma, betrifft aber nicht nur die Ära der modernen Medizin, sondern gilt für den Ärztestand seit alters her. Wie immer wieder in der Geschichte der Medizin, so ist auch in den letzten Jahren erneut eine zunehmend kritischere

71 Moll, A.: »Ärztliche Ethik«, S. 295

72 »Problemgeschichte: Entstehung der Ethikkommissionen«, S. 7/8

Haltung den Ärzten gegenüber zu verzeichnen. Sie findet vor allem in den Medien (Beutelschneider, Halbgötter in Weiß) ihren Niederschlag, manchmal aber auch in einer fühlbar skeptischen Einstellung im privaten Bereich. Schon vor Jahren hat einer der Altmeister der Medizingeschichte, E.H. Ackerknecht, zur Verteidigung des Ärztestandes gesagt: »Alle billigen Eselsritte der Medien in Richtung Medizin und Ärzte, wie sie zur Zeit modisch sind, können den Wert derselben, wie ihn gerade die Geschichte zeigt, nicht aus der Welt schaffen.«[73]

Der häufig geäußerten Kritik steht die Tatsache entgegen, daß der Ärztestand in der Gunst des Volkes über ein sehr hohes Ansehen verfügt. Nehmen wir diesen erfreulichen Sachverhalt einerseits und die kritische Einstellung in Geschichte und Literatur andererseits zusammen, so scheint man dem Arzt schon immer mit wechselnden Gefühlen begegnet zu sein. Dieses »seit Urzeiten« dem Ärztestand anhaftende Stigma fordert zum Nachdenken über die Ursache heraus.

Sicherlich gibt es unter den Ärzten wie in allen anderen Berufen sog. schwarze Schafe, die das »Gesamtklima« verderben. Dennoch ist das Wechselbad der Gefühle, mit dem die Stimme des Volkes dem Ärztestand in seiner Gesamtheit begegnet, unverkennbar. Das »Hosianna« und das »Kreuzige ihn« scheinen dicht beieinander zu liegen. Warum?

Vermutlich ist die bei kaum einem anderen Beruf anzutreffende Verquickung von *caritas* einerseits und *barer Münze* andererseits die Ursache für das zeitweise zu beobachtende zwiespältige Verhältnis zu den Ärzten. Es fordert offenbar seit alters her zum Widerspruch heraus, wenn derjenige, der hilft, tröstet, sich erbarmt, mitfühlt, heilt, vielleicht sogar mitleidet und »sich hingibt« (s. Einleitung), anschließend seinen Lohn fordert, den auch er zweifellos bekommen muß. Damit ist das »alte Dilemma« des Ärztestandes – so meine ich – angesprochen: Mitmenschliche Hilfe in Freud und Leid, in Krankheit, Not und Tod wird, auch wenn sie noch so ernst gemeint war, durch Entlohnung unvermeidlich als Dienstleistung empfunden. Die helfende Tat wird somit ihrer Glorie (der Selbstlosigkeit) entkleidet, und dies wirkt auf den Patienten bzw. seine Angehörigen desillusionierend. Helfende Tätigkeiten, für die das Heilen und Helfen zugleich Beruf ist und also der

73 a.a.O., im Vorwort zur 5. Auflage

Entlohnung bedarf, werden wohl immer mit diesem Problem leben müssen.[74]

Dennoch darf der Arzt die krankheits- und leidensbedingte Notlage seiner Patienten nicht dadurch mißbrauchen, daß er die bedrängende Situation allzu früh bzw. allzu oft (und dazu noch unüberhörbar für den Kranken) mit seinen materiellen Vorstellungen verknüpft. An dieser Stelle möchte ich bemerken, daß sich der Arzt auch einmal auf das gefaßt machen muß, was T. Parsons so beschreibt: »Die Kollektivitätsorientierung des Berufsstandes ist fest verankert in einem Komplex institutionalisierter Erwartungen hinsichtlich Verhalten und Einstellung ... Auf diese Weise (werden) sowohl altruistische Motive wie solche des eigenen Interesses zur Konformität mit den entsprechenden Erwartungen gebracht. So ergibt sich die scheinbar paradoxe Situation, daß es im eigenen Interesse des Arztes ist, gegen sein Eigeninteresse zu handeln – kurzfristig, versteht sich, nicht auf lange Sicht.«[75]

Aus der Erfahrung des Klinikers ist die dritte Hypothek dadurch gekennzeichnet, daß viele Patienten und Angehörige (bei ausbleibender Heilung), bzw. viele Hinterbliebene (bei unabwendbarem Tod des Patienten) das unabänderliche Schicksal nicht ohne Schuldzuweisung an den Arzt hinzunehmen bereit sind. Genau dies scheint Ackerknecht zu meinen, wenn er von der »ewigen Ambivalenz« des Patienten spricht, der einen Sündenbock sucht.[76]

Für den Ernstfall ärztlichen Handelns, der ja in der Erwartungshaltung des Patienten immer der »besondere Einzelfall« ist, kann es keine eindeutige situative Analyse bzw. keine endgültige Handlungsanweisung geben, sondern nur gewisse Verfahrensregeln. Dieser Gedanke, der wiederum von Toellner stammt, zeugt von einer differenzierten medizinhistorischen und anthropologischen Sichtweise. In dieser relativen Unsicherheit liegt (nach Toellner) auch der Grund dafür, warum der Mißerfolg primär eigentlich nie die angewandten Erkenntnismittel

74 Diese Kritik am Arztbild greift auch E. Heim auf in »Krankheit als Krise und Chance«, S. 122ff.

75 zitiert nach Finzen, A.: »Arzt, Patient und Gesellschaft«, S. 88/89

76 a.a.O., S. 201. Auch in den Ausführungen von E. Heim, a.a.O., S. 120, wird dieses Problem ähnlich gesehen.

desavouiert, nicht die Kunst (*techné iatriké* bzw. *ars medica*), sondern den Handelnden selbst.

Der handelnde Arzt wird durch den Mißerfolg als Irrender, als Unzulänglicher, ja sogar als Stümper festgestellt oder als Betrüger und Verbrecher angeklagt. »Im Mißerfolg entlarvt sich die Unsicherheit der Heilkunst. Es zeigt sich, daß jede ärztliche Handlung im Wortsinn ein ›Versuch‹ ist, ein Versuch auch insofern, als ihr Ergebnis unsicher und nur mit einer gewissen Wahrscheinlichkeit vorauszusagen ist.«[77] Hiermit ist die alte Erfahrung beschrieben, daß bei jeder Therapie »ein Quentchen Unsicherheit« einkalkuliert werden muß. Dieses immanente Faktum wird dem Arzt leider immer noch als persönliches Verschulden angelastet. Da das »biologische System Mensch« von absoluter Individualität ist, kann eine Therapie – und sei sie noch so probat – nicht schematisiert werden. »Deshalb kann es in der Medizin auch keine automatisch richtige Behandlung geben, keine Diagnostik- und Therapiepauschale« (J. Schoenemann).[78]

II. Medizinische Anthropologie anhand von Beispielen aus Psychologie und Physiologie

1. Persönliche Lebensgeschichte als existentielles Urphänomen

Das Gebundensein des Menschen an seine persönliche Vergangenheit gehört zu den Urphänomenen seiner Existenz. Das »Jetzt« eines Menschen ist – gerade in bezug auf Krankheit und Heilung – von seiner Vergangenheit auch dann wesentlich mitbestimmt, wenn er dessen gar nicht inne wird. Wenn wir statistisch einmal eine durchschnittliche Lebenserwartung von etwa 74 Jahren zugrunde legen, so wird rein rechnerisch bis zum 35. Lebensjahr die Vergangenheit eines Menschen noch kürzer sein als seine Zukunft; im 36. Lebensjahr werden sich beide Zeitabschnitte die Waage halten, und vom 37. Lebensjahr an wird die Vergangenheit immer länger und die Zukunft immer kürzer. Das dazwischen

77 a.a.O., S. 9
78 »Ist das Hierarchieverständnis des ärztlichen Dienstes zeitgemäß?«, S. 181

liegende Glied in der Kette, die Gegenwart (das Jetzt), das ja genau genommen nach einer Sekunde (bzw. weitergefaßt nach Minuten bis Stunden) bereits wieder Vergangenheit ist, könnte als »Transit-Strecke« definiert werden, über die sich die Vergangenheit in die Zukunft hinein entwickelt. Wohlgemerkt, ich denke nicht an die Gegenwart des allgemeinen Sprachgebrauchs im Sinne von »heutzutage«, was ja Monate oder gar Jahre bedeuten kann, sondern halte mich hier eher an die mathematische Abfolge der Zeitabschnitte. Das heißt: Wenn wir den Augenblick als die Gegenwart, als das »Jetzt«, erkannt und durchlebt haben und vielleicht auf ewig festhalten möchten (»Werd ich zum Augenblicke sagen, verweile doch, du bist so schön» ...)[79], ist er bereits schon zur Vergangenheit geworden. Vergangenheit, Gegenwart und Zukunft als Abschnitte menschlichen Lebens lassen sich graphisch anhand des Lebenszyklus (Kind, Erwachsener etwa in der Lebensmitte, betagter Mensch) wie folgt darstellen:

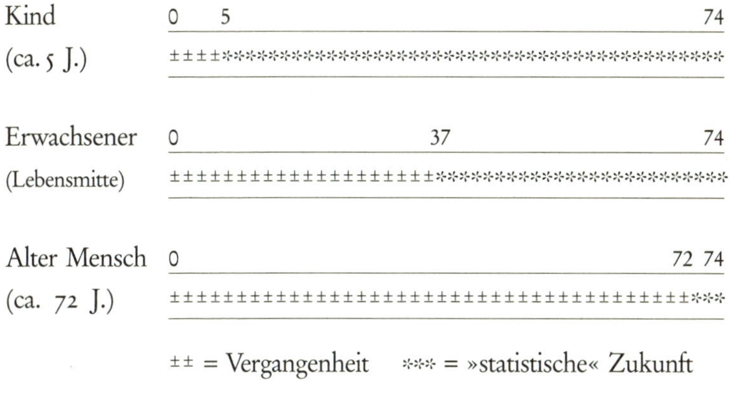

Abb 1: Die Lebensabschnitte in ihrer zeitlichen Distanz und ihrer erhofften Zukunftsperspektive unter der Voraussetzung einer »statistisch durchschnittlichen« Lebenserwartung.

79 wie Goethes »Faust« (1. Teil, Studierzimmer 2) landläufig im falschen Zusammenhang zitiert wird.

Welche Schlüsse lassen sich nun aus der graphischen Darstellung ziehen? Setzen wir statistisch eine »normale« Lebenserwartung bzw. Lebenslänge voraus, so hat das Kind die kürzeste Vergangenheit und die längste Zukunft. Der Vergangenheits-Fundus, aus dem es schöpfen kann, ist gering, die Spanne dessen, was für das Kind Zukunft bedeutet, noch besonders groß. Deswegen orientiert sich das Kind weniger an seiner kurzen Vergangenheit; im Gegenteil, obwohl ganz aus dem Jetzt lebend, geht es in eine lange Zukunft hinein, allerdings ohne dies bewußt zu bedenken. Die Besonderheit des Kindes besteht darin, daß es für das »Denken in die Zukunft hinein« Stellvertreter (Eltern) benötigt, die diese Aufgabe bis zu seiner Reife übernehmen. Dem Erwachsenen in der Lebensmitte steht bereits ein bedeutender Fundus durch eine sich über drei bis vier Jahrzehnte erstreckende Vergangenheit zur Verfügung. Gleichwohl hat auch für ihn die Zukunft keineswegs an Bedeutung verloren. Auch er denkt und plant noch langfristig und lebt sowohl aus seiner Vergangenheit als auch noch deutlich für seine Zukunft.

Das Denken des hochbetagten Menschen hat, wie wir alle immer wieder erleben können, ganz überwiegend die Vergangenheit zum Inhalt und konzentriert sich verständlicherweise – je älter er wird, desto weniger – auf die Zukunft. Die »geschichtliche Wertigkeit« der persönlichen Zukunft ist (noch unbewußt) für das Kind am größten, für den Erwachsenen in der Lebensmitte durchaus auch noch von großer Bedeutung, für den hochbetagten Menschen jedoch eher zweitrangig. Bei aller »persönlichen Betroffenheit« ist für den sehr alten Menschen eine schwere Erkrankung mit der Möglichkeit eines letalen Ausgangs bezüglich seiner Lebensentwicklung (»lebensgeschichtlich«) also weniger existenzvernichtend. Diese recht roh klingende Feststellung soll nur rein rechnerisch im Hinblick auf die zur Verfügung stehende Zeit der zukünftigen *Lebensentfaltung* getroffen werden. Letztere ist beim hochbetagten Menschen zweifellos beschränkter als beim Kind oder bei einem Menschen in der Lebensmitte. Was wir hier konstatieren, ist keineswegs unter ethischen Gesichtspunkten zu sehen, und es muß ausdrücklich betont werden, daß daraus auf keinen Fall eine nach Altersstufen unterschiedene Wertigkeit des menschlichen Lebens abgeleitet werden darf. Art und Weise ärztlicher Therapie werden sich in Klinik und Praxis allerdings am Alter eines Patienten orientieren müssen (z.B.

Unterlassung einer Streptokinase-Therapie im Falle eines frischen Herzinfarktes bei Hochbetagten aus Gründen einer vergleichsweise höheren Komplikationsrate).

Die Schwäche einer solchen Einteilung, die das Vergangenheits-Zukunfts-Verhältnis nur in bezug auf die »statistische« Lebenserwartung sieht, liegt natürlich auf der Hand. Sie zwingt dazu, die besonderen biologisch-individuellen Gegebenheiten unter das Allgemeine, »Regelhafte« zu subsumieren. So mag es durchaus – in Zukunft sogar mit zunehmender Häufigkeit – vorkommen, daß z. B. ein biologisch rüstiger 74jähriger Mensch mit Recht noch auf zehn oder fünfzehn Jahre weiteren Lebens hoffen kann. In einem solchen Falle wird der Mensch von seiner lebensgeschichtlichen Zukunft verständlicherweise dann noch mehr als üblich erwarten.

Obwohl die geschichtliche Bedeutung der persönlichen Zukunft für den hochbetagten Menschen »statistisch« von Jahr zu Jahr geringer wird, kann sein Leben in der »jeweils gelebten Gegenwart« dennoch innerlich reif und inhaltsreich sein. U. Lehr hat anhand gerontologischer Untersuchungen die Erfahrung gemacht, daß gerade auch manches Leid, an dem man damals, vor vier oder fünf Jahrzehnten, fast zerbrochen wäre, im Alter als Gewinn begriffen wird und daß manche damals bittere Erfahrung viele Menschen im Grunde sogar reicher und reifer gemacht hat. Leid, das ja auch persönliche Krankheit oder Sterben und Tod naher Angehöriger beinhalten kann, macht demnach nicht nur innerlich hart, stumpf und verschlossen, sondern kann einen Menschen auch bereichern, reifen lassen und innerlich aufschließen. Für den Hochbetagten hat der Einsatz solcher Erfahrungen in seiner gelebten Gegenwart allerdings zur Voraussetzung, daß er noch über eine gewisse geistige Elastizität verfügt, die es ihm gestattet, anderen und wohl auch immer wieder sich selbst den Erfahrungsschatz eines geläuterten Menschseins zugänglich und nutzbar zu machen.[80]

Imhof sieht das Problem des zunehmenden Älterwerdens der Menschen eher pessimistisch. Er kommt aufgrund seiner Untersuchungen als Historiker-Demograph zu dem Ergebnis, daß wir derzeit in einer mißlichen Situation stecken. »Wir haben das lange Leben, haben

80 Lehr, U.: »Das Alter als Zeit, die man noch vor sich hat«, S. 4

aber eben auch das lange Sterben, mit vielerlei damit verbundenen Abhängigkeiten, mit physischem Verglimmen, Pflegebedürftigkeit, eventuell geistiger Senilität, Alzheimerscher Krankheit.«[81] Ohne diese Aussage prinzipiell in Frage stellen zu wollen, sollten wir gleichwohl hier auch jene große Gruppe betagter Menschen nicht vergessen, die bis zuletzt rüstig sind, für sich selbst und ihre Umwelt keine Belastung darstellen und die sich ohne eine längere Phase von geistiger Umnachtung oder Pflegebedürftigkeit aus dieser Welt verabschieden. Imhof gesteht dies selbst auch ein, wenn er an anderer Stelle zugibt, daß eine »Zunahme der Lebenserwartung keineswegs identisch zu sein braucht mit der zur Zeit viel diskutierten ›Kompression der Morbidität‹ am Lebensende«.[82] Viel wichtiger als alle diese Überlegungen ist es, einzusehen, daß ein Leben reich an Jahren noch keineswegs gleichbedeutend ist mit einem Leben reich an Sinn.[83] Wer zeit seines Lebens die Freizeit, die ihm neben der Berufsarbeit verblieb, mit der dürftigen Zerstreuung der Massenmedien bestritten hat, steht im letzten Lebensabschnitt in einer entsetzlichen Leere.[84]. Für den alten und sogar für den hochbetagten Menschen ergibt sich aus dieser Erkenntnis die Notwendigkeit, sich zu geistiger Leistung motivieren zu lassen, so gut es seine Kräfte erlauben, um nicht durch inhaltslose Zerstreuung der Altersdumpfheit zu verfallen.

Wie ist der Mensch für die Bewältigung seines Daseins – etwa im Unterschied zum Tier – gerüstet? Dieses Problems, mit dem sich jede Anthropologie auseinandersetzen muß, haben sich u.a. Philosophen, Theologen, Soziologen und Psychologen immer wieder angenommen. Wir wollen uns hier überwiegend an den Arbeiten Pfahlers orientieren, nicht zuletzt wegen ihres christlichen Bezuges und ihrer theologischen Relevanz. Wie steht der Mensch in seiner jeweiligen Gegenwart zwischen Vergangenheit und Zukunft? Gewiß nicht durch eine imponierende leiblich-morphologische Ausrüstung (z. B. fehlen ihm besondere natürliche Waffen und Sinnesschärfe; er hat eine relativ lange Kindheit von etwa 20 – 25 % seiner statistischen Gesamtlebenszeit, eine nie fertig werdende Entwicklung im Vergleich zum Tier). Pfahler beantwortet die

81 Imhof, A.E.: »Die Lebenszeit«, S. 96
82 a.a.O., S. 111
83 a.a.O., S. 287
84 a.a.O., S. 296

Frage, indem er eine zehnfache Mitgift des Menschen anführt, deren einzelne Teile er »Rüstungsstücke« nennt:[85]

1. Charakter als persönliches Gefüge aller Antriebsrichtungen und Hemmungen eines Menschen, egal ob geordnet oder ungeordnet, ob im Zeitlichen oder Ewigen gegründet, ob harmonisch oder voller Gegensätze[86], ob mit wertvollen oder wertlosen Inhalten gefüllt.
2. Wille als Entschluß, der den Ausweg aus der Gegenwart in die rettende Zukunft nur dann bringen kann, wenn er sich hierzu der Vergangenheit zu bedienen vermag.
3. Tat als praktische Ausführung, die den »Gespinsten des Willens Gestalt gibt«.
4. Freiheit als Schritt in die Zukunft hinein, der von der letztlichen Gewißheit der freien Verfügung getragen wird, die sich ihrerseits aus vielen Erfahrungen speist.
5. Erfindung als unaufhörliches Los seines Daseins, von dem er nur dadurch entlastet wird, daß er im Gegensatz zum Tier als geschichtliches Wesen über den Erfindungsschatz ungezählter Generationen verfügen kann.
6. Sprache als ein Mittel, das u.a. seinen Sinn darin hat, Vergangenes zu halten und zu bewahren.
7. Phantasie als Fähigkeit, die Bestände menschlicher Erfahrung zu neuen geschlossenen Gebilden zusammenzufassen.
8. Haltung als Eroberung geistiger Modelle aus der Vergangenheit, deren Erwerb zum Bürgen wird für Entscheidungen bei neuen Taten und deren Durchführung.
9. Gewissen als das Ganze dessen, was der Mensch mit Hilfe seines Bewußtseins als Welt in sich erobert und aufbaut und das dann doch unter eine letzte Verantwortung und in eine letzte Verwurzelung gestellt werden kann.
10. Gott-Innigkeit als dem Menschen angebotene Möglichkeit, Teilhaber einer letzten übermenschlichen Freiheit und Bindung

85 »Der Mensch und seine Vergangenheit«, S. 20ff.

86 Diese Definition lehnt sich teilweise an die »dynamische Charakterologie« Freuds an, ist aber mit ihr nicht völlig identisch.

zugleich werden zu können und dabei dem selber zu begegnen, der ihm das Rüstzeug für sein Leben geschaffen hat; und dies alles, obwohl jeder Augenblick seiner menschlichen Existenz immer eindeutiger in Vergangenheit und Zukunft eingebunden ist.

Pfahler weist immer wieder darauf hin, daß der Mensch sich in der Gegenwart (in seinem jeweiligen »Jetzt«) aus der Vergangenheit für die Zukunft bewußt-unbewußt präpariert (zurüstet). Er kann sich, seinem Wesen gemäß, niemals aus diesem Vergangenheits-Gegenwarts-Zukunfts-Zusammenhang lösen. Das lebendige Sein ist, wie Bovet sagt, »sowohl auf die Zukunft als auch auf die Vergangenheit bezogen; deshalb hat es auch eine Gegenwart«.[87] Keine bildende, seelsorgende und heilende (also therapeutische) Arbeit kommt ohne diese Einsicht aus. Sinn und Zweck menschlichen Lebens können immer nur darin bestehen, nach vorwärts wie rückwärts eine umfassende geistig-sittliche Neuordnung zu bewirken. Damit dies keine blutleere Philosophie bleibt, setzen wir mit Pfahler hinzu, daß dem Menschen mit dieser Neuordnung zwar keine Vergangenheit gelöscht und keine Zukunft erspart wird, aber beide – Vergangenheit und Zunkunft – in einer höheren Verfügung »aufgehoben sind«.[88]

Bedenken wir diesen letzten Satz einen Augenblick, so scheint ihm ein nicht unbedeutender theologischer Gehalt innezuwohnen. Wenn wir uns an das Modell einer medizinischen Anthropologie im Kontext von Bibel und Theologie heranwagen, so bedarf die Weise, in der Pfahler den Menschen psychologisch durchaus richtig als vergangenheitsbestimmtes Wesen interpretiert, gerade auch für Krankheit und (eingetretene oder ausbleibende) Heilung besonderer Beachtung. Gelegentlich befragen unheilbar Kranke den Arzt nach dem, was die Bibel – und insbesondere das Glaubensbekenntnis – mit »Ewigem Leben« bezeichnet. Daß unser irdischer Leib vergeht und der Mensch als Ganzer stirbt, steht außer Zweifel. Daß der glaubende Mensch nach Beendigung seines biologischen Lebens in neugesetzter, dem Verstand unbegreiflicher Identität in die unmittelbare Wirklichkeit Gottes einzutreten hofft, in der der

87 Bovet, Th.: »Zeit haben und frei sein«, S. 14
88 a.a.O., S. 31

Zusammenhang der Zeitabschnitte »in einer höheren Verfügung« aufgehoben ist, mag ein bescheidener Antwortversuch sein. Ich bin mir dabei sehr wohl darüber im klaren, daß die Antwort nie mit beweiskräftiger Stringenz gegeben, sondern nur im Glauben versucht werden kann (Weiteres zum Begriff »Ewigkeit« s. S. 203/204).

Die Feststellung Jean Hamburgers, daß das stärkste Verlangen des Menschen einer Deutung seiner Ursprünge gelte und – allgemeiner – des Ursprungs der Welt, in der er lebt,[89] bedarf an dieser Stelle einer Ergänzung. Neben der Frage nach dem »Woher« sollte uns im Sinne des oben Gesagten die Auseinandersetzung mit der Frage nach dem »Wohin« genauso intensiv beschäftigen. Unser Sein wird zu einem »Sein-in-der-Zeit« auch durch die Frage nach dem Ziel. Sicherlich kann das Verlangen des Menschen sich auf die Deutung seiner Ursprünge richten. Damit wir persönlich jedoch nicht ausschließlich im Gewesenen verharren, sondern zum existentiell noch »zu Erfahrenden« (»Sein-Werdenden«) durchdringen, ist die Konzentration auf das Ziel von mindestens gleicher Bedeutung. Von daher gesehen ist nicht nur die Vergangenheit eine wichtige Konstituente unserer Gegenwart, sondern auch die Zukunft. Pannenberg spricht deshalb von einer »eschatologischen Ontologie«[90] und meint damit, daß die Gegenwart wohl niemals voll verständlich ist ohne das, was noch kommt. Ohne das Zukünftige, ohne das Ende, ohne das, was sein wird, läßt sich das Seiende, das, was gegenwärtig geschieht, niemals vollständig ermessen.[91]

Pfahler betrachtet die Gegenwart durchaus auch von der Zukunft her und läßt dabei, wie wir sahen und noch sehen werden, ganz gewiß den theologischen Aspekt nicht aus den Augen. Jedoch scheint mir das Gegenwartsverständnis unter eschatologischen Gesichtspunkten (im Sinne der »eschatologischen Ontologie« Pannenbergs) gerade für den kranken Menschen (im Zustand des Leidens oder sogar im Angesicht des bevorstehenden Todes) eine besondere Möglichkeit zur Bewältigung der je eigenen Gegenwart zu bieten. Und dies weniger im Sinne einer »Vertröstung auf später« als vielmehr im Sinne eines schon jetzt

89 Hamburger, J.: »Macht und Ohnmacht der Medizin«, S. 160
90 zitiert nach Ewald, a.a.O., S. 18
91 ebda.

»Getröstetseins« in dieser meiner Zeit. So verstanden kann sich Eschatologie bereits im »Hier« und »Jetzt« zu realisieren beginnen.[92] Im medizinisch-theologischen Teil dieser Arbeit wird im V. Abschnitt (Die Sinnfrage) unter 6. (Der liebende Gott und das Leid der Welt) noch einmal ausführlich auf dieses Thema eingegangen.

Einen besonderen Stellenwert hat in der Anthropologie Pfahlers die Auseinandersetzung mit der Psychoanalyse Freuds. Das psychoanalytische System Freuds wird ganz überwiegend vom Begriff eines nach Inhalt und Ziel verselbständigten »selbstherrlichen« Unbewußten bestimmt. Diese Einseitigkeit ist durch die überwiegend libido-orientierte Triebpsychologie begründet. Als Gegenpol zur Freud'schen Anschauung wird u.a. das Denken des Arztes Alfred Adler[93] von Pfahler ins Feld geführt. Zwar wird die Einseitigkeit der Freud'schen Schau von Adler beibehalten, doch stellt seine »Individualpsychologie« das erste und umfassende Gegensystem dar. Adler verzichtet nicht prinzipiell auf die Freud'schen Erkenntnisse, ersetzt jedoch die sexuelle Libido durch den »Willen zur Macht« und den »Drang nach Geltung«. Diesem individualpsychologischen Triebgefüge stehen widrige umwelt- oder organbedingte Umstände entgegen. Der Aufbau einer tragfähigen, individuellen Lebensleitlinie wird infolge vielfältiger Überkompensationen verfehlt, die dadurch entstehen können, daß die sog. widrigen Umstände die spontane Realisierung des Machttriebes und des Geltungswillens verhindern. Diese Hemmung wirkt immer wieder aus den Tiefen des Unterbewußten in die bewußten Lebensvollzüge störend hinein[94] und ist dadurch imstande, die individuelle Leitlinie des Lebens zu verbiegen. Aus diesem Grunde kann die Adler'sche Individualpsychologie als Lehre von der Einordnung des Individuums in die sozialen Gemeinschaften im weiteren Sinne auch als Sozialpsychologie bezeichnet werden.

Worum geht es Pfahler, wenn er den Menschen tiefenpsychologisch als ein vergangenheitsgeprägtes Wesen definiert? Es ist Pfahlers Anliegen, darauf hinzuweisen, daß »der Mensch in Unordnung stets ein

92 Klappert, B.: »Die Wunder Jesu im Neuen Testament«, S. 37
93 Adler, A.: »Heilen und Bilden«
94 Adler, A., zitiert nach Pfahler, »Der Mensch und seine Vergangenheit«, S. 54

Gefangener seines Ich und arm an Liebe über sich selbst hinaus ist«.[95] Wesentliche Aufgabe eines konstruktiven anthropologischen Konzeptes muß es sein, die vergangenheitsbestimmten Störungen des Lebensvollzuges aufzudecken. Ordnung in sich selber zu schaffen – ob mit eigener oder fremder Hilfe – gelingt keinem sicherer als dem, »der versucht, ein wenn auch noch so kleines Stück Welt außerhalb seiner selbst mit ordnender Liebe zu umfangen«.[96]

Den existenzbeeinflussenden Störungen, die sich im *Hier und Jetzt* eines menschlichen Lebens offenbaren können, liegt nach Ansicht Pfahlers eine konkrete Konstellation von Ereignissen oder Fehlleitungen in der Vergangenheit zugrunde. In Anlehnung an die aufschlußreichen Ausführungen von M. Dieterich[97] ist in diesem Zusammenhang darauf hinzuweisen, daß das Lebensziel eines Menschen seinen Lebensstil prägt. Aufgrund neuerer individualpsychologischer Forschungen weiß man, daß die Lebensziele von zwei Komponenten bestimmt werden, nämlich dem primären und dem sekundären Bezugssystem. Ersteres ist durch die private Logik, das private Wirklichkeitsverständnis und die sog. primären Meinungen der ersten Lebensjahre charakterisiert (Überwiegen des kindlichen Schwarz-Weiß-Denkens). Letzteres wird durch eine reifere Logik (Sozialpartner wie Eltern, Lehrer usw. als Induktoren), durch offene Denkoperationen und bewußte Reflexion gekennzeichnet. Beide Bezugssysteme bilden also den Hintergrund für das Lebensziel des Menschen (Dieterich)[98]. Auch hier wird – wenn auch auf eine etwas anders dargestellte Weise – wieder erkennbar, wie die Vergangenheitsinhalte in das Jetzt, Hier und Heute des Menschen hineinwirken.

Innerhalb jeder Lebenslinie sind eine Reihe von »Knickstellen« nachzuweisen, für die vergangenheitsbezogene Ur- und Kernerlebnisse verantwortlich gemacht werden müssen. Urerlebnisse sind dabei erste, frühe Ansatzstellen der Unordnung, Kernerlebnisse die nach Wucht und Dramatik ihres Einbruchs in die Seele die Verbiegung endgültig

95 Pfahler, a.a.O., S. 207
96 ebda.
97 »Heil und Heilung: Hoffnung für die Seele«, S. 79
98 a.a.O., S. 89

bewirkenden Ereignisse. Am Beispiel der Angst erläutert Pfahler (anhand der neurotischen Reaktion eines zehnjährigen Knaben), wie selbst in ganz jungen Jahren schon konkrete Inhalte aus der Vergangenheit die Lebenslinie verbiegen können.[99] Eine Heilung ist in aller Regel nur durch einen langen therapeutischen Umlernprozeß möglich. J. Egger aus der Grazer Schule hat gefunden, daß aber auch durch zufällige Änderungen in den psychosozialen Lebensbedingungen seelische Verformungen teilweise reversibel sein können.[100] Demnach sind wohl auch bei psychoneurotischen Störungen sog. Spontanremissionen (Selbstheilungen) möglich.

2. Erbbiologische Veranlagung

Ein anthropologisches Konzept hat darüber hinaus auch jene Formen der Angst zu berücksichtigen, die als gleichsam angeborenes Prinzip ohne einen gelebten Vergangenheitsinhalt konstitutiv für das menschliche Dasein sind. Es gibt sozusagen Grundformen der Angst, die weniger mit unserer Entwicklung in der Vergangenheit als mit unserem Dasein in der Welt schlechthin zusammenhängen. Unser Ausgespanntsein zwischen Individuation und Sozialisation einerseits und zwischen Beständigkeit und Wandlung andererseits muß in seiner unauflöslichen Gegensätzlichkeit durchlebt und »ausgehalten« werden. Die in der Psychoanalyse gebräuchliche Einteilung erfährt durch Riemann anhand seiner reichen Erfahrungen als Psychotherapeut eine beeindruckende Darstellung durch die »vier Grundformen der Angst«.[101] Sie finden sich in bestimmten Persönlichkeitskonstellationen wieder und können für unsere anthropologischen Überlegungen hilfreich sein. Die vier Grundformen der Angst sollen hier kurz skizziert und durch den theologischen Beitrag Lachenmanns jeweils ergänzt werden.

99 a.a.O., S. 224ff.
100 »Psychoanalytische Thesen aus der Sicht der empirischen Psychologie«, S. 154
101 Riemann, F.: »Grundformen der Angst«

a) Die Angst vor der Selbsthingabe
(die als Ich-Verlust und Abhängigkeit erlebt wird)

Ihr werden die schizoiden Persönlichkeiten zugeordnet, jene Menschen, die auf andere kühl, distanziert und schwer ansprechbar wirken. Die Angst vor der sich öffnenden Hingabe läßt die schizoiden Menschen sehr leicht isoliert und vereinsamt werden. Sie wenden sich gerne den exakten Wissenschaften zu, die ihnen Sicherheit und Unabhängigkeit von subjektivem Erleben vermitteln. Ihre Partnerbeziehungen sind häufig unverbindlich. Konstitutionell sind sie sensibel und empfindsam angelegt und durchaus labil und verwundbar. Schwere Belastungen und Konflikte werden schnell in Form von Ekzemen, asthmatischen Beschwerden und Durchblutungsstörungen somatisiert.[102]

Aus theologischer Sicht findet der schizoide Mensch am leichtesten den Zugang zur »Wortoffenbarung«. Gott erscheint als das ganz und gar unweltliche Ich, das herausruft aus aller Verfallenheit an das Allgemeine, das Greifbare und Welthafte und das zu einer radikalen Entscheidung nötigt.[103]

b) Die Angst vor der Selbstwerdung
(die als Ungeborgenheit und Isolierung erlebt wird)

Sie findet sich besonders bei den depressiv gestimmten Persönlichkeiten, jenen Menschen, die mehr als andere auf einen Partner angewiesen sind. Durch die trennende Kluft zwischen »Ich« und »Du« werden die depressiven Menschen geradezu gequält; größtmögliche Nähe und Bindung bedeuten ihnen Sicherheit und Geborgenheit. Sie streben nach Harmonie und ungetrübter Nähe, und sie erweisen sich gut dafür, indem sie sich aller nur möglichen altruistischen Tugenden befleißigen (Friedfertigkeit, Bescheidenheit, Verzichtsfähigkeit, Mitgefühl usw.). Mit allem, was an Wünschen, Affekten und Impulsen in ihnen steckt, wagen sie kaum zu leben. Die Depressiven sind »ich-arm« und »aggressions-

102 a.a.O., S. 20ff.
103 Lachenmann, »Das Wort in der Welt«, S. 100

schwach«. Sie befinden sich in einer Tantalus-Situation; sie sehen »die Früchte und das Wasser« vor sich, sind aber nicht in der Lage, entschieden zuzugreifen. Eine ihrer schönsten Eigenschaften ist die, einen anderen Menschen in liebender Zuneigung zu erfassen und ihn in transzendierender Teilhabe mitzuerleben. In Konfliktsituationen kommt es bei depressiven Menschen vornehmlich zu Erkrankungen der Verdauungsorgane (Magen-Darm). Auch Fehlernährung (Fettsucht oder Magersucht) kann mit den jeweiligen Konflikten Depressiver psychodynamisch zusammenhängen. Das Geflecht der Liebe zum Partner und der gleichzeitigen Abhängigkeit von ihm hat für den depressiven Menschen keiner treffender zusammengefaßt als Erich Fromm mit den Worten »Ich brauche dich, weil ich dich liebe« und »Ich liebe dich, weil ich dich brauche«.[104] Fromm bezeichnet dabei den ersten Teil der Aussage als »reife Liebe« und den zweiten Teil als »unreife Liebe«.[105] Beruflich neigen depressive Persönlichkeiten vor allem zu helfenden, caritativen Berufen. Riemann weist darauf hin, daß sie besonders für soziale, fürsorgerische, ärztliche, psychotherapeutische und gemeinnützige Tätigkeiten geeignet sind.[106]

Aus theologischer Sicht ist zu sagen, daß ein depressiv gestimmter Mensch sein Heil und seinen Gott da suchen wird, wo er sein Selbst hingeben darf, in die Gemeinschaft, in das Große und Eine, am ehesten wohl da, »wo die Weisheitsoffenbarung begegnet...«.[107]

c) Die Angst vor der Wandlung (die als Vergänglichkeit und Unsicherheit erlebt wird)

Sie ist vor allem bei den sog. zwanghaften Persönlichkeiten zu beobachten, die sich häufig gegen Neuerungen wehren, wo sie ihnen begegnen. Dem Prinzip, daß im Leben immer alles im Fluß ist und sich manches nicht aufhalten läßt, stehen sie weniger offen gegenüber. Das Grundproblem zwanghafter Menschen sieht Riemann darin, daß ihnen ein über-

104 Fromm, E.: »Die Kunst des Liebens«, S. 52
105 ebda.
106 a.a.O., S. 59ff.
107 Lachenmann, a.a.O., S. 100

wertiges Sicherungsbedürfnis zu eigen ist.[108] Sie neigen zu Dogmatismus und Konservatismus, halten gern an Prinzipien fest und haben häufig Vorurteile. Nur selten sind sie in der Lage, aus Spontaneität auch einmal gegen die Vernunft zu handeln. In ihrer Partnerbeziehung hängen die zwanghaft veranlagten Menschen an der Vergangenheit und rechnen gerne mit genauen zeitlichen Bezügen auf. Durch Affektstau und den damit verbundenen Innendruck kommt es gelegentlich zu Zornesausbrüchen, die sich bis zum Amoklauf steigern können. An Krankheiten begegnet man bei ihnen nicht selten dem labilen Bluthochdruck, der periodischen Migräne[109], Schlafstörungen, Darmaffektionen und neurotischen Erkrankungen. Konstitutionell scheint bei den sog. zwanghaften Persönlichkeiten eine lebhafte, motorisch-aggressive, sexuelle und allgemein-expansive Veranlagung eine Rolle zu spielen. Die Zwanghaften erobern den Raum und versuchen oftmals, ihren Willen gegen Widerstände durchzusetzen. Beruflich neigen sie zu pflichtbewußten, verantwortlichen, ja pedantischen Tätigkeiten und zu besonderer Präzision: Beamte der verschiedensten Disziplinen, Handwerker mit Arbeiten, die feinmechanische Fertigkeiten erfordern, Finanzbeamte, Bankiers, Erziehungswissenschaftler, aber auch Archäologen und Altphilologen sollen sich laut Riemann unter ihnen relativ häufig finden.[110]

Aus theologischer Sicht kommentiert Lachenmann, daß ein zwanghafter Mensch Gottes Offenbarung kaum in mystischen Einheitserlebnissen suchen wird, sondern im immer gleichen Fluß der biologischen Prozesse oder den ewigen Ordnungen der Welt.[111]

108 a.a.O., S. 107

109 Vgl. im Annex das Kapitel 2: »Die Krankheit des Apostels Paulus, abgeleitet aus der neutestamentlichen Symptomatik.« In diesem Zusammenhang möchte ich schon jetzt auf einen Widerspruch hinweisen. Dieser besteht im Hinblick auf die zu vermutende Persönlichkeitsstruktur des Apostels Paulus in folgendem: In dem genannten Kapitel unterstelle ich Paulus mit aller Zurückhaltung einen möglicherweise hysteriformen Charakter und interpretiere seine Krankheit als Migräne. Nach Riemann müßte er jedoch als Migränekranker eher den zwanghaft veranlagten Menschen zugerechnet werden als den hysteriformen Persönlichkeitstypen.

110 a.a.O., S. 105ff.

111 a.a.O., S. 99/100

d) Die Angst vor der Unausweichlichkeit und Notwendigkeit (die als Endgültigkeit und Unfreiheit erlebt wird)

Sie kommt vor allem bei den sog. hysterischen Persönlichkeiten vor, die sich in ihrem Drang nach Veränderung und in ihrer Risikofreude eingeengt sehen und dies als Unfreiheit empfinden. Bedürfnisspannungen können sie nicht lange ertragen, und ihr Streben nach möglichst schneller Wunscherfüllung ist besonders ausgeprägt. Aller Pedanterie und Kleinlichkeit (z. B. Zeitplanung, Pünktlichkeit) sind sie abhold. Ihre Plastizität erreichen hysterische Persönlichkeiten durch die Fähigkeit, kausale und zeitliche Zusammenhänge zu mißachten und dadurch eine kontinuierliche Ich-Entwicklung zu verpassen. Der Hysteriker braucht den Partner nicht als helfendes, stützendes Gegenüber, sondern als Spiegel, in dem er sich selbst als liebenswert erkennen kann. Sein Narzißmus bedarf fortwährender Bestätigung, und seine ethischen Einstellungen sind oftmals naiv-unverbindlich. Phobien (Agoraphobie = Platzangst; Klaustrophobie = Raumangst), hysterische Lähmungserscheinungen, bei Frauen mannigfache funktionelle Erkrankungen im Unterleibsbereich sind die klassischen Gesundheitsstörungen dieser Persönlichkeitsgruppe. Bevorzugte Berufe sind die mit der größten Selbstbestätigung und Publikumsbezogenheit: Künstler aller Gattungen, Schauspieler, Geschäftsführer, Hotelkaufleute, Vertreter und Verkäufer mit besonderer suggestiver und rhetorischer Begabung.[112]

Aus theologischer Sicht ist anzufügen, daß ein hysterischer Mensch Gott gerade in den Umbrüchen, Veränderungen und Revolutionen suchen wird. Gott ist für ihn der Befreier und Erneuerer gegen alle Zwänge und gegen alle institutionalisierte Sicherheit.[113]

Bei genauer Beobachtung der vier hier nach Riemann aufgelisteten psychoanalytischen Persönlichkeitsmodelle läßt sich feststellen, daß in jedem einzelnen Menschen eigentlich alle Formen vorkommen. Jeder sollte sich selbst daraufhin einmal »durchleuchten«, welche Grundform der Angst in ihm – bei aller Mischung – am stärksten ausgeprägt ist. Gleichwohl gilt es, unter anthropologischen Aspekten darauf hinzuwei-

[112] a.a.O., S. 156ff.
[113] Lachenmann, a.a.O., S. 100

sen, daß Lebendigkeit und Dynamik unserer Persönlichkeit, ja unseres ganzen Seins, erst dann spannungsvoll erlebt werden können, wenn sich Selbsthingabe und Selbstwerdung, Wandlung und Beständigkeit in einer heilsamen »angstvollen Bewahrung« gegenseitig begrenzen.

Im Gegensatz zu diesem vierteiligen System nimmt Pfahler eine zweifache Einteilung vor. Sie orientiert sich an den seelischen Grundfunktionen, die der Mensch im Leben mitbringt.[114] Pfahler unterscheidet Menschen mit »festen« und solche mit »fließenden« Gehalten. Bei den Festgeprägten findet man einen ausgesprochenen Sinn für Regeln, Gesetze, Logik und Folgerichtigkeit. Sie sind häufig unerbittlich und wenig flexibel. Wir dürfen mit Recht davon ausgehen, daß sie eher zu (natur-)wissenschaftlichen, juristischen und verwaltungsorientierten Tätigkeiten neigen. Dagegen sind die Erbträger mit fließenden Gehalten anpassungsfähig, beweglich, kontaktstark, extravertiert und improvisationsfreudig. Der »Fließende« ist im allgemeinen der weichere Menschentyp und findet sich überzufällig häufig in caritativen, geistig-spekulativen und kreativ-künstlerischen Berufen. Jede der beiden Wesensarten hat ihre verheißungsvollen Möglichkeiten, und erst beide zusammen bilden die Eckpfeiler der reichen Palette (tiefen-)psychologischer Variationen bei uns Menschen.

3. Polarität als Phänomen des Lebens (Beispiele)

Das Yin-Yang-Prinzip der jahrtausendealten chinesischen Tradition mit seiner Verankerung in der Philosophie des legendären Kaisers »Fu-Hsi« (um 2900 – 3000 v.Chr.) besitzt im Reich der Mitte heute offensichtlich immer noch eine gewisse Aktualität. Aus biblisch-theologischer Sicht kann dieses Denken zwar phänomenologisch als interessant angesehen, keinesfalls aber kritiklos als Lebensgrundlage einer christlichen Existenz akzeptiert werden. Dennoch mag uns das Yin-Yang-Verhältnis als Modell eines polaren Verständnisses von Funktionsabläufen und Zusammenhängen im Menschen dienen. In aller Kürze seien die beiden Pole Yin und Yang charakterisiert. Im alten China galt Yin als das Prinzip des Kalten,

114 »Der Mensch und seine Lebenswerkzeuge«, S. 110-148

Passiven, Dunklen, »Weiblichen«, während Yang für Wärme, Aktivität, Helle, »Männlichkeit« stand.[115] Nach Porkert war Yin auch die Bezeichnung für die beschattete Nordseite eines Berges, für Herbst und Winter (die dunkle Jahreszeit); Yang entsprechend die Bezeichnung für die besonnte Südseite eines Berges, für Frühling und Sommer (die helle Jahreszeit).[116] Beide Pole ergänzen sich, gleichen sich aus, halten sich die Waage und mögen uns zum Verständnis der Tatsache dienen, wie das physische und psychische Leben des Menschen weitgehend von polaren Phänomenen beeinflußt wird. Auch hier müssen die beiden Pole sich gegenseitig in einem gewissen Gleichgewichtszustand halten, damit der Ablauf aller Funktionen normal (gesund) bleibt. So werden z. B. die Fließeigenschaften (Viskosität) des Blutes u.a. sehr wesentlich dadurch bestimmt, daß sich die gerinnungsspezifischen Mechanismen (fördernde wie hemmende) gegenseitig begrenzen. Ebenso wird der situationsangepaßte Ablauf der Körpermotorik garantiert durch das Gleichgewicht zwischen bewegungsfördernden und -hemmenden Impulsen (u.a. über das sog. extrapyramidal-motorische System). Ähnliches gilt für Herz und Kreislauf, Bronchialapparat und Magen-Darm-Kanal z. B. im Hinblick auf die Gegenspieler Sympathicus – Parasympathicus. Diese Aufzählung biologisch-physiologischer, sich gegenseitig begrenzender Funktionen ließe sich noch anhand vieler weiterer Beispiele fortsetzen.

Genauso interessant ist die Tatsache, daß wir auch im psychischen Bereich ein Polaritätsprinzip vorfinden. Wie unser biologischer Körper mit seinen etwa 60 Billiarden Zellen, ihren unzähligen biochemischen Reaktionen und Interaktionen fast einen kleinen Kosmos bildet, so stellt auch der Bereich des Psychischen ein nahezu kosmisches Gefüge mit vielfältigen Strukturen dar.

Im Blick auf diesen Sachverhalt sei mit einem gleichermaßen kuriosen wie treffenden, äußerst aufschlußreichen Beispiel begonnen, das K. Simon liefert.[117] Er berichtet, daß die Scharfrichter (z. B. das Geschlecht der Eßmeyers) vom ausgehenden Mittelalter bis zur Neuzeit

115 Ulrich, W.: »Schmerzfrei durch Akupressur und Akupunktur«, S. 12
116 »Die chinesische Medizin«, S. 73
117 »Die Eßmeyers henkten und kurierten«, S. 12

sehr häufig gleichzeitig als Heilkundige tätig waren. Neben der grausamen Pflicht, Menschen aufgrund richterlichen Urteils zum Tode zu befördern, stand das edle Verlangen, Kranke zu heilen und sie auf diese Weise vor dem Tode zu bewahren bzw. ihnen zum Leben zu verhelfen. Der Henker als Heilkundiger! Was uns als groteske Kombination zweier unvereinbarer Berufsstände erscheint, war vom Mittelalter bis in das frühe 19. Jahrhundert hinein gang und gäbe. Dieses polare Phänomen hat seine Wurzeln sicherlich in tiefenpsychologisch höchst komplexen Zusammenhängen.

Auf eine andere Form der Polarität (Pole einer Einheit) macht der Theologe C.H. Ratschow aufmerksam.[118] Die Existenz jedes Menschen spannt sich entwicklungspsychologisch zwischen der Kindheitsphase und der Phase voller Lebensreife aus. Das »Vom-anderen-her-Sein« (Kindheit) geht durch die Zeit des »Man-selbst-Werdens« (Jugend, Reifungszeit) hindurch in das »Für-andere-Dasein« (Erwachsener, Reifezeit) über. In Ergänzung zu Ratschow möchte ich hierin eine Polarität insofern erblicken, als ich diese chronologische Phasenfolge zugleich im Sinne eines lebenslänglich synchronen »Spannungsgegensatzes« deuten möchte. Letztendlich ist es für die Anthropologie aus psychologischer Sicht typisch, daß die menschliche Existenz täglich, ja stündlich, also anhaltend zwischen den Polen »Vom-anderen-her-Sein« und »Zum-anderen-hin-Sein« (»Für-andere-Dasein«) sozusagen wechselstromartig »fluktuiert«. Man kann sogar noch weitergehen und sagen: nur dadurch, daß ich vom anderen her bin, bin ich zum anderen hin bzw. für andere da.

Ein weiterer Aspekt: es besteht heute kein Zweifel mehr daran, daß der eine Pol unserer psychischen Persönlichkeit von den zahlreichen Trieb- und Affektvorgängen dargestellt wird. Im Gegensatz dazu bilden ethische, ästhetische, religiöse und traditionsgeprägte Vorstellungen den anderen Pol. Es handelt sich hierbei um jenen Bereich, auf den C.G. Jung den Begriff der »Sphäre hochkomplexer Dominanten« anwendet. Die höchste Dominante ist für Jung dabei immer die mit religiös-philosophischen Inhalten.[119] Die kreatürlich-instinktiven und die moralisch-

118 »Wenn Sterbehilfe töten darf«, S. 70/71
119 Jung, C.G.: »Welt der Psyche«, S. 56

sittlichen Impulse in uns kontrollieren sich gegenseitig und halten sich dadurch in der Regel in einer physiologischen, für den sog. »normalen« Menschen typischen Balance. In diesem Zusammenhang sei noch einmal an die Riemann'sche Persönlichkeitstypologie erinnert, wie wir sie oben dargestellt haben. Riemann bezeichnet die schizoide Persönlichkeit als einen Menschen mit Angst vor der Selbsthingabe (Angst vor Ich-Verlust), die depressive Persönlichkeit als einen Menschen mit Angst vor der Selbstwerdung (Angst vor Ich-Stärke), die zwanghafte Persönlichkeit als einen Menschen mit Angst vor der Vergänglichkeit (Angst vor der Wandlung) und die hysterische Persönlichkeit als einen Menschen mit Angst vor der Dauerhaftigkeit (Angst vor Beständigkeit). Bei einem gesunden Menschen dürfen wir, wie oben schon angedeutet, in der Regel wohl die Vereinigung aller vier Persönlichkeitstypen in ein und demselben Individuum – allerdings mit unterschiedlicher Ausprägung – voraussetzen. Unser tiefenpsychologisches Gefüge würde demnach durch das immerwährende Wechselspiel zwischen den polaren Prinzipien Selbsthingabe und Selbstwerdung, Wandlung und Beständigkeit bzw. der anhaltenden Angst davor in dynamischer Spannung gehalten.

Unter diesem Gesichtspunkt muß auch von der Individualpsychologie Alfred Adlers noch einmal die Rede sein, in der, wie oben erwähnt, die libidogeprägte Triebpsychologie Freuds durch den Drang nach Macht und Geltung ersetzt wird. Eine Polarität ist darin zu erblicken, daß der Wille zur Macht und der Drang nach Geltung auf der einen Seite sich einer Phalanx von organ- und umweltbedingten Hindernissen auf der anderen Seite gegenübersehen. An der Stabilität der Hindernisse bzw. an der Ausdauer, mit der das Streben nach Macht und Geltung diese zu überwinden sucht, entscheiden sich aus tiefenpsychologischer Sicht Stärke oder Schwäche der Persönlichkeit.

Auch in der Psychologie Pfahlers ist im Ausgespanntsein der menschlichen Existenz zwischen Vergangenheit und Zukunft eine gewisse Polarität nicht zu übersehen. Die psychischen Erlebnisinhalte der Vergangenheit beeinflussen das menschliche Verhalten für die Zukunft. Die Spannung ist unverkennbar, zumal die Betonung neben den innerpsychischen Erlebnissen selbst auch auf ihrer zeitlichen Abfolge liegt. Der Mensch hat die Möglichkeit, aus den in seiner Vergangenheit aufgetretenen psychischen Störungen durch bewußte Reflexion in der Gegenwart für die Zukunft zu lernen, mit dem Ziel einer sinnvollen Lebensgestaltung. Sollten die vergangenheitsbezogenen Störungen in der Gegenwart weithin unbewußt bleiben, so bedarf der Betroffene unserer Hilfe, um ihm seine subliminalen psychischen Störungen (mit mehr oder weniger erkennbarer Verbiegung seiner Lebenslinie) bewußt und für sein weiteres Leben positiv verwertbar zu machen. Da sich kein Mensch aus seinem Vergangenheits-Gegenwarts-Zukunfts-Zusammenhang lösen kann, kommt keine bildende (pädagogische), seelsorgende (theologische) und heilende (ärztliche und pflegerische) Tätigkeit ohne diese Einsicht aus. Auch in den »festen« und »fließenden« Gehalten, die nach Pfahler jeder Mensch in unterschiedlicher Quantität in sich trägt, kann eine »gespannte Polarität« erblickt werden. Das Nebeneinander von logisch-abstrakten und künstlerisch-kreativen Fähigkeiten bzw. das Verhältnis von ordnender Folgerichtigkeit und improvisationsfreudiger Anpassungsfähigkeit vermag einem Menschen durchaus sein individuelles Gepräge zu geben, wodurch er erst zur Persönlichkeit wird. Bei konsequenter Reflexion gilt letztendlich, so meine ich, auch für diese persönlichkeitsimmanenten Gegensätze das polare Prinzip. In den Sätzen R. Guardinis: »Der Gegensatz ist Weise menschlichen Lebens« bzw. »Das Leben besteht in geeinter Gegensätzlichkeit; in gegensätzlich aufgebauter Einheit« findet sich all dies ausgedrückt.[120]

In noch umfassenderer Weise erfährt das polare Prinzip bei Karl Heim im »überpolaren Ursein Gottes« seine theologische und strukturelle Auflösung.[121] Denn im überpolaren Ursein Gottes ist sogar »das ganze Strukturgesetz aufgehoben, auf dem die Unendlichkeit von Raum und Zeit beruht«.[122] Das Phänomen (Gesetz) der Polarität ist in den Inhalten der gegenständlichen Welt, in Körperbewegungen, Klängen, Kraftentladungen und zuletzt auch im Gegensatz von Freud und

120 Guardini, R.: »Der Gegensatz. Versuche einer Philosophie des Lebendig-Konkreten.« S. 172 und 179. Der »frühe Guardini« entwirft hier in genialer Weise ein philosophisches Polaritäts-System zur Erfassung konkreter Lebendigkeit anhand ihrer inner- und transempirischen Gegensätze. Die Tatsache, daß das Buch vor nunmehr bald 70 Jahren erschienen ist, tut der Tiefe und Aktualität seiner Gedanken keinen Abbruch.

121 »Glaube und Denken«, S. 204

122 a.a.O., S. 207

Leid vorhanden, und, worauf Heim besonders hinweist, in den Grundformen unseres ganzen Daseins zu entdecken.[123]

In der Philosophie begegnet uns so etwas wie das »überpolare Ursein« inhaltlich vor allem in der mystisch-religiösen Weltanschauung des Neuplatonismus. Neben Ammonios Sakkas und Porphyrios ist hier insbesondere Plotin (3. Jh. n. Chr.) zu erwähnen. Dieser hat das Göttliche zwar auch als »das Eine« bezeichnet, das als Übergegensätzlich-Gutes ein »Hyperusion« (Überseiendes) ausmacht. Im Gegensatz zum Gott der Bibel, der alles geschaffen hat, ist der Gott Plotins (der Neuplatoniker) als höchste Idee ein nicht geoffenbartes rein geistiges Wesen, das sich ausschließlich jenseits der Welt befindet. Durch Emanation (Ausfluß) gehen aus ihm die Einzeldinge hervor, und durch Ekstase (Aus-sich-Heraustreten) ist der Mensch in der Lage, ihn zu erleben und zu erschauen. Mit dieser Gegenüberstellung soll gezeigt werden, daß das überpolare Ursein des biblischen Schöpfergottes in keiner Weise mit den philosophischen Gottesvorstellungen des Neuplatonismus vergleichbar ist.

Aus der Gottesvorstellung Heims ergibt sich u.a., daß das polare Prinzip z. B. am Verhalten der zwischen Glanz und Elend hin- und herschwankenden »Spezies Mensch« zu beobachten ist. Wo der Mensch auftaucht und handelt, geht es immer »zugleich« zu; d.h. zugleich recht und schlecht, zugleich gut und böse. Strukturierte Rationalität und ungeordnete Emotionalität, logische Abstraktionsfähigkeit und künstlerische Kreativität sind in ein und demselben Menschen immer zugleich vorhanden, ja, sie balancieren sich in individuell-spezifischer Weise gegenseitig aus. Dieses »Zugleichsein von Gegensätzen« ist wohl das, was z. B. H. Zahrnt meint, wenn er sagt: »Der Mensch singt Choräle und er erteilt knallharte Schießbefehle. Er spricht leise, ›ich liebe dich‹, und er hält laute Haßtiraden. Er schafft sog. ›ewige Werte‹, malt Bilder, komponiert Sinfonien, schreibt Gedichte, und er geht ganz und gar im Augenblick auf, schreit, schlägt um sich, foltert, mordet und stirbt am Ende selbst. Er kann sehr hoch und sehr tief über Gott und die Welt und sich selbst nachdenken – aber es bedarf nur eines mittleren physischen Übels, und alle Metaphysik ist ihm sogleich aus dem Kopf. Alles in

123 »Jesus der Herr«, S. 23

allem: der Mensch ist Himmelsstürmer und Erdenwurm in einer Person; er fliegt und kriecht. Die Folge ist, daß er das eine Mal zu groß, das andere Mal zu klein genommen wird. Die einen heben ihn zum Gott empor, während die anderen ihn in nächster Nähe zum Tier ansiedeln. Und so schwankt sein Bild zwischen Größe und Elend.«[124] Schon hier sei auf etwas aufmerksam gemacht, was später in dieser Arbeit noch einmal zur Sprache kommen wird. Die Fähigkeit, die Ambivalenz und damit zugleich die Polarität des Lebens zu tolerieren und in ihr sich selbst »durchzuhalten«, wird als ein von Mensch zu Mensch variierendes Kriterium der Persönlichkeit angesehen (sog. Ambivalenztoleranz).

III. Medizinische Anthropologie im Verständnis von Gesundheit (Drei Interpretationsmodelle)

Bevor wir uns im Verlauf dieser Arbeit weiter mit Krankheit und Heilung beschäftigen, müssen wir kurz darüber nachdenken, was medizinisch-anthropologisch, im Kontext christlicher Verkündigung und im autonom-emanzipatorischen Verständnis unter Gesundheit verstanden werden kann. Es soll dabei von einem erweiterten Gesundheitsbegriff ausgegangen werden.

1. Gesundheit im medizinisch-anthropologischen Verständnis

Der Begriff Gesundheit existiert sprachgeschichtlich erst seit dem Zeitalter des Humanismus und wird noch wesentlich später erst im heutigen Sinne gebraucht. Etymologisch muß unter »gesund« verstanden werden, daß jemand stark, kräftig, geschwind ist.[125] Die Endung »-heit« bedeutet so viel wie Art und Wesen. Danach müßte man das Gesund**sein** von der Gesund**heit** unterscheiden. In der Philosophie würde man sagen: Gesundsein bedeutet die Tatsache, also das »Daß«, Gesundheit die Art, also das »Wie« des Zusammenspiels der unversehrten Organe.

124 »Gotteswende«, S. 169
125 Wasserzieher, E.: »Woher?« Ableitendes Wörterbuch der dt. Sprache

Ebensowenig nun wie z. B. elf einzelne Ballartisten schon eine harmonische Fußballmannschaft zu bilden vermögen, wird durch das fehlerfreie Funktionieren der anatomischen Organe eine vollständige Gesundheit erreicht. Das Ganze ist eben mehr als die Summe seiner Teile.

Der Bereich der Gesundheit erstreckt sich zwischen »hochnormal« und »noch nicht pathologisch«. Über dieses weite Feld hinweg weht ein Wind, der zwar zu spüren, aber nicht zu sehen ist. Auf dem Gebiet etwa der Infektionskrankheiten bläst solch ein spür-, aber nicht sichtbarer Wind. Wir fragen uns, woher er weht, wenn z. B. bei einer Polio-Epidemie (Kinderlähmung) nur ein Teil der Bevölkerung erkrankt und ein anderer Teil – obwohl auch Virusträger – sich bester Gesundheit erfreut. Gesundheit heißt also nicht unbedingt »Freisein von etwas«. Gesundheit kann auch jenes »Trotzdem« oder »Dennoch« bedeuten, wodurch es einem materiellen oder immateriellen schädigenden Agens nicht möglich ist, die Gesundheit in ihrem Wesenskern entscheidend zu schwächen. Die Gesundheit ist mithin kein Zustand, kein statisches Prinzip, sondern ein dynamischer Prozeß. Dieser Sachverhalt läßt sich vielfach belegen, u.a. auch mit den Aussagen des erfahrenen Münchner Klinikers Begemann, der den biologischen Organismus als eine komplex gegliederte Einheit sieht. In ihr sind alle Funktionen so aufeinander abgestimmt, daß ein dauernder Gleichgewichtszustand besteht. »Gesundheit ist demnach ein nie zur Ruhe kommender Prozeß, der seinerseits mit dem Ziel identisch ist, das Leben als ganzes zu erhalten.«[126]

Nun ist aber folgendes zu bedenken: Die Qualitäten des vollkommenen biologischen Gesundseins sind nicht unbedingt identisch mit denen des wahren Menschseins. Mit anderen Worten: eine völlig harmonische Funktion der anatomischen Organe ist keine unumstößliche Voraussetzung für ein qualitativ hochstehendes und erfülltes Menschsein. In den »Materialien für den Dienst in der Evangelischen Kirche von Westfalen« wird dies mit den Worten ausgedrückt: » . . . daß die Würde und das Lebensrecht eines Menschen nicht an Bedingungen der Leidfreiheit und der körperlichen oder seelischen Unversehrtheit gebunden werden dürfen«[127]. Diese Überlegungen führen nun zu der Aussage, daß

126 Begemann, H.: »Die Medizin wird mehr als Naturwissenschaft sein müssen«, S. 166

127 »Zwischen Mitleid, Mord und Menschlichkeit«, S. 18

erfülltes Menschsein auch ohne eine »hoch positive biologische Gesundheitsbilanz« möglich sein kann.

Mit dieser Feststellung soll darauf hingewiesen werden, daß die wahre Gesundheit, mit der wir uns in Zukunft vielleicht mehr als bisher beschäftigen sollten, immer auf zwei Fundamenten ruht: dem biologischen und dem anthropologischen. Ein Beispiel macht das schnell verständlich: Ein anatomisch-organisch gesunder, hochvitaler, machtbesessener Tyrann wird zwar möglicherweise als rein biologisch fehlerfrei, aber als anthropologisch extrem defizitär bezeichnet werden müssen. Wahre Gesundheit und wahres Menschsein sollten nicht getrennt voneinander gesehen werden. Der Begriff der Ganzheit liegt nun nicht mehr so fern, wie wir vielleicht denken mögen. Ein im wahren Sinne gesunder Mensch wird also ein ganzheitlich lebender sein, dessen unversehrte biologische Existenz eingebettet ist in immer wieder sich selbst reflektierende, auf hohem Niveau befindliche anthropologische Qualitäten.

Dazu gehört u.a. auch, daß wir Gesundheit nicht als Besitz ansehen, der »gesichert« werden kann. Es gibt kaum etwas Absurderes als das Schlagwort von der »Gesundheitssicherung«. Jenseits von Vorsorge und moderner Behandlungstechnik ist Gesundheit letztendlich ein Gnadengeschenk, dessen wir uns erst dann als würdig erweisen, wenn wir uns über das »Wozu?« Gedanken machen. Um mit Richard Siebeck, einem der Altmeister der Heidelberger Medizinischen Schule, zu sprechen: »Wir leben ja nicht, um gesund zu sein, sondern wir sind gesund, wollen gesund sein, um zu leben und zu wirken. Nur in Einsatz und Leistung ist Gesundheit ein uns anvertrautes Gut. Gesundheit ist nicht letzter Selbstzweck, sondern bestimmt und begrenzt durch den Sinn des Lebens – der Sinn des Lebens aber ist Bereitschaft, Hingabe und Opfer.«[128]

Unsere Überlegungen gelangen jetzt an einen Punkt, an dem darüber nachzudenken ist, ob wir uns von dem »funktionalen Gesundheitsverständnis« nicht besser dem »Verständnis vom gesunden Menschen« zuwenden sollten. Dieser kann auch dann noch ein Gesunder

128 Zitiert nach H. Gollwitzer, »Krummes Holz – Aufrechter Gang«, S. 321, der sich wiederum auf ein Zitat von K. Barth in Kirchl. Dogmatik III, 4, 405 beruft.

bleiben, wenn er biologisch (anatomisch-organisch) bis zu einem gewissen Grade versehrt ist. Eduard A. Brecht urteilt zwar richtig, wenn er sagt, daß zwischen dem körperlichen und seelischen Bereich unserer Existenz keine scharfe Trennungslinie zu ziehen sei.[129] Indes ist seiner Ansicht, die Basis (die Grundlage, der Sockel) unseres Seins sei die Körperlichkeit, nicht ohne weiteres zuzustimmen. Seine aus überwiegend ernährungsreformerischen Erwägungen getroffene Feststellung, »es ist leichter, von der geordneten körperlichen Basis her formend in das Seelische hineinzuwirken als umgekehrt«,[130] ist zumindest diskussionsbedürftig.

Darüber hinaus widerspricht diese Einstellung in eklatanter Weise auch der Lehre von den »kategorialen Dependenzgesetzen«, die in der Philosophie des ontologisch-kosmologischen Realismus vor allem von Nicolai Hartmann vertreten wird.[131] Hartmann stellt darin gerade umgekehrt fest, daß die jeweils höheren Kategorien (seelisches und geistiges Sein) von den niedrigeren (anorganisches und organisches Sein) qualitativ unabhängig sind und überformend (gestaltend) wirken. Wir dürfen nicht in den Fehler verfallen, Leib und Seele (Soma und Psyche) in allen Lebenssituationen kritiklos zusammenschauen und quasi in eins setzen zu wollen, wie es im philosophischen Monismus geschieht. Zwar werden wir später (im Kapitel »Die Stereometrie des Gedankenausdrucks«) noch sehen, daß auch im alttestamentlichen Israel Leib und Seele eine nahezu unlösbare Einheit bildeten. Es ist aber doch zu fragen, ob diese Vorstellung aus heutiger Sicht noch absolute Gültigkeit beanspruchen kann. So teile ich z. B. nicht vollständig die Meinung, die Bühring und Kühn im Hinblick auf die Naturheilkunde vertreten. Hier seien die somatischen Bedingungen und die seelische Gestimmtheit »Ausdruck des Dinges an sich (Kant)« bzw. es manifestiere sich darin die »Gleichzeitigkeit von Idee und Gestalt«.[132] Hinter derartigen Feststellungen verbirgt sich im Hinblick auf das Leib-Seele-Problem die Anerkennung

129 «Deine Ernährung ist Dein Schicksal», S. 10

130 ebda.

131 Friedlein, C.: »Lernbuch und Repetitorium der Geschichte der Philosophie«, S. 367/368 und 417

132 »Naturheilverfahren, Physiotherapie, Physikalische Medizin und Randgebiete – Inhalte und theoretische Konzepte«, S. 61.

eines proportionalen Kausalzusammenhanges. Für das leibliche Ergehen und die seelische Verfassung des Menschen mag zwar durchaus in manchen Fällen eine proportionale Kausalität vorliegen. In vielen Situationen kann jedoch auch ein diametral-gegensätzliches Verhalten beobachtet werden (Näheres hierzu im Kapitel »Paradoxe Heilung als therapeutisches Ur-Erlebnis«).

Menschen mit bestimmten anatomischen Entwicklungsanomalien (z. B. angeborene Einzelniere, Klumpfuß) oder gewissen chronischen Krankheiten (z. B. Diabetes mellitus, Rheumatismus oder Gallensteinleiden) sind zwar aus der Sicht biologischer Vollkommenheit durchaus defizitär (also nicht mehr unversehrt), können aber gleichwohl noch – oder gerade deswegen – gesunde Menschen im anthropologischen (geistig-seelischen) Sinne bleiben. Leben in seiner vollen Kraft ist doch z. B. auch mit einer Lippen-Gaumen-Kieferspalte, einer Bechterew'schen Krankheit, einem angeborenen Hüftleiden oder einem chronischen Verschleißsyndrom der Wirbelsäule oder – um noch ein letztes Beispiel zu nennen – einer Schuppenflechte (Psoriasis) möglich, sofern, und das muß besonders betont werden, der biologischen Unversehrtheit nicht die alleinige Dominanz innerhalb des gesunden Menschseins zuerkannt wird. Gesundes Menschsein ist mehr als biologische Vollkommenheit. Leben in seiner vollen Kraft existiert auch oder gerade dann, wenn ein gesundes Menschsein gelebt wird, das aus guten, heilen, Geist und Seele sättigenden Quellen schöpft. Sind wir nicht alle schon einmal Menschen begegnet, über die wir nur staunen konnten? So ging es mir angesichts einer älteren Patientin mit einem angeborenen Rippenbuckel. Sie trug ihre biologische Unvollkommenheit geradezu »auf dem Rücken mit sich herum«, sprühte aber innerhalb ihrer biologischen Begrenztheit vor Lebensfreude, Fröhlichkeit und menschlicher Zuversicht. Sie war von einer großen charakterlichen Reife und Hilfsbereitschaft, so daß ihr Dasein für viele Menschen zum Segen wurde.[133]

Auch G. Siegmund berichtet unter Berufung auf Patienten-Beispiele des Chirurgen H. Killian von »seelisch nahezu unberührten Kranken«. Diese seien Belege für die Tatsache, daß nicht jeder organisch

133 Vgl. hierzu auch D. Carnegie: »Sorge dich nicht – lebe!«, wo u.a. über den menschlichen Reifeprozeß Ben Fortsons nach unfallbedingter Querschnittslähmung berichtet wird.

kranke Mensch seelisch durch seine Krankheit beeinflußt wird.[134] Gesundes Menschsein, Leben in seiner vollen Kraft ist irgendwie auch gesegnetes Leben und geht über ein lückenloses biologisches Funktionieren von Organen hinaus. Auch der Rückgriff des Philosophen H.G. Gadamer auf die Vorstellung der Griechen von der Gesundheit als »maßhafter Angemessenheit« trägt diesem bedeutsamen Faktum Rechnung. Es besteht darin, daß ein kranker Mensch durchaus mehr gesunde Anteile in sich tragen kann als der sog. »unheilbar Gesunde«.[135] Interessant ist in diesem Zusammenhang, daß in der griechischen Philosophie die Gesundheit – obwohl man sich ständig um ihre Erhaltung zu bemühen hat – in der ethischen Wertskala ziemlich weit unten steht.

An dieser Stelle möchte ich einen besonderen Gedanken in den umfangreichen Überlegungen Eibachs zur Qualität des Lebens kritisieren. Zwar ist Eibach ohne Vorbehalt darin zuzustimmen, daß es einer dualistisch-idealistischen Auffassung von Anthropologie entspringt, wenn man die Meinung vertritt, eine wie stark auch immer ausgeprägte körperliche Versehrtheit lasse die Persönlichkeit ungeschoren. Und es soll auch zugestanden werden, daß von einem gewissen Schweregrad der Krankheit oder Versehrtheit an die Persönlichkeit gewissen Veränderungen unterliegen kann.[136] Aufgrund meiner Überzeugung und klinischen Erfahrung möchte ich diesen Behinderungs- oder Versehrtheitsgrad jedoch relativ hoch ansetzen. Um es an Beispielen deutlich zu machen: Bei einer Gesichtsnervenlähmung (Fazialisparese), einem Zustand nach Gliedmaßen-Amputation oder gut gelungener Nierentransplantation, einem Diabetes mellitus, einer Skoliose der Wirbelsäule (s.o.) oder einer Leberzirrhose im Zustand befriedigender Kompensation kann der Mensch durchaus noch in der Lage sein, »seine inneren Gefühlszustände motorisch zu entfalten und sein Ich zu verleiblichen«, sowie mitmenschlich in vollem Umfang zu kommunizieren. Die Intoleranz der Gesellschaft und die Unfähigkeit der Mitmenschen, mit Behinderten ganz normalen Umgang zu pflegen, steht auf einem anderen Blatt. Gerade in der heutigen Zeit wird von seiten der sog. Gesunden auf

134 Siegmund, G.: »Der kranke Mensch«, S. 305
135 zitiert nach Appell, R., a.a.O., S. 38
136 a.a.O., S. 164

staatlicher, kirchlicher und privater Basis sehr positiv an der Lösung dieses Problems gearbeitet. Abhängig von seiner inneren Einstellung kann ein versehrter (behinderter) Mensch z. B. durchaus noch glücklich sein. Denn Glück ist – wie Eibach an anderer Stelle richtig feststellt – eine Kategorie subjektiven Erlebens, nur bedingt von objektiv feststellbaren Sachverhalten abhängig und daher letztendlich auch nicht von außen her meßbar.[137]

2. Gesundheit im christlichen Verständnis

Viktor von Weizsäcker betont, daß die Medizin nicht dazu da sei, Menschen für beliebige Zwecke gebrauchsfertig zu machen. Sie solle vielmehr ein Teil von jener Kraft sein, welche den Menschen zu seiner Bestimmung unter Menschen hinführt.[138] In diesem Sinne verstanden, kann wahre Gesundheit dann konstatiert werden, wenn ein gesundes Menschsein zur Entfaltung kommt, das sich selbst und anderen zum Segen wird und das trotz aller Fehler und Schwächen etwas von jener Ganzheit erahnen läßt, die irgendwie zum »Heilsein« gehört. Ein wahrer, ein ganzer, ein gesunder Mensch ist immer im Kontext mit dem »heilen Menschen« zu sehen. Diesen gibt es aus christlicher Sicht nicht per se, sondern nur im Einflußbereich des Glaubens an das Segenswirken Gottes durch die Erlösungstat Jesu Christi.

Die christliche Ethik wendet sich gegen eine Verabsolutierung der Gesundheit als höchstes und einzig zu erstrebendes Gut. Sie plädiert auch dagegen, daß man die als Verhängnis über den Menschen gekommenen Übel (z. B. Krankheit) ohne Bedenken durch moralisch fragwürdige Handlungen (moralische Übel) zu beseitigen trachtet.[139] Diese ebenso richtige wie wichtige Feststellung Eibachs verbietet es dem Christen auch, sich z. B. okkulter und dämonologischer Praktiken zur Heilung (Befreiung) von Krankheit zu bedienen, also gleichsam seine Seele um den Preis einer absolut gesetzten Gesundheit zu verkaufen.

137 a.a.O., S. 200
138 Weizsäcker, V. von: »Diesseits und jenseits der Medizin«, S. 200
139 Eibach, U.: »Grenzen und Ziele der Gentechnologie«, S. 165

So weit, wie wir vielleicht meinen, wohnen Gesundheit und Heil nicht auseinander. Vielleicht wird uns jetzt verständlich, daß zur wahren Gesundheit zwar auch ein gewisses Maß an biologischer Ordnung gehören mag, das biologische Verständnis jedoch im Spiegel einer umfassenderen anthropologischen Interpretation nun relativiert werden muß. So weist Grundmann darauf hin, daß »Gesundheit an sich« kein Thema der Bibel ist und in diesem Sinne auch kein Inhalt christlicher Verkündigung sein kann.[140] Stattdessen ist »Gelingendes Leben« das Thema der Bibel. »Gott will, daß menschliches Leben trotz Krankheit, Leid und Tod gelingt, daß es erfüllt ist, daß ein jedes Leben sich trotzdem zu seiner ganzen Fülle entfalten kann«, so Grundmann weiter.[141] Und er setzt zu Recht hinzu: »Wenn gelingendes, erfülltes menschliches Leben – das durch Krankheit und Tod gefährdete Leben – Thema der Bibel ist, so kann das nicht ohne tiefgreifende Auswirkungen auf unser Verständnis von Gesundheit bzw. unseren Umgang mit Krankheit bleiben. Krankheit und Gesundheit erscheinen uns in einem neuen Licht. Gesundheit kann dann nicht mehr ausschließlich verstanden werden als das problemlose Funktionieren aller Organe und des Skeletts. Gesundheit ist nun vielmehr die Fähigkeit, die verschiedenen Herausforderungen des Lebens in lebensfördernder Weise zu bewältigen.«[142] Hier wird also erkennbar, wie sich auch die christliche Theologie im Zusammenhang mit Gesundheit zu jenem »Trotzdem« oder »Dennoch« bekennt, von dem wir bereits sprachen.[143] Dem bekannten Schopenhauer-Wort[144], daß die Gesundheit zwar nicht alles sei, ist in diesem seinem ersten Teil ohne weiteres zuzustimmen. Der zweite Teil des philosophischen Satzes, daß ohne Gesundheit alles nichts sei, muß im Zusammenhang des hier Dargestellten kritisch überdacht werden.

Das rein funktionale Verständnis übergreifend, liegt im Kontext christlicher Theologie dieser Arbeit ein Gesundheitsbegriff zugrunde, der all das umfaßt, was menschliches Leben nach Inhalt und Ziel gelin-

140 Grundmann, Chr.: »Gesundheit und christliche Verkündigung«, S. 14
141 a.a.O., S. 15/16
142 ebda.
143 vgl. hierzu auch Maurer, K.: »Das Alter hat eine Zukunft«, S. 10 (»Die Seele ist das Dennoch des Körpers«).
144 zitiert nach Demling, L.: »Über die Freude«, S. 121-125

gen läßt. Auch Eibach teilt diese Ansicht. Der Kampf der Medizin findet nicht gegen den Tod an sich statt, sondern für die psycho-physischen Voraussetzungen zur Entfaltung der Persönlichkeit (Selbstbewußtsein, Kommunikationsfähigkeit, Fähigkeit, eine wenn auch noch so beschränkte Eigentätigkeit zu entfalten ...)[145]. Im Vorgriff auf ein späteres Kapitel (Die Heilungswunder Jesu) soll hier schon konstatiert werden, daß die biologische Heilung des Körpers aus christlicher Sicht immer nur ein Teil jenes Ganzen ist, das das Heil des gesamten Menschen ausmacht. Unter diesem Gesichtspunkt kann uns die Medizin, so wie sie sich heutzutage geriert, nicht ohne weiteres gefallen.[146] »Das Schonendste, was man von ihr sagen kann, ist, daß sie selbst Krankheitszeichen zeigt.« Diese Aussage Viktor von Weizsäckers[147] ist in ihrer apodiktischen Form vielleicht etwas hart, aber gewiß nicht unrichtig.

3. Gesundheit im autonom-emanzipatorischen Verständnis

Angesichts der heutigen gesellschaftlichen und sozialen Gegebenheiten wird häufig gefragt, ob Gesundheit nicht eine andere Denk- und Organisationsstruktur verlange als Krankheit. Es widerstrebt zwar dem Selbstverständnis ärztlicher Tätigkeit, Gesundheit und Krankheit unabhängig voneinander zu betrachten. Bekämpft der Arzt doch die Krankheit, um der Gesundheit zum Sieg zu verhelfen; oder umgekehrt: versucht der Arzt doch die Gesundheit zu erhalten, um der Krankheit zu wehren.

In der heutigen Zeit fällt jedoch auf, wie oft insbesondere auf politischer Ebene von der »Herstellung der Gesundheit« gesprochen wird. Es geht dabei letztendlich um die monetäre Frage, ob die Herstellung von Gesundheit (also die Bekämpfung von Krankheit) im Grunde nicht mehr Geld verschlingt als die Erhaltung von Gesundheit (also die Verhinderung von Krankheit). Aus gesellschaftspolitischen Motiven ist mithin zu überlegen, ob das medizinische Versorgungssystem wirklich

145 formuliert in Anlehnung an Eibach, U.: »Experimentierfeld werdendes Leben«, S. 230

146 vgl. hierzu auch Illich, I.: »Die Enteignung der Gesundheit – Medical Nemesis«

147 a.a.O., S. 200

noch Gesundheit herzustellen imstande ist, oder ob es sich nicht vielmehr in der mehr oder weniger erfolgreichen Behandlung, Verwaltung und Finanzierung von Krankheit »erschöpft«.

Diese Problematik ist von I. Kiekbusch besonders deutlich erkannt worden: »Gesundheitsförderung ist eine der ersten und wenigen wirklich interdisziplinären Bestrebungen im Bereich Gesundheit, die sich von der Medizin emanzipiert hat. Sie nimmt ihre Hauptantriebskraft nicht vom medizinischen Modell, sondern von einer ökologisch kontextualistischen Denkweise.«[148]

Aus dieser Sicht könnte der provokative Vorschlag gemacht werden, dem Arzt in Zukunft nur noch die Behandlung von Krankheit anzuvertrauen und für die Erhaltung und Förderung von Gesundheit einen eigenen Berufsstand zu schaffen, etwa den des Gesundheitsingenieurs. Die Pflege der Gesundheit würde damit dem Wirkungsbereich des Arztes entzogen und dem Management des Gesundheitsfachmannes unterstellt. Von einem derartigen Vorgehen verspreche ich mir allerdings nicht viel, da es die ständige Interaktionsdynamik von Gesundheit und Krankheit verkennt und den theologischen Aspekt der »Gesundheit als Gnadengeschenk« unberücksichtigt läßt.

Eine wissenschaftliche, organisatorische oder gesundheitspolitische Trennung der Gesundheit von der Krankheit oder umgekehrt mag ein kurzfristig überlegenswertes Denkmodell sein. Auf die Dauer jedoch wird jeder ernsthaft an dieser Problematik Interessierte erkennen müssen, daß Gesundheit und Krankheit spezifisch miteinander verknüpft sind. Sie befinden sich immer in einem »lebenslangen Zugleichsein« in ein und demselben Menschen, im »dynamischen Gleichgewicht des sog. Status neuter«, das nach den Erfahrungen des klinischen Alltags recht labil ist. Es bedarf einer besonderen »synoptischen Wachsamkeit« indem man mit der Gesundheit immer zugleich auch die Krankheit bzw. mit der Krankheit immer zugleich auch die Gesundheit im Auge behalten muß.

Im Gegensatz zu I. Kiekbusch bin ich der Meinung, daß sich eine sog. Gesundheitsförderung nie von der Medizin emanzipieren kann. Sie

148 Kiekbusch, I.: »Prävention im Wandel. Gesundheit braucht eine andere Denk- und Organisationsstruktur als Krankheit«, S. 16

wird immer darauf angewiesen sein, »ihre Hauptantriebskraft vom medizinischen Modell« zu beziehen. In dem Maße, wie man Gesundheit »herstellt«, muß logischerweise Krankheit »abgeschafft« werden. Herstellung und Abschaffung aber sind Begriffe, die eine schöpferische bzw. aktive Tätigkeit des Menschen beschreiben. Ich kann hier nicht umhin, nochmals darauf hinzuweisen, daß für Gesundheit zwar anhaltend gesorgt und gegen Krankheit ständig gekämpft werden muß. Aber dennoch sind Gesundheit und Krankheit der letzten Verfügungsgewalt bzw. der menschlichen Eigenmacht entzogen. Erst recht lassen sie sich nicht mit absoluter Sicherheit »organisieren« bzw. »managen«. Sowenig wie der Mensch in letzter Hinsicht der »Abschaffer« von Krankheit ist, sowenig ist er der »Hersteller« von Gesundheit, welcher Techniken er sich auch immer bedienen mag.

IV. Medizinische Anthropologie im Ausblick

Zu allen Zeiten wurde die Medizin von Menschen praktiziert. Als Ärzte, die irren können, sollten wir uns davor hüten, unseren Patienten heutzutage das Prädikat einer absoluten oder überragenden Gesundheit beizumessen, wenn wir keine Krankheitssymptome finden, aus denen eine Diagnose abzuleiten ist. Im Gegensatz zur *Entweder-Oder-Medizin* (entweder gesund oder krank) findet meines Erachtens das Phänomen der von mir sog. *Intermediären Medizin* oder, wie Lüth es bezeichnet, der »präsymptomatischen Krankheiten«[149] zu wenig Beachtung. Nach den Überlegungen von Hesch gibt es keine scharfe Trennung zwischen Gesundheit und Krankheit, sondern der Gesunde ist immer in den dynamischen Räumen von Gesundheit und Krankheit unterwegs. Die Grenzen dieser Räume sind gemäß ihrer Ausdehnung in komplexen und dynamischen, hierarchisch geordneten Netzwerken durchlässig, ihr Grenzbereich mag das sein, was als »Status neuter« bezeichnet werden kann.[150] Ich möchte diese Definition durch ein Zitat von J. Rost ergänzen, daß die Gesundheit an den Grenzen des »Status neuter«

149 Lüth, P.: »Das Ende der Medizin?«, S. 342
150 Hesch, R.D.: »Gesundheit – Krankheit«, S. 341

durch den »ständigen Prozeß des Abwehrens, Ausbalancierens, Einregulierens« vom Organismus verteidigt werden muß.[151] E.B. Moosmann formuliert es am deutlichsten, indem sie auf das »lebenslange Zugleichsein« von Erkrankung und Gesundung in einem Menschen aufmerksam macht.[152] Wenn Gesundheit und Krankheit dynamische, prozessuale Angelegenheiten sind, dann lassen sie sich nicht mehr allein strukturell begründen.[153]

1. Das Phänomen der »Intermediären Medizin« als Ausdruck einer gewandelten Semiotik

a) Definition

Die Gedanken dieses Abschnitts gehen von der klinischen Erfahrung aus, daß es Krankheiten gibt, die sich über einen gewissen (kürzeren oder längeren) Zeitraum in einem sog. intermediären Bereich aufhalten und sich hier asymptomatisch oder oligosymptomatisch vorbereiten können. Das Phänomen der »Intermediären Medizin« oder der »Präsymptomatischen Krankheiten« scheint mir für die Zukunft eine besondere Herausforderung darzustellen, mit der beide – Arzt und Patient – mehr als bisher konfrontiert sein werden. Schon vor mehr als 40 Jahren hat G. Siegmund auf dieses Stadium aufmerksam gemacht und die Aufgabe der Medizin in dieser Phase unter dem Begriff »Prodiagnostik« zusammengefaßt.[154] Die besondere medizinische Herausforderung hängt u.a. damit zusammen, daß im Laufe der Jahre bei vielen Krankheiten die klassische Symptomatik alten Stils zunehmend verschwommener geworden ist. An die Stelle der klassischen Symptomatik sind mehr und mehr unspezifische Symptome getreten. Es handelt sich um das gleichermaßen klinisch wie medizinhistorisch wie geisteswissenschaftlich

151 Rost, J.: »Die beiden Hälften der Medizin«, S. 7

152 Moosmann, E.B.: »Sterben und Leben sind untrennbar eins«, S. 78

153 vgl. hierzu H.J. Maaz: »Der Gefühlsstau«, S. 226/227. Maaz läßt Krankheit und Gesundheit durch prozessuale Dynamik mit Recht zu relativen und subjektiven Begriffen werden.

154 a.a.O. S. 295

bedeutsame Problem einer gewandelten Semiotik. Dieses dürfte jedem in Praxis und Klinik tätigen Arzt insofern nicht verborgen bleiben, als sich hier natur- und geisteswissenschaftliche Betrachtungsweisen auf spezielle Art begegnen.[155]

Ich möchte das Phänomen der »Intermediären Medizin« in zwei Formen einteilen. Die erste besteht darin, daß ein Patient bisher relativ gesund war und nun leib-seelisch in eine Grenzsituation kommt, in der zwischen »noch gesund« bzw. »beginnend krank« unterschieden werden muß. Die zweite Form ist dadurch gekennzeichnet, daß bereits eine Erkrankung vorhanden ist und nun entschieden werden muß, ob eine weitere bevorsteht oder nicht. Bei der ersten Form heißt die Alternative also »Gesundheit – Krankheit«, bei der zweiten Form »Erstkrankheit – Zweitkrankheit«.

Bei beiden Formen ist eine eindeutige Entscheidung, ob eine Erkrankung – sei es als Erstkrankheit, sei es als Zweitkrankheit – naht, oft nicht sofort herbeizuführen, auch dann nicht, wenn eine eingehende Untersuchung erfolgte. Wir befinden uns bei dieser Phase also in jenem heiklen präsymptomatischen Grenzbereich, der eigentlich nur intuitiv erfaßbar ist. Die sog. Grauzone fraglicher oder möglicher Krankheitsmanifestationen ist der Inkubationszeit von Infektionskrankheiten vergleichbar, wobei abzuwarten bleibt, ob die infektiöse Erkrankung ausbricht oder nicht. Bei der Intermediären Medizin muß sich in praxi beweisen, ob und wie die Gesundheit bzw. das Freibleiben des Organismus von einer weiteren Krankheit durch den ständigen Prozeß des Abwehrens, Ausbalancierens und Einregulierens verteidigt werden kann (J. Rost).

155 Vgl. hierzu z. B. die philosophischen Feststellungen S. Kierkegaards in seiner Abhandlung über die Unterschiede zwischen Schwindel bzw. Schwindeligkeit und Verzweiflung. »Was Schwindel im Verhältnis zur Zusammensetzung des Seelischen und des Leiblichen ist, das ist Verzweiflung im Verhältnis des Geistes, im Verhältnis zu jener Zusammensetzung von Endlichkeit und Unendlichkeit, von Freiheit und Notwendigkeit, vom Göttlichen und Menschlichen in einem Verhältnis, welches ein Für-sich ist« (Die Krankheit zum Tode, S. 168, Anmerkungen). Schwindel und Verzweiflung, wiewohl ursprünglich wesensverschiedene Erscheinungen, können im Bereich der Intermediären Medizin als stille Zeichen z. B. einer sich anbahnenden geistig-seelischen Störung (Neurose) »semiotisch« durchaus verwandt sein und symptomatisch zusammengeschaut werden.

Hier ist aber auch jene Art von Erfahrung vom Arzt gefordert, die sich nicht auf exakte Untersuchungsergebnisse stützt, sondern allein auf dem beruht, was man mit »klinischem Fingerspitzengefühl« zu bezeichnen pflegt. Dies ist um so mehr der Fall, als die Medizin eben keine exakte Wissenschaft ist und sein kann, da sie sich in ständiger Fortentwicklung befindet. Die Medizin stellt auf der präsymptomatischen Ebene (in der sog. Grauzone) dem Arzt wie dem Patienten besondere Aufgaben. Für den Patienten liegen sie darin, seinen gesundheitlichen oder biologischen Status sorgfältig zu beobachten, ohne dabei zum Hypochonder zu werden. Die Aufgabe des Arztes ist ungleich schwieriger. Er hat den Patienten engmaschig zu überwachen.

Je nach Situation wird dies im Abstand von Stunden, Tagen oder Wochen (AIDS!) geschehen müssen, in Ausnahmefällen wohl nur im Abstand von Monaten oder Jahren. Bei bestimmten Erkrankungen, deren Herannahen vermutet wird, ist es ausnahmsweise einmal erlaubt, so zu tun, als seien sie bereits manifest, und etwa eine medikamentöse Behandlung vorzunehmen (z. B. Nitratgabe bei uncharakteristischem Brustschmerz). Bei anderen Erkrankungen, deren Bevorstehen oder latentes Vorhandensein diskutiert wird, kann ein sog. probatorischer Therapieversuch nicht empfohlen werden, weil er zu eingreifend wäre (z. B. Polychemotherapie). Hier darf man mit einer Behandlung erst bei gesicherten Fakten beginnen.

Es steht außer Zweifel, daß die »Intermediäre Medizin« kostenintensiv ist und für den Arzt eine nicht unerhebliche zeitliche, geistige und emotionale Herausforderung bedeutet. Für den Patienten stellt sie eine Lebensphase dar, die nicht spannungsfrei verläuft. Die »Intermediäre Medizin« als Phase ständigen Beobachtens und »Sich-Herantastens« im Sinne von Prophylaxe oder frühestmöglicher Therapie ist logischerweise zuwendungsintensiv. Sie bildet einen jener Bereiche, in denen sich die Persönlichkeit des Arztes in menschlicher, ethischer und geistig-fachlicher Hinsicht besonders zu bewähren vermag. Eine graphische Darstellung mag das Gesagte schematisch verdeutlichen.

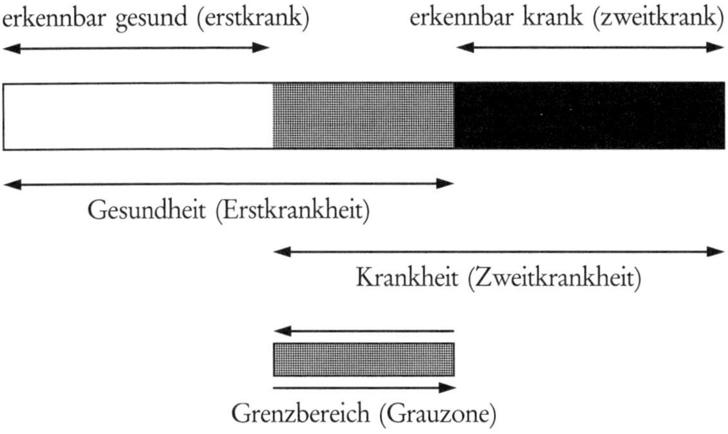

Abb. 2: Darstellung der Bereiche Gesundheit (bzw. Erstkrankheit) und Krankheit (bzw. Zweitkrankheit) und ihres Grenzbereiches (sog. Grauzone). Hier können sich Krankheiten (als Erst- oder Zweitkrankheiten) kurz- oder längerfristig, asymptomatisch oder oligosymptomatisch unerkennbar vorbereiten.

b) Beispiele aus dem klinischen Alltag

In Klinik und Praxis begegnet man immer wieder Patienten, deren Beschwerden trotz starker subjektiver Betonung lediglich Ausdruck einer harmlosen Befindlichkeitsstörung sein können und keinen echten Krankheitswert haben (z. B. Beschwerden infolge von Wetterfühligkeit, unspezifische Kopfschmerzzustände, Zerschlagenheitsgefühl nach ungewohnter körperlicher Anstrengung, funktionelle Herzrhythmusstörungen nach starker psychischer Belastung). Allen Ärzten sind aber auch z. B. jene Patienten bekannt, die immer wieder über linksseitige Thoraxbeschwerden klagen, wie sie von einem sog. costovertebralen Syndrom mit Neuro-Myalgien (Rippen-Wirbelsäulen-Syndrom mit fortgeleiteten Nerven-Muskelschmerzen) ohne klinische Relevanz, aber mit starkem psychosomatischem Bezug verursacht werden. Die Schwierigkeit besteht nun darin, daß das Phänomen der »Intermediären Medizin« vom behandelnden Arzt eine ganz besondere Wachsamkeit – hier z. B. im Hinblick auf eine sich anbahnende Angina pectoris – verlangt.

Noch in lebhafter Erinnerung ist mir jener Patient, der über Jahre bei besonderen psychischen Belastungssituationen (sowohl im beruflichen wie im privaten Bereich) immer wieder mit linksseitigen Thoraxsensationen reagierte, in die sogar die linke Schulter einbezogen war. Die herzspezifischen Untersuchungen – etwa zur Früherfassung einer Angina pectoris – fielen immer wieder negativ aus. Zudem fühlte sich der Patient bei intensiver körperlicher Belastung ausgesprochen wohl. Jedesmal, wenn er in der Klinik erschien, standen wir erneut vor der Frage, ob es das »alte, relativ harmlose Leiden« sei oder gerade jetzt nun doch die Erstmanifestation einer koronaren Herzkrankheit vorliege. Im Laufe von einigen Jahren war er an die elf, zwölf Male mit beruhigenden Erklärungen heimgeschickt worden. Zuletzt, als er wiederum mit genau den gleichen Beschwerden erschien, wurde trotz normaler Untersuchungsergebnisse probatorisch ein Nitropräparat gegeben. Es half nicht, was für uns ein weiterer Beweis für einen nichtkoronaren Beschwerdezustand war. Nach einigen Tagen – nun bereits im Urlaub und entspannt – teilte uns der Patient fernmündlich mit, daß er spontan beschwerdefrei geworden sei. Ein halbes Jahr später suchte er uns erneut auf. Die Symptomatik glich bis ins Detail der voraufgegangenen, und wir waren versucht, ihn wiederum mit beruhigenden Erklärungen heimzuschicken. Jedoch war jetzt eine probatorische Nitratgabe deutlich positiv, und im EKG zeigten sich Veränderungen vom Typ einer koronaren Durchblutungsnot. Wenngleich nicht konkret zu beantworten, so ist hier rückschauend doch die Frage zu stellen, ob es sich nicht auch vorher schon um herzbedingte, mit klinischen Mitteln noch nicht faßbare Beschwerden gehandelt hatte. Die Frage ist berechtigt, ob bei diesem Patienten – trotz negativen Ausfalls der üblichen kardiologischen Untersuchungen – eine koronare Angiographie zur Erfassung von Verengungen nicht schon früher hätte durchgeführt werden sollen.

Ein anderer gesund erscheinender Patient kam 24 Stunden nach sportlicher Anstrengung in die Klinik und klagte über seitengleiche ziehende und bewegungsabhängige Wadenschmerzen. Die klinische Untersuchung ergab keine Auffälligkeiten, so daß die Beschwerden allgemein als belastungsbedingter Muskelkater und nicht z. B. als thrombosebedingt angesehen werden mußten. Sicherheitshalber wurde er für den nächsten Tag zur Kontrolle wiederbestellt, da uns allein schon die Tatsache ungewöhnlich erschien, daß ein Patient mit Muskelkater die

Klinik aufsuchte. Kurz vor der Entlassung am nächsten Tag erwähnte der Patient nun beiläufig, daß in seiner Familie schon häufiger Thrombosen beobachtet worden seien. Eine daraufhin veranlaßte beiderseitige aszendierende Phlebographie (ansteigende Kontrastmitteldarstellung der Beinvenen) erbrachte zu unserer Überraschung eine tiefe Unterschenkel-Oberschenkel-Venenthrombose rechts. Trotz absolut gleicher Symptomatik war das Venensystem des linken Beines in Ordnung. Eine Thrombolysetherapie konnte noch rechtzeitig durchgeführt, die Durchgängigkeit des rechten Beinvenensystems wiederhergestellt und somit ein postthrombotisches Spätsyndrom verhindert werden. Für uns blieb die Frage unbeantwortet, ob bei der ersten Klinikvorstellung bereits eine Thrombose vorgelegen hatte oder ob diese nicht genauso gut erst in den Stunden vor der Wiederbestellung hätte aufgetreten sein können. Da ein Symptomenwandel in Richtung auf eine Verschlimmerung ausgeblieben war, konnte klinisch jedenfalls die Diagnose einer tiefen Beinvenenthrombose bei der ersten Untersuchung nicht sofort und zweifelsfrei gestellt werden. Bis zur Wiedervorstellung des Patienten mußte sie lediglich bedacht und im Auge behalten werden.

Als weiteres Beispiel fallen mir jene zwei Patienten ein, die über Kribbeln und gelegentliches Lähmungsgefühl in einem Arm klagten. Bei dem einen treten diese Beschwerden noch heute (nach rund zehn Jahren) von Zeit zu Zeit auf, obwohl eingehende neurologische und orthopädische Untersuchungen bisher keinen krankhaften Befund ergaben. Bei dem anderen Patienten zeigte ein ca. vier Wochen nach Beschwerdebeginn durchgeführtes Computer-Tomogramm des Gehirns einen gutartigen Tumor (sog. Meningeom), der rechtzeitig entfernt werden konnte, was den Patienten wieder gesunden ließ. Bis heute erfreuen sich beide bester Gesundheit – der eine trotz seiner Störungen (ohne auffindbare organische Ursache), der andere nach erforderlich gewordener operativer Beseitigung eines gutartigen Hirntumors.

Dem Kliniker und Praktiker bekannt sind auch jene Patientinnen, die nach Brustkrebsoperationen z. B. Skelettschmerzen, Atemnot und Husten bekommen, ohne daß sich labormäßig, röntgenologisch oder skelettszintigraphisch bereits isolierte Metastasen oder eine Lymphangiose nachweisen lassen. Trotzdem wird man den Eindruck nicht los, daß sich eine metastasenbedingte gesundheitliche Krise anbahnt, die einer aufmerksamen Überwachung in kürzeren Zeitintervallen bedarf. Die prä- oder subklinische Phase einer Metastasenbildung ist bislang diagnostisch nicht erfaßbar, in Extremfällen nicht einmal durch immunzytologische Untersuchungen oder durch Tumormarkerbestimmungen. Dies läßt z. B. den prophylaktischen knochenschützenden Einsatz von gewissen Medikamenten bei Tumoren mit bevorzugter ossärer Metastasenbildung nicht indiziert sein.[156] Patienten, für die ein hohes Risiko in bezug auf Knochenmetastasen besteht, sind zum Zeitpunkt der Tumorkrankheit oft nicht sicher identifizierbar.[157] In solchen Fällen handelt es sich um Krankheitssituationen – also Intermediärstadien – wo der Arzt zwar einen gewissen Verdacht schöpft und demzufolge erhöht wachsam sein muß, aber noch nicht wissen kann, ob und wie er aktiv werden soll.

Als abschließendes Beispiel sei noch die in der heutigen Wohlstandsgesellschaft häufig zu diagnostizierende diskrete Erhöhung des Leber-Galle-Enzyms »Gamma-Glutamyl-Transferase« (Gamma-GT) angeführt. Eine geringe Erhöhung der Gamma-GT kann »bereits einen Übergang von der Leistungssteigerung der Leberzelle zur Membranschädigung« anzeigen[158], jedoch auch ein Hinweis auf einen minimalen obstruktiven Gallestau mit Sitz innerhalb oder außerhalb der Leber sein. Andererseits haben aber Untersuchungen u.a. des Kasseler Hepatologen E. Wildhirt[159] ergeben, daß man Patienten mit leichter oder auch mittelschwerer Vermehrung des Enzyms Gamma-GT beobachten kann, die über eine (feingeweblich bewiesene) vollkommen gesunde Leber verfügen (sog. essentielle oder idiopathische Gamma-GT-Erhöhung). Auch hier tritt – zumindest aus klinischer und laborchemischer Sicht – die Problematik der intermediären Medizin wieder deutlich in Erscheinung.[160]

156 Gemeint sind hier vor allem Medikamente vom Typ der Biphosphonate bei Metastasen infolge von Brust-, Prostata-, Bronchial-, Bauchspeicheldrüsen-, Schilddrüsen- und Nierenkrebs.

157 In Anlehnung an Krempien, B. und Chr. Manegold: »Zur Indikation einer frühen Biphosphonat-Therapie bei Patienten mit soliden Tumoren«, S. 1416.

158 Schmidt, E. und Schmidt, F.W.: »Problematik von geringen Enzymerhöhungen im Serum«, S. 245.

159 Briefliche Mitteilung von E. Wildhirt an den Verfasser aus dem Jahre 1987.

160 Seit einer Reihe von Jahren versucht man, durch Bildung von Quotienten aus 2 Enzymwerten (z. B. nach De Ritis u.a.) eine Leber-Galle-Krankheit laborchemisch zu diagnostizieren. Dies gelingt nicht in allen Fällen zuverlässig, wie die meisten Kliniker und Praktiker wissen.

2. Komplementäre Medizin als ärztliche Zukunftsaufgabe

Eine zukünftige, in steter Selbstreflexion praktizierte Medizin sollte dem Symptomenwandel vieler Krankheiten und der bereits voll etablierten Lehre von den Sekundärerkrankungen durch Arzneimittelnebenwirkungen Rechnung tragen. Wie könnte sie dies besser tun als durch Flexibilität im Denken und Handeln, die nicht mit permissivem medizinischen bzw. ärztlichen Pluralismus verwechselt werden darf. Ich meine hier jene ärztliche Einstellung, die aufgrund jahrelanger Erfahrung in der Lage ist zu entscheiden, was mit welchem Patienten bei welcher Erkrankung zu welcher Zeit in angemessener Weise zu geschehen hat. Hierbei besitzt die solide klinische Medizin mit all ihren technischen und medikamentösen Errungenschaften zweifellos ihren besonderen Stellenwert. Es wird jedoch in Zukunft mehr als bisher zu überlegen sein, ob nicht weitere Methoden in Diagnostik und Therapie Berücksichtigung finden sollten, die bisher in der Klinik nur ein marginales Dasein fristeten, in der Praxis aber (nach neueren Umfragen) schon häufiger angewandt werden.[161]

Ich möchte mit diesen Vorschlägen nicht zum medizinisch unsauberen, gleichwohl aber zum unorthodoxen Denken anregen. Dadurch könnten z. B. Methoden wie Phytotherapie, kritisch angewandte Homöopathie[162], Atemtherapie, Neural- und Chirotherapie, weltanschauungsfrei praktiziertes Autogenes Training (z. B. nach I.H. Schultz) sowie das Heilfasten und die Hydro- und Ordnungstherapie wenigstens die Chance einer umfangreichen klinischen Überprüfung erhalten, was bei einigen dieser Methoden meines Wissens bisher noch nicht geschehen ist oder gerade erst beginnt. Natürlich muß man dabei wissen, welche Erkrankungen einer solchen Therapie zugänglich sind und welche Erkrankungen auf keinen Fall mit derartigen Maßnahmen behandelt werden dürfen. Bühring und Kühn sprechen in diesem Zusammenhang

161 Zur theoretischen Konzeption sog. komplementärer Heilverfahren vgl. den wegweisenden Aufsatz von M. Bühring und H. Kühn: »Naturheilverfahren, Physiotherapie, Physikalische Medizin und Randgebiete – Inhalte und theoretische Konzepte.«

162 Vgl. hierzu H. Binder und H.W. Hopff: »Homöopathie kritisch betrachtet«, S. 347ff.

von »unterschiedlichen lokalisatorischen Schwerpunkten« der Naturheilverfahren.[163] Als Negativbeispiel sei hier die wider besseres Wissen von sog. Außenseitern immer noch versuchte homöopathische Behandlung einer instabilen Angina pectoris erwähnt. Patienten mit dieser Erkrankung gehören auf schnellstem Wege in die Klinik.

Ein besonderes Anliegen ist es mir, bei dieser Gelegenheit darauf hinzuweisen, endlich auf die unselige antibiotische Behandlung banaler Virusinfekte zu verzichten und statt dessen z. B. phytopharmakologische Immun-Stimulantien zu verordnen. Die genannten Methoden, zu denen ich mit gewissen Einschränkungen z. B. auch die Akupunktur sowie die Magnetfeldtherapie, keinesfalls aber Methoden wie z. B. Pendeln, die scientologisch unterwanderte Mora-Therapie und Ayurveda-Medizin rechnen möchte, sollten wert-, weltanschauungs- und vorurteilsfrei eingesetzt und somit auf ihre Zuverlässigkeit und Wirksamkeit überprüft werden. Ich möchte hier von »komplementärer Medizin«[164] sprechen, die zur klinischen Medizin sicherlich in vielen (keinesfalls in allen) Fällen eine sinnvolle Ergänzung sein kann. Dadurch ließe sich die Rate an Nebenwirkungen bzw. therapiebedingten Zweitkrankheiten möglicherweise reduzieren[165].

163 a.a.O. S. 63

164 Dieser Bezeichnung, die nicht von mir stammt, begegnet man in letzter Zeit häufiger in der Literatur. Es ist besser, von komplementärer als von alternativer Medizin zu reden.

165 Eine gesunde Einstellung zur komplementären Medizin, wie sie mir vorschwebt, wird z. B. von dem Arzt Dr. W. Zimmermann anhand seiner Kongreßvorträge und Veröffentlichungen bekundet. Er bezeichnet z. B. die »alternative« (worunter er versteht: komplementäre) Krebstherapie als Zusatzbehandlung, die das Leben des Patienten erleichtern kann. »Aber sie ist und bleibt keine Primärtherapie, die in die Hände der Schulmedizin gehört.« Zitiert nach M. Schuffels, »Was die Schickung schickt, ertrage!?«, S. 10. Für eine sinnvolle Ergänzung der onkologischen Therapie – etwa durch Immunstimulantien – stehen auch Namen gestandener Kliniker wie z. B. K.F. Klippel (Celle) und Forscher wie z. B. H.J. Gabius (Universität Marburg). Auf universitätsklinischer Ebene hat des weiteren I. Gerhard (Ambulanz für Naturheilkunde an der Frauenklinik der Universität Heidelberg) Bahnbrechendes im Bereich der komplementären Medizin geleistet. S. hierzu auch das interessante Kompendium »Die andere Medizin«, hg. von der Stiftung Warentest unter Mitarbeit namhafter Autoren. Hier werden sämtliche »alternativen Heilweisen« einer (phasenweise allzu) kritischen Betrachtung unterzogen. Für eine sinnvolle komplementäre Medizin bleiben danach nur wenige Methoden übrig.

Für die komplementäre Medizin ist es sehr wichtig, nicht einem unrealistischen und unkritischen heilerischen »Autismus«[166] zu verfallen. Ein »therapeutischer Autismus« liegt dann vor, wenn die Meinung vertreten wird, mit einer Methode allein die meisten (oder gar alle) Krankheiten heilen oder erleichtern zu können. In grotesker Weise begegnet uns ein solcher auf das eigene heilerische Konzept kompromißlos fixierter Absolutheitsanspruch leider immer wieder in einzelnen Bereichen der komplementären Medizin. Dies ist eine ihrer Gefahren, was hier klar ausgesprochen werden muß. Vor allem bei einigen Schulen komplex-homöopathischer Richtungen ist ein »therapeutischer Solipsismus«, wie ich es nennen möchte, zu beobachten. Andernfalls würden wir nicht solchen Äußerungen begegnen wie z. B.: »diese Mittel [homöopathische Komplex-Präparate, d. Verf.] sollten Sie als Arzt stets greifbar haben und Ihrem Patienten für die Haus- und Reiseapotheke dringend empfehlen. Sie brauchen sich damit nicht gegen Tropen-Krankheiten impfen zu lassen«.[167]

Außerdem sei hier angemerkt, daß sich auf dem Felde der sog. Alternativmedizin viele Methoden aus dem Bereich der Esoterik und des Okkultismus tummeln. Hiervor ist eindringlich zu warnen. Da sie den Patienten seelisch verstümmeln, muß sich die im Rahmen einer christlichen Anthropologie praktizierte Medizin von ihnen ausdrücklich distanzieren. Ja – sie sind zu bekämpfen, da sie verdächtig an schamanistische Praktiken erinnern. Was im Kapitel »Erste Ansätze einer Therapie« aus medizinhistorischer Perspektive dargelegt wurde, ist hier zu ergänzen. Wenn ein Schamane glaubender Christ wird (etwa unter dem Einfluß von Missionaren), so verzichtet er freiwillig auf sein Verlangen nach Geisterbeschwörung oder verliert seine Fähigkeit dazu spontan.

166 Diese Warnung stammt von Dr. M. Probst, Chefarzt in Herrsching, den ich – zusammen mit Dr. W. Zimmermann und anderen – jenen Arztkollegen zurechne, die eine sehr ausgewogene Einstellung zur sog. komplementären Medizin haben. Im Gegensatz dazu ist die Einstellung S. Pfeifers in »Gesundheit um jeden Preis« in einigen Punkten aus christlich-anthropologischer Sicht zwar richtig, insgesamt aber doch recht unausgewogen, da Pfeifer zu wenig differenziert.

167 Nachzulesen in der Indikationsliste der Regena-AG (Regenaplex Arzneispezialitäten, S. 90.) Mit den sog. Regenaplexen kann man durchaus gute Erfahrungen machen, man muß nur wissen, wie, bei wem und bei welcher Krankheit man sie einsetzt.

Unter Berufung auf Berichte des dänischen Ethnologen und Polarforschers K. Rasmussen stellt auch A. Lommel dies indirekt fest.[168]

3. Holistische Medizin als neuer Denkansatz

Ich möchte mich hierbei zunächst auf den von J.C. Smuts geprägten Begriff beziehen, daß alle Daseinsformen der Welt danach streben, ein Ganzes zu sein. Holistische Auffassungen wurden in der Philosophie häufiger vertreten; in der klinischen und praktischen Medizin werden solche Anschauungen meines Wissens erst in den letzten Jahren zunehmend diskutiert.

Es handelt sich beim Holismus in der Medizin, wie ich ihn hier verstehen möchte, um eine ärztliche Einstellung, die den ganzen Menschen im Blick hat und die sich nicht nur für ein erkranktes Organ, sondern für das Gesundwerden der ganzen »leib-seelischen Einheit Mensch« einsetzt.[169] Darum kann und darf sie sich nicht einer wesentlichen Dimension des menschlichen Lebens, der Spiritualität, verschließen. Das heißt letztlich: sie wird aus der Rolle eines bloß naturwissenschaftlichen Verständnisses heraustreten und zu einer integrierten Natur-, Geistes- und Sozialwissenschaft werden müssen. Sie darf den Menschen als somato-psycho-sozio-spirituelle »Gesamtheit« nicht aus dem Blick verlieren.[170] Die holistische Medizin berücksichtigt demnach immer den gesamten Lebensbereich eines Menschen. Es ist ihr sehr viel gelegen an einem »System medizinischer Versorgung mit betont persönlicher Verantwortung und Beteiligung aller Betroffenen mit dem Ziel einer optimalen körperlichen, seelischen, emotionalen und geistigen Ausgeglichenheit«.[171]

168 a.a.O., S. 80

169 Den von mir hier angesprochenen Holismus möchte ich ausdrücklich von der New-Age-Bewegung getrennt wissen, die auch mit Begriffen wie Ganzheit und Spiritualität arbeitet (z. B. F. Capra). Dieses Denken gliedert Gott als »Selbstorganisationsdynamik« in den Kosmos ein. Dadurch wird das Gegenüber von Schöpfer und Geschöpf aufgehoben.

170 Maaz, a.a.O., S. 225

171 American Holistic Medical Association: Ten most questions about holistic health and holistic medicine, Annendale, VA, 1983; zitiert nach M. Bühring und G. Kühn, a.a.O., S. 60

Hier ist dann auch das anzuführen, was V. von Weizsäcker in seiner »Pathosophie« dargestellt hat: Nicht nur der Körper des Menschen kann erkranken, sondern auch alle möglichen Sphären seines Lebens. Trotz biologischer Gesundheit kann ein Mensch sehr wohl durch und durch kranke Ideen und Vorstellungen haben[172] (s. auch später das Kapitel »Die Gnadengabe der Krankenheilung«).

Meiner Meinung nach sollte man wieder zu einer Anschauung des Zusammenhangs der Dinge kommen, die aus dem isolierenden und analytischen Griff herausführt, wie auch der Philosoph H. Jonas meint.[173] Ganzheitlichkeit – so Jonas – sei leider ein vager Begriff, aber er spreche »einen Instinkt aus, eine Intuition, daß wir mit der Erkenntnis des Ineinanderwirkens der Teile und Teilchen oder der Teilchen der Teilchen vielleicht das Wirkliche doch gar nicht erfassen, sondern daß das vielmehr holistischer, also ganzheitlicher Natur ist, was überhaupt nur durch eine andere Art des Zugangs des Erkennens erfaßbar ist«. Es muß aber auch vermieden werden, dadurch in mystische Spekulation zu geraten, denn dann werde wieder ein Feld für Willkür eröffnet, das wir auch nicht wollen. Auch hierin ist Jonas zuzustimmen.[174]

Die holistische Medizin hat gewisse Gemeinsamkeiten mit dem stereometrischen Denken des Alten Testaments (s. später unter B I 2), das die Organe und Glieder des menschlichen Körpers mit ihren Tätigkeiten und Fähigkeiten (auch in geistig-seelischer Hinsicht) zusammenschaut. Gleichwohl geht die holistische Auffassung in der Medizin über das stereometrische Denken insofern hinaus, als sie einen Versuch darstellt, alle Phänomene der Lebens im Gegensatz zu den partikularen Sichtweisen des Mechanismus und Vitalismus auf ein ganzheitliches »metabiologisches« Prinzip zu beziehen. Danach lassen sich biologische Vorgänge nur dann angemessen erklären, wenn Organismen als strukturell und funktional in untrennbarer Interaktion mit den eigenen Teilsystemen und der Umwelt stehend betrachtet werden[175].

172 »Pathosophie«, S. 238
173 »Technik, Medizin und Ethik«, S. 314/315
174 ebda.
175 Stichwort »Holismus« in J. Mittelstraß (Hg): »Enzyklopädie, Philosophie und Wissenschaftstheorie«, Bd. 2, S. 123

Unabhängig von den Theorien des biologischen (z. B. Meyer-Abich), des sozialwissenschaftlichen (z. B. J. S. Allwood), des wissenschaftstheoretischen (z. B. P. Duhem) und des philosophisch-semantischen (z. B. M.A.E. Dummett) Holismus sei hier allein der griechische Begriff to holon (das Ganze) ausschlaggebend. Im Sinne christlicher Anthropologie sehe ich »das Ganze« dann als identisch an mit dem Ur-Einen, das – das rein Biologische transzendierend – sinn- und inhaltsgleich ist mit dem »überpolaren Ursein Gottes« (s. Teil B V 6). In diesem Sinne möchte ich das holistische Denken in der Medizin als teleologisch geprägt verstanden wissen. In der neueren Philosophie findet dieses Denken m. E. bei Nicolai Hartmann seinen besonderen Ausdruck. Neben der Teleologie der Prozesse und der Formen spricht Hartmann von der Teleologie des Ganzen. »Hierbei wird der als Einheit verstandenen Welt ein oberstes, bewegendes oder schaffendes Prinzip zugeschrieben, das als absoluter Weltgrund oder Gottheit die Seinsformen zwecktätig hervorbringt. Sie hebt alle Eigenbestimmung in der realen Welt auf.«[176]

Die Frage ist nun, wie sich ärztliches Handeln zu dem Ur-Einen in Beziehung setzen läßt. Ist es nicht vermessen, diese Frage überhaupt zu stellen? Offenbart sich in ihr nicht eine unkritische, ja unheilbare Realitätsferne? Wenn ich hier dennoch eine Antwort zu geben versuche, so möchte ich sie nach der christlich-anthropologischen Definition des Krankheitsbegriffs strukturieren (s. Teil A III 2).

Dies heißt zunächst: sie muß einfach sein. Das geschieht dadurch, daß das Bewußtsein des Behandelnden auf den einen metabiologischen Denkinhalt dauerhaft ausgerichtet bleibt. Dann wird z. B. bei einem Diabetiker nicht nur der entgleiste Zuckerstoffwechsel bestmöglich eingestellt, sondern damit zugleich ganz bewußt bewirkt, daß dieser Patient mit seinem Leben nach Inhalt und Ziel wieder besser zu Rande kommt. Sein wiedergesundetes (hier besser: optimal krankheitsadaptiertes) biologisches Dasein hat die Chance, durch Beseitigung bzw. Abschwächung von Krankheit neue Energie und neuen Freiraum für geistige (und geistliche) Sinnrealisierung zu gewinnen.

176 Hartmann, N.: »Teleolgisches Denken«, S. 8/9. Hartmann selbst beschreibt dieses Denkprinzip allerdings durch seine verführerische Einheitlichkeit als gefährlich (S. 10).

Eine Antwort auf diese Fragen zu geben heißt aber auch: Über die Heilung oder Eindämmung einer Krankheit hinaus kann das Verhalten des medizinisch Handelnden ohne große Worte durchaus etwas vom Licht »seines wahren Auftraggebers« durchscheinen lassen. Der ganzheitlich Handelnde hat im Geiste holistischer Medizin aus der Sicht christlicher Anthropologie eine »Transparent-Funktion«. Damit soll zum zweiten und umfangreicheren Teil dieser Arbeit übergeleitet werden.

B. Medizinisch - theologischer Teil

In Teil A dieser Arbeit wurde versucht, medizinisch-anthropologische Betrachtungen anhand von Beispielen aus Medizingeschichte und Philosophie anzustellen. Des weiteren wurden ausgewählte Modelle aus Physiologie und Psychologie sowie die Verständnismöglichkeiten von Gesundheit und spezielle medizinische Zukunftsmodelle herangezogen. In einem zweiten Abschnitt (Teil B) sollen Krankheit und Heilung nun im Kontext medizinisch-theologischer Reflexion überdacht werden. Wir wollen uns dabei von dem Bekenntnis E. Thurneysens leiten lassen: »Die Anthropologie kann weder rein geistlich noch rein medizinisch-biologisch entworfen werden. Denn der Mensch ist, und zwar der gesunde wie der kranke Mensch, nach Leib und Seele ein Ganzes.«[177]

Es ist mir im zweiten Teil dieser Arbeit ein besonderes Anliegen, die Beziehung zwischen Gott und Mensch in guten wie vor allem auch in schlechten Tagen (Krankheit, Leid, Sterben und Tod) letztendlich als ein dimensionales Geschehen erkennbar zu machen. Der an dieser Stelle erstmals auftauchende Begriff der Dimension soll im folgenden dem Verständnis des früheren Tübinger Theologen K. Heim entsprechend gebraucht werden. In der Theologie Heims geht der Dimensionsbegriff über die üblichen Vorstellungen von »Ausmaß«, »Ausdehnung« und »Bereich« hinaus. Dem dimensionalen Gottesverständnis widmet Heim nahezu 200 Seiten in seinem Buch »Glaube und Denken«.[178] Letztendlich lassen sich Heims vielfältige Überlegungen zur dimensionalen Vorstellung folgendermaßen zusammenfassen: »Gott ist in jedem Weltinhalt so da, daß er nicht dieser Inhalt selbst ist, sondern jenseits dieses Inhaltes bleibt als der, der ihn jeden Augenblick setzt und in seiner Gewalt hat. Gott ist an jedem Punkt von Raum und Zeit, aber nicht so, daß er dieser Raumpunkt und Zeitpunkt selber ist, sondern so, daß er

177 Thurneysen, E.: »Arzt und Seelsorger in der Begegnung mit dem leidenden Menschen«, S. 259

178 5. vereinfachte und gestraffte Auflage, 1975

jenseits desselben bleibt und ihn jeden Augenblick setzt und in seiner Gewalt hat.«[179]

So könnte im thematischen Kontext dieser Arbeit – wenn auch häufig nur zwischen den Zeilen – geradezu eine »relationale Ontologie« zur Diskussion gestellt werden. Denn christliche Anthropologie ist in ihrem tiefsten Verwurzelungsgrund immer Teil einer theonom (von der Wirklichkeit Gottes) bestimmten relationalen, oder besser noch (im Sinne K. Heims) »dimensionalen Ontologie«. Vielleicht vermag dieses Denkmodell, in das u.a. auch Vorstellungen von Luther und Leibniz einfließen[180], sogar die Kritiker einer Transzendenz und die sog. Anti-Metaphysiker zu interessieren.

Im Vorwort wurde schon darauf hingewiesen, daß die Zahl der Patienten, die sich allgemein in derartige Überlegungen involvieren lassen, erfahrungsgemäß sehr klein ist. Wenn die Thematik dieser Arbeit nun aus überwiegend theologischer und christlich-anthropologischer Sicht »durchleuchtet« wird, so ist die Zahl der dafür aufnahmewilligen Patienten wohl noch niedriger anzusetzen. Dies soll jedoch kein Hindernis sein, dann eben mit einer noch kleineren Schar »auf Lösungssuche zu gehen«.

I. Theologische Grundlegung einer christlichen Anthropologie[181]

1. Der ontische Paradigmenwechsel

Nicht nur in Zeiten von Krankheit und Leid, wo es vielleicht unter dem Druck der belastenden Umstände besonders verständlich ist, sondern

179 »Glaube und Denken«, S. 177. Vgl. zum hier benutzten Dimensionsbegriff auch W. Gitt: »Horizonte und Dimensionen«, S. 6-27, wo eine große Nähe zu K. Heim ganz offenkundig wird (»jede dreidimensionale Gottesvorstellung ist falsch«).

180 Schon Luther hat Gott als räumlich nicht lokalisierbar erklärt, und später läßt Leibniz Gott in jedem Punkte der Welt ganz gegenwärtig sein (Ausformung dieses Gedankens in seiner Monadologie – Gott als Monas Monadum, die das ganze Universum in vollster, höchster Klarheit vorstellt).

181 Vgl. hierzu auch Chr. Frey, der sich mit diesem Thema kritisch-konstruktiv auseinandersetzt, in: »Arbeitsbuch Anthropologie«, S. 236 (Biblische Anthropologie?).

gerade auch in Zeiten von Gesundheit und Wohlergehen sollten wir uns Rechenschaft geben über unser Verhältnis zu Gott. Dabei ist es hilfreich, von den Schöpfungsberichten der Bibel auszugehen:

> »Und Gott schuf den Menschen zu seinem Bilde, zum Bilde Gottes schuf er ihn; und schuf sie als Mann und als Weib.
> Und Gott segnete sie und sprach zu ihnen: Seid fruchtbar und mehret euch und füllet die Erde und machet sie euch untertan ...« (Genesis 1, 27.28).[182]

> »Da machte Gott der Herr den Menschen aus Erde vom Acker und blies ihm den Odem des Lebens in seine Nase. Und so ward der Mensch ein lebendiges Wesen.« (Genesis 2, 7).

Der Mensch ist nach biblischem Zeugnis von Gott, dem Schöpfer des Himmels und der Erde – des Universums –, ins Dasein gerufen und zum Bilde Gottes geschaffen worden. Das Entscheidende dieser Aussage liegt darin, daß der lebendige Gott den Menschen ruft und dieser ihm antwortet. Der Mensch ist also in bezug auf Gott »antwortendes Wesen«. Die Antwort gibt er mit seinem gesamten Leben, mit allem, was zum menschlichen Sein gehört wie Natur und Geist, Leib und Seele, Sinnlichkeit und Sittlichkeit. Der gesamte Ablauf unseres Lebens ist eine permanente Antwort des menschlichen »Ich« auf das göttliche »Du«. Als Ebenbild des Schöpfers ist der Mensch nicht nur antwortender Partner Gottes, sondern auch sein »Beauftragter« und somit verantwortlich für die Mitgestaltung dieser Welt, für alles also, was sich unter, auf und über der Erde befindet. Vor allem im Gebet und in der Predigt, »in der Gott zu Wort kommt, beginnt das Gespräch mit Gott, in dem unser Leben und unsere Welt neu wird, und das nicht, wie alles menschliche Reden, wieder abbrechen wird«.[183]

Im grandiosen biblischen Bild vom Paradies wird berichtet, wie der Mensch im Übermut nach dem greift, was Gott sich selbst vorbehalten hat. Die Freiheit für Gott hat der Mensch im Sündenfall verspielt und verloren. An der Vertrauenswürdigkeit Gottes irregemacht, kündigt er Gott den Gehorsam auf, um zu sein wie Gott – um sich zu nehmen, was er nur von Gott empfangen kann. Diese »Verähnlichung mit der Gott-

[182] Sämtliche Bibelstellen sind nach der revidierten Fassung der Lutherbibel von 1984 zitiert.

[183] Lachenmann, H.: »Das Wort in der Welt«, S. 224

heit« ist der letzte Beweggrund des Menschen, so stellt der bekannte Psychosomatiker und -analytiker A. Görres fest, ist »der Nerv all seiner Aktivität, die Achse, um die das Rad des Lebens kreist«.[184] Der Mensch hat sich dadurch von Gott getrennt und ist somit zum Sünder (zum von Gott Gesonderten) geworden. Die Bibel erklärt das Rätsel der Sünde (der Sonderung) nicht. Wenn sie statt dessen das Gleichnis von der sprechenden Schlange einführt, bringt sie damit ein Doppeltes zum Ausdruck. Erstens, daß es sich im Versucher, dem Initiator der Sünde, nicht um einen faßbaren Partner handelt, auf den die Schuld abgeschoben werden könnte. Zweitens, daß die Sünde nicht aus der sehr gut geschaffenen Natur des Menschen kommt. Denn Gott hat in dem von ihm erschaffenen Menschen keineswegs bereits sein in den späteren Sündenfall impliziertes Geschöpf gesehen[185]. Als ein seiner wahren Natur Fremdes tritt die Sünde von außen an den Menschen heran. Die Folge dieser Verderbnis ist, daß der Mensch mit seiner Vernunft und Kraft nur noch Gottes Feind sein kann und sündigen (sich sondern) muß, d.h. im besten Bemühen den Willen Gottes verfehlt.[186]

In ganz ähnlicher Weise spricht Luther vom »homo incurvatus in se«, von einem Menschen also, der nicht mehr aus sich herauskommt und alles nur aus der verzerrten Perspektive seines im Mittelpunkt stehenden »Ich« sieht. Erst in der Begegnung mit dem Auferstandenen konstituiert sich das »Neue Ich« in der Weise, daß es hinfort nicht mehr aus sich selbst leben möchte und nicht mehr wehrlos in die Zusammenhänge von Schuld hineinverkettet ist, sondern, davon frei, nun heller und bewußter zu leben vermag, als es jede vom Menschen gemachte ›Selbstverwirklichung‹ jemals könnte.[187]

Wenn die Geschichte zwischen Gott und Mensch die christliche Anthropologie konstituiert, also unser Wesen ausmacht, so bedeutet die Sünde des Menschen, daß er »nach dem Fall« seine Bestimmung verleugnet und seiner wahren Natur ständig verlustig geht. Bei dem, was die

184 »Kennt die Psychologie den Menschen?«, S. 258. Letztendlich ist der menschliche Drang nach dem Absoluten, der in Goethes »Faust« dichterisch dargestellt wird, mit dem Begriff der »Verähnlichung mit der Gottheit« vergleichbar.

185 s. hierzu im folgenden auch Eibach

186 Simmel, O./Stählin, R.: »Christliche Religion«, S. 221

187 Nach Lachenmann, a.a.O., S. 143

Bibel Sünde nennt, handelt es sich in erster Linie nicht um einen moralischen Defektzustand, sondern um ein Leben ohne Respekt vor Gott. »Gott nicht brauchen, ist nach Paulus die Sünde schlechthin«, sagt Bannach.[188] Der sündige Mensch hat sein Urvertrauen zum liebenden Gott verloren. Aus dieser zerbrochenen Beziehung zu Gott folgen die zerbrochenen Beziehungen zu den Menschen, der Hochmut der Starken mit ihrer Dominanz über die Schwachen, folgen die Katastrophen, Kriege, ökologischen Krisen und nicht zuletzt Krankheit, Sterben und Tod. Der Segen wird verlassen und der Fluch eingehandelt.[189]

Erst durch das Versöhnungswerk Jesu Christi ist Befreiung aus dieser unheilvollen Kettenreaktion möglich. Im Glauben an die rettende Tat Jesu Christi wird die Schuldfrage gelöst. Diese Lösung kommt nie und nimmer durch einen innerhalb meiner psychischen oder natürlich-religiösen Existenz sich ereignenden Vorgang zustande, wie Afflerbach betont.[190] Paulus beschreibt die Befreiung z. B. in 2. Korinther 5, 17 so: »Darum: Ist jemand in Christus, so ist er eine neue Kreatur; das Alte ist vergangen, Neues ist geworden.« Zink übersetzt bzw. erklärt diesen Sachverhalt folgendermaßen: »Denn wenn jemand ›in Christus‹ ist (d.h.: wenn sein ganzes Wesen in Christus aufgeht, wenn er von Christus sein Leben und seinen Auftrag nimmt, wenn Christus durch ihn wirkt und er für niemanden mehr da sein will als nur für Christus), dann ist er ein neues Geschöpf. Alles, was ihn früher ausmachte, ist vergangen und vergessen. Er ist ein neues, anderes Wesen geworden.«[191] Unter Bezugnahme auf Galater 2, 20 spricht Pöhlmann davon, daß der Christ dann »in Christus« ist, wenn er unzerreißbar mit seinem Leib als Glied verwachsen und fast naturhaft mit Christus verbunden ist bis zum Austausch des Ich (unzerreißbare Einheit mit Christus).[192]

188 Bannach, H.: »Gesetz«, S. 130
189 Wollstadt, H.-J.: »Beziehungen zwischen Psyche und Krankheit nach Aussagen der Bibel«, Teil I, S. 3
190 Afflerbach, H.: »Die sanfte Umdeutung des Evangeliums«, S. 28
191 Zink, J.: »Das Neue Testament«, S. 417
192 Pöhlmann, H.G.: »Wer war Jesus von Nazareth?«, S. 131. Man wird wohl annehmen dürfen, daß Pöhlmann mit diesen Formulierungen die Absicht verfolgt, Intensität und Entschiedenheit der Christusnachfolge metaphorisch darzustellen. Eine naturhafte Verbindung im eigentlichen Sinne, die bis zum Ich-Austausch mit Christus geht, ist angesichts der einzigartigen Gestalt des Gottessohnes schlechthin unmöglich.

Dort, wo alles auf Jesus Christus ausgerichtet ist, wird der Mensch wirklich Mensch und die Welt wirklich Welt, sagt Bonhoeffer; gerade in der Erkenntnis, daß alles Geschaffene um Christi willen da ist und in ihm Bestand hat, werden Welt und Mensch ganz ernstgenommen.[193] Auch das, was wir in Römer 6,9-11 nachlesen können, gehört hierher: »[...] und wissen, daß Christus, von den Toten auferweckt, hinfort nicht stirbt; der Tod kann hinfort über ihn nicht herrschen. Denn was er gestorben ist, das ist er der Sünde gestorben ein für allemal; was er aber lebt, das lebt er Gott.« Erst in Jesus Christus wird der alte Mensch (Adam) zu einem neuen Geschöpf, dem die Möglichkeit gegeben ist, in die ursprüngliche, ebenbildliche Beziehung zu Gott als antwortendes und beauftragtes Wesen wieder neu einzutreten. Jesus Christus, der Sohn, von Ewigkeit gezeugt, ist »Ausdruck der ewigen Hingabe des Vaters an den Sohn bzw. der ewigen Selbsttranszendierung des Seins«.[194] Immer folgt der Begegnung mit Gott »unmittelbar das Empfinden, daß etwas absolut Neues in unser Leben eingetreten ist. Ganz substantiell ist da eine neue Art von Leben vorhanden, die langsam in alle anderen Bezirke eindringen wird«.[195]

Im Kontext dieser theologischen Reflexion – wenn sie akzeptiert (internalisiert) und im Leben bewährt wird – vollzieht sich der, wie ich es nennen möchte, *ontische Paradigmenwechsel* in lebenspendender Weise mit der Möglichkeit zu einem Neuen Sein des Menschen und mit der Hoffnung auf eine sinnerfüllte Zukunft.[196] Das »Sein zum Tode« weiß sich selbst überwunden durch den Sieg, den uns Gott gegeben hat durch Jesus Christus. In ihm ist die verheißungsvolle Vormacht eines gottgewirkten »Neuen Lebens« angebrochen. Mit Bonhoeffer können wir sagen, daß nun die Einheit wiedergefunden und die Versöhnung der

193 Bonhoeffer, D.: »Ethik«, S. 383

194 Stockhausen, A. von: »Mythos-Logos-Evolution«, S. 50

195 Tournier, P.: »Technik und Glaube«, S. 205

196 In der missionarisch-evangelistisch orientierten Theologie begegnet man in diesem Zusammenhang häufig dem Wort »Bekehrung«. Vgl. hierzu u.a. W. Gitt, »Und die anderen Religionen?«, S. 72-90. Plastischer ist der Ausdruck »Wiedergeburt«. Der griechische Begriff »Metanoia« (Umkehr) muß ebenfalls hier erwähnt werden. Auch der von F. Rest eingeführte Begriff »Damaskuserlebnis« meint im weitesten Sinne wohl das, was ich mit dem »ontischen Paradigmenwechsel« ausdrücken möchte.

Grund ist, von dem aus gesprochen wird. Leben und Handeln des Menschen haben nun nichts Problematisches, Gequältes, Finsteres mehr, sondern etwas Selbstverständliches, Freudiges, Gewisses, Klares.[197] Das Charakteristische des christlichen Glaubens besteht in dem »umstürzenden Existenzwandel von dem alten Dasein ohne Gott zu dem neuen Leben mit Gott«. Diese »pneumatisch-christozentrische Glaubensexistenz« definiert sich in ihrer Einzigartigkeit als Sein in Christus (en Christo einai).[198] Jeder Mensch, der zum Glauben kommt, wird damit – wie W. Vorländer es nennt – »zu einem Brückenkopf der Herrschaft Christi und seines kommenden Reiches in dieser Welt«.[199]

Das Problem des Leidens im Zusammenhang mit Sünde bzw. Schuld und Strafe stellt Mildenberger unter den Begriff »Satisfaktionschristologie«[200]. Das Leiden als Bestandteil menschlichen Lebens ist von Gott verhängte Sündenstrafe, mithin Folge der Sünde. Im Widerspruch hierzu sei mit Eibach schon jetzt angemerkt, was später noch einmal zur Sprache kommen wird: Für das Leiden des Menschen in Form von angeborener oder erworbener Versehrtheit darf keinesfalls Gott als Urheber beschuldigt werden, so, als habe er dies bewußt in seiner Schöpfung eingeplant. Das Leid des Menschen auf persönliche »Sünden« zurückzuführen, also eine individuell-proportionale Schuldverrechnung vorzunehmen, muß theologisch abgelehnt werden. Hingegen wird ein überindividueller (bzw. prinzipieller) Kausalnexus, dem der Mensch infolge der übergreifenden Chaosmacht des Bösen unterworfen ist, von Eibach anerkannt. Die Chaosmacht des Bösen, der die Sünde zugerechnet werden muß, ist nicht von Gott eingeplant und deshalb widergöttlichen Ursprungs.[201]

Jesus hat stellvertretend für alle Sünder die Strafe auf sich genommen und Gott gegenüber gesühnt. Indem er nun so Gott Genüge (Satisfaktion) getan hat, so Mildenberger, ist der Mensch exkulpiert, also von seiner Schuld befreit (entschuldet) und damit eines »Neuen Seins« würdig und fähig. Dieses »Neue Sein« befreit den um Christi willen begna-

197 Bonhoeffer, D.:»Widerstand und Ergebung«, S. 29
198 Künneth, W.: »Wider den Strom«, S. 32/33
199 »Gelebte Hoffnung. Perspektiven eines messianischen Lebensstils«, S. 75
200 Mildenberger, F.: »Das Leiden Christi und das Leiden des Christen«, S. 118
201 Eibach, U.: »Medizin und Menschenwürde«, S. 86

deten Sünder zwar nicht von allem Leiden, also z. B. nicht von Krankheit, Sterben und Tod. Aber der im »Neuen Sein« befindliche leidende Mensch hat jetzt durch »Aneignung« des einzigartigen Lebens Jesu Christi die Chance einer Sinngebung. Dieses Phänomen, das von Mildenberger mit dem Begriff »Leidenschristologie« bezeichnet wird,[202] nennt Bonhoeffer »Gleichgestaltung« mit der einzigen Gestalt des Menschgewordenen, Gekreuzigten und Auferstandenen.[203] Wenn Menschen an Jesus glauben, wollen sie leben und gesinnt sein wie er. Für Christen sei es darum geradezu eine Notwendigkeit, meint Afflerbach, zu erkennen, wie Jesus gelebt, gedacht und gehandelt hat. Ein in diesem Sinne geführtes Leben wird von Afflerbach als »Imitatio Christi« bezeichnet.[204]

Die Begriffe »Imitatio Christi« (Afflerbach), »unzerreißbare Einheit mit Christus« (Pöhlmann), »Gleichgestaltung« (Bonhoeffer) sind nur Umschreibungen einer im Glauben sich täglich neu ereignenden Christuswirklichkeit, die mein Leben von Grund auf prägt. Das Neue Sein in Christus kann erst dann zu einer lebendigen Wirklichkeit für mich werden, wenn der historische Jesus und der kerygmatische Christus derselbe sind. Erst jetzt entsteht jene »dimensionale Christuswirklichkeit« (W. Künneth)[205], die als ein »ewiges Sein extra nos« realen hoffnungskonstituierenden Charakter hat.

Der Streit um das Verhältnis zwischen dem historischen Jesus und dem kerygmatischen Christus ist in der Theologie schon immer vorhanden gewesen. In den frühen 60er Jahren ist er besonders heftig entbrannt und hat zu persönlichen Angriffen von G. Ebeling und H. Conzelmann

202 Mildenberger, a.a.O., S. 118
203 »Ethik«, S. 42 und 85
204 a.a.O., S. 76. Zur »Nachahmung Christi« (Imitatio) muß angemerkt werden, daß z. B. viele Heilige vergangener Jahrhunderte durchaus nicht ohne Erfolg versucht haben, ihr Leben »naturgetreu« und bis ins Detail hinein an der Person Christi auszurichten. Würden wir ihrem Bemühen letzte Bedeutung beimessen, so wäre die »via salutis« schließlich auch ohne die Person Christi gangbar. Wenn wir ehrlich sind, so müssen wir auch als »in Liebe zu Christus Entbrannte« zugeben, daß eine »Imitatio Christi« unmöglich ist und erst recht nicht im Hinblick auf die mit der Person Christi verbundene Mittlertätigkeit realisiert werden kann.
205 »Glauben an Jesus?«, S. 243

auf W. Künneth geführt.[206] Meines Erachtens hat er sich an der schlichten Formel »Est – Significat« entzündet. Der auferstandene Christus ist (im Sinne von est) sehr wohl der historische, gekreuzigte Jesus und darf keinesfalls ausschließlich als im nachhinein gleichsam »überhöhend« kerygmatisierter (im Sinne von significat) Christus verstanden werden. Der historische Jesus war als Auferstandener also bereits zum Christus – Kyrios – geworden, bevor er von der sog. nachösterlichen Gemeinde als solcher kerygmatisiert (verkündigend »hochstilisiert«) wurde. Seien wir doch ehrlich! Ein nicht wirklich, sondern nur »ins Kerygma« hinein auferstandener (von uns zur Auferstehung gebrachter) Christus wäre austauschbar; ein solcher Christus wäre also nicht mehr einmalig, nicht mehr analogielos und nicht mehr kontingent (unableitbar). Nur den Glauben an den wirklich Auferstandenen lohnt es sich zu leben.

Als theologischer Laie kann und will ich es mit der wissenschaftlichen Universitätstheologie in keiner Weise aufnehmen. Dennoch drängt es mich, gerade in diesem Zusammenhang zu den jüngst veröffentlichten, intellektuell sicherlich hochinteressanten Forschungen G. Lüdemanns[207] wenigstens aus der Perspektive des Klinikers kurz Stellung zu beziehen. Bei der Analyse der Auferstehungsberichte der vier Evangelisten wird von Lüdemann alles original Wirkliche geradezu ausradiert, indem er allzu häufig von redaktionellen Änderungen, sekundären Bildungen, nachträglichen Einschüben, apologetischen Legenden, psychologischen Erklärungen (z. B. Jesu Erscheinung vor mehr als 500 Brüdern als Massenekstase), Traditionsgut, Visionen usw. spricht. Was bleibt am Ende an originaler Wirklichkeit übrig? Diese Frage sei erlaubt, denn nach dem Studium so mancher theologischer Auferstehungsinterpretationen müßte man hier zwischen zwei Formen von Wirklichkeit unterscheiden, und zwar zwischen der originalen Wirklichkeit ex ante und der durch Interpretation hergestellten Wirklichkeit ex post. Ich stimme

206 Auch J. Kahl greift in seinem Buch »Das Elend des Christentums oder Plädoyer für eine Humanität ohne Gott« Künneth wiederholt an. Kahl, promovierter ehemaliger Theologe, führt das Fehlen einer »pankritischen Rationalität« gegen die Theologie als Wissenschaft ins Feld (S. 96). Er kritisiert leidenschaftlich jegliche Dogmatik, ohne zu bedenken, daß sein Buch eine einzige pankritisch negative Dogmatik darstellt.

207 »Die Auferstehung Jesu: Historie, Erfahrung, Theologie«.

Lüdemann zu, daß am textlich vorgegebenen historischen Jesus als Person die Entscheidung des Glaubens fällt[208], aber gerade auch – was Lüdemann ablehnt – am wirklich auferstandenen Christus. Dieser ist uns als der Erhöhte nicht verborgen, sondern erschienen und bezeugt. Einem Sterbenskranken, der nach einem über den Tod hinausweisenden letzten Rettungsanker (in Form des Heilsangebots durch den *wirklich Auferstandenen*) die Hände ausstreckt, würde ich das Lüdemann'sche Buch nicht zu lesen geben.

Im Hinblick auf den fundamentalen ontischen Paradigmenwechsel ist es für mich unverzichtbar, daß der historische Jesus und der kerygmatische Christus in der Weise identische »Phänomene« sind, daß die Identität durch die Wirklichkeit der Auferstehung des historischen Jesus begründet ist. »Es geht um die Identität dieses Gekreuzigten mit dem Auferstandenen und damit um das Aufbrechen dieser scheinbar in sich verschlossenen Welt des Todes« (W. Kreck)[209] Wäre dieser Zusammenhang in seiner Analogielosigkeit und Kontingenz (Unableitbarkeit), in seiner weltgeschichtlichen Einmaligkeit nicht gegeben, dann könnte durch eine eingängige, theologisch brillante Kerygmatisierung und durch intensive Glaubensappelle letztendlich jede große christliche Persönlichkeit der Geschichte im nachhinein zum Heilsbringer verkündigend berufen werden (z. B. Thomas von Aquin, Albert Schweitzer u.a.). Die weltgeschichtliche Eimaligkeit der Identität des historischen Jesus mit dem wirklich auferstandenen Christus würde so ad absurdum geführt und die prinzipielle Ersetzbarkeit Jesu Christi durch andere berühmte Gestalten der Geschichte ermöglicht. Dies könnte sich beispielsweise daran zeigen, daß ohne wirkliche Auferstehung Jesus – wie viele in der Geschichte – ein vergeblich gestorbener Märtyrer gewesen wäre, den Gott fallengelassen hätte. Christliche Hoffnung bewirkt ein Neues Sein in und mit Christus nur im Glauben an die wirkliche Auferstehung Jesu.

Die Möglichkeit, daß der christliche Glaube eine neue Ontologie konstituieren kann, ist abhängig von dem »Fascinosum paene incredibile resurrectionis«. Das weltgeschichtlich einmalige (»kaum» zu glau-

208 a.a.O., S. 220
209 »Der Gekreuzigte als Sieger über den Tod«. S. 271

bende) Ereignis der Auferstehung Jesu ist eine Wirklichkeit. Von dieser Wirklichkeit hängt es ab, ob der christliche Glaube auf Sand gebaut ist oder aber ein Gewißheits-Fundament hat. Wenn die Auferstehung eine lediglich geistig-interpretatorische Wirklichkeit wäre, so würde sich der christliche Glaube durch Glauben labilisieren. Denn die unerschütterliche Grundlage eines Glaubens kann nicht wiederum ein Glaube sein.[210] Es würde m.E. eine unselige »Glaubenskette« entstehen, wenn – auf die Spitze getrieben – der Glaube, an den ich glaube, sich seinerseits wiederum auf einen Glauben gründete. Da die Auferstehung Jesu – obwohl in ihrem Ablauf »historisch nicht rekonstruierbar« – jedoch eine »wirkliche Wirklichkeit« ist, kann sich einem bezeugten, kontingenten Geschehnis zufolge christlicher Glaube als radikales Hoffnungsphänomen mit Anspruch auf Gewißheit stabilisieren.[211]

Im Bemühen um diese Problematik hat sich W. Pannenberg mit R. Bultmann intensiv auseinandergesetzt. Mit Pannenberg (zitiert nach H. Zahrnt)[212] kann uns die weltgeschichtliche Einmaligkeit des Auferstehungsphänomens durch folgende Erkenntnis nähergebracht werden: »Der Historiker wird durch die in der Geschichte herrschende ›Allmacht der Analogie‹ (das Postulat der prinzipiellen Gleichartigkeit alles Geschehens) daran gehindert, das Besondere, Andersartige, das die Analogie des sonst Gewohnten Durchbrechende unbefangen wahrzunehmen.«

Dies bezeugt auch Paulus in 1. Korinther 15: »Wenn aber Christus gepredigt wird, daß er von den Toten auferstanden ist, wie sagen dann einige unter euch: es gibt keine Auferstehung der Toten? Gibt es keine Auferstehung der Toten, so ist auch Christus nicht auferstanden. Ist aber Christus nicht auferstanden, so ist auch unsere Predigt vergeblich, so ist auch euer Glaube vergeblich.« Mir fällt auf, daß hier offenbar eine gra-

210 Vgl. hierzu auch J. Moltmann, »Theologie der Hoffnung«, S. 166. Unter diesen Gesichtspunkten stellen sich die Ostertexte vornehmlich als Kerygma dar, als Verkündigung der Gemeinde aus Glauben zum Glauben.

211 Moltmann (a.a.O., S. 167) versteht im Zusammenhang mit den Osterberichten »Wirklichkeit« offenbar als den Glauben der Gemeinde bewirkend und nicht als Akt mit Ereignischarakter, dessen »Wirklichkeit« (veritas fascinosa paene incredibilis resurrectionis) durch Hören und Weitersagen im Glauben angeeignet wird.

212 »Auferstehung« in H.J. Schultz (Hg.), Theologie für Nicht-Theologen, S. 29

duelle Staffelung erfolgt, indem die Auferstehung Christi zuerst erwähnt wird. Erst danach kommt die Predigt, und auf diese folgt als drittes der Glaube. Angesichts eines kerygmatischen Christus ohne wirkliche Auferstehung bzw. angesichts eines nur ins Kerygma auferstandenen Christus müßte die Reihenfolge wohl eher lauten: Glaube – Predigt – Auferstehung. Entweder ist Christus *wirklich* auferstanden – und das ist entscheidend – oder wir haben ihn auferstehen lassen, dann wäre der christliche Glaube eine Farce.

Meiner Meinung nach ist hier ganz entscheidend, was der bekannte Psychoanalytiker und Psychotherapeut A. Görres (sozusagen aus säkularem Munde) bekundet: »Ich kann gern annehmen, daß nicht alle Jesus-Zitate tonband-wortgetreu sind. Daß alle Evangelisten einen Krankenheiler und Wundertäter, einen Auferstandenen fabuliert hätten, ohne daß etwas dieser Art real geschehen sein sollte; daß sie im Symbolismus ihrer Erzählungen weit entfernt davon waren, unter anderem nüchterne Fakten berichten zu wollen – das ist für mich vorerst einfach unwahrscheinlich. Daß die Evangelien als Gesamtheit eine in wesentlichen Zügen andere Gestalt und einen anderen Sinn als die Gestalt und die Gesinnung des wirklichen Jesus anbieten; daß sie wesentliche Züge seines Daseins konfabulieren oder mythologisch ergänzen, wie Gerüchte und Legenden es tun; daß also in jenen Tagen sich überhaupt keine Zeichen ereignet haben sollen, die mehr bezeugen als noch einmal eine große religiöse Persönlichkeit und noch einmal die Phantasiebegabung enthusiastischer Gruppen – diese Furcht oder Hoffnung vieler kann ich in mir nicht erwecken.«[213]

Hilfreich ist an dieser Stelle vielleicht auch, wie der Philosoph Amadeo Graf von Silva Tarouca am Beispiel des Baumes den Doppelbezug von Wirklichkeit erklärt: Wirklichkeit ohne mich (sog. Ohne-mich-Wirklichkeit) – Wirklichkeit für mich (sog. erlebte oder Für-mich-Wirklichkeit).[214] Wenn ich – vor einem Baum stehend – mich

213 »Glauben – wie geht das?«, S. 202. Vgl. hierzu auch das Buch von K. Bürgener: »Die Auferstehung Jesu Christi von den Toten. Eine Osterharmonie ist möglich.« Bürgener versucht in überzeugender Weise, die scheinbaren Widersprüche zwischen den einzelnen Evangelien-Berichten zu erklären und die Auferstehung als wirkliches Ereignis darzustellen.

214 »Philosophie der Polarität«, S. 21

umdrehe und ihn nicht sehe, bleibt der Baum dennoch Wirklichkeit (ohne mich). Ob ich es glauben will oder nicht, verzweifelt nach historischen Fakten suche oder nicht: Das welthistorisch einmalige Ereignis der Auferstehung Christi ist eine Wirklichkeit unabhängig davon, ob ich dieser Wirklichkeit mein Placet gebe oder nicht. Wenn ich hingegen – vor dem Baum stehend – ihn länger betrachte, wird er zu einer erlebten Wirklichkeit (für mich). In der glaubenden Anerkennung der Auferstehungswirklichkeit Christi und in der Auseinandersetzung mit ihr wird sie für mich zu einer erlebten Wirklichkeit mit Konsequenzen in meinem Dasein.[215]

Der ontische Paradigmenwechsel, also die Neuschöpfung des Menschen durch die Wiedergeburt im Geiste, hat vor aller christlichen Ethik zu stehen. Wer diese Erfahrung nicht macht, sich das objektive Heilsangebot also nicht subjektiv aneignet, vermag die Tragweite von Gottes gutem Willen nicht zu erkennen.[216]

2. Die Stereometrie des Gedankenausdrucks

Wenn wir die Bibel lesen, so dürfen wir insbesondere im Alten Testament nicht mit unseren Denkkategorien an die Texte herantreten. Unser Verstand ist durch Erziehung und Bildung an ein analytisches Denken gewöhnt, das seine Wurzel in der hellenistisch-römischen Tradition hat. Wir zergliedern den Menschen in seine Einzelteile und wissen, oder glauben es zumindest, wie sie funktionieren. Wir meinen auch zu wissen, wie wir sie reparieren und heilen können. Der Bibel ist dieses analytisch-differenzierende Denken weitgehend fremd. Erst auf die altgriechische Übersetzung der Septuaginta ist es zurückzuführen, daß in der Vergangenheit folgenschwere Mißverständnisse durch eine »dichotomische oder trichotomische Anthropologie«[217] erzeugt worden sind, in der

215 Silva-Tarouca wird bei F. Austeda »Moderne Medizin« auf S. 60 als »Onto-Phänomenologe« erwähnt, der die jeweilige Einseitigkeit aller philosophischen Denkbemühungen durch ihre Integration zu überwinden sucht.

216 Padberg, L.E. von: »Ethik im Spannungsfeld von Selbstverwirklichung und Gottesorientierung«, S. 47.

217 Wolff, H.W.: »Anthropologie des Alten Testaments«, S. 21

Leib, Seele und Geist in Gegensatz zueinander geraten. Begriffe wie Seele, Fleisch, Geist, Herz, Mund, Arm und Ohr sind im hebräischen Schrifttum weitgehend austauschbar. Darum kann z. B. in Psalm 84, 3 davon geredet werden, daß »mein Herz und mein Fleisch dem lebendigen Gott zujubeln«.[218] Auch der Theologe C. Westermann erklärt das Menschenverständnis der Bibel u.a. damit, daß im Alten Testament eine Scheidung in Fleisch und Geist undenkbar ist und daß – ganz in diesem Sinne – noch weniger eine Unterbewertung des Fleisches und eine Überbewertung des Geistes vorgenommen wird.[219]

In Psalm 6 stehen in den Zeilen 3-5 parallel zueinander: ich – meine Gebeine – meine Seele – ich.[220] Seit Landsberger wird dieser Sachverhalt treffend mit »Stereometrie des Gedankenausdrucks« charakterisiert.[221] Das stereometrische Denken bestimmt den Lebensraum des Menschen, indem es charakteristische Organe des Körpers anführt und so den Menschen als Ganzen umschreibt. Aus diesem Grunde können z. B. in Sprüche 18, 15 ohne weiteres Herz und Ohr als Organe der Erkenntnis bezeichnet werden: »Ein verständiges Herz erwirbt Einsicht, und das Ohr des Weisen sucht Erkenntnis«. Eine Darstellung dieses Sachverhaltes finden wir auch bei J. Scharbert. In seiner sehr eingehenden Untersuchung über den Schmerz im Alten Testament weist er nach, daß die hebräische Sprache immer den ganzen Menschen, seine ganze leib-seelische Persönlichkeit meint. Dies wird durch Umschreibungen und Vergleiche, in denen bestimmte Organe genannt werden, zum Ausdruck gebracht.[222]

Es ist typisch für das stereometrische Denken des Alten Testamentes, daß es die Organe und Glieder des menschlichen Körpers mit ihren Tätigkeiten und Fähigkeiten zusammenschaut. Beim Lesen der alttestamentlichen Texte ist es daher notwendig, die »semantische Weite« der wesentlichen anthropologischen Begriffe nicht aus den Augen zu verlieren, um den rechten Zugang zum Menschenbild der Bibel zu bekom-

218 so bei Wolff, a.a.O., S. 22 die wörtliche Übersetzung, die in der revidierten Fassung der Lutherbibel von 1984 heißt: »mein Leib und Seele freuen sich in dem lebendigen Herrn«.

219 »Schöpfung«, S. 111

220 a.a.O., S. 22

221 Landsberger, B.: »Die Eigenbegrifflichkeit der babylonischen Welt«, S. 17

222 Scharbert, J.: »Der Schmerz im Alten Testament«, S. 95

men. Hampe vergleicht die Leib-Seele-Einheit in einem sehr schönen Bild mit der Orgel und dem Orgelspieler: »Es ist jedoch das, was wir unter Leben verstehen, nicht einerseits die Orgel als der Körper und andererseits der Spieler als die Seele, sondern das Spiel. Menschliches Leben wäre die Erscheinung dieses Zusammenwirkens der beiden getrennten und zugleich funktional geeinten Substanzen im Spiel, das wir hören. Wenn der Spieler aufsteht, ist das Leben wirklich und radikal zu Ende.«[223]

Dem heutigen Arzt – und hier insbesondere dem psychosomatisch orientierten – kommt die alttestamentliche Anthropologie sehr entgegen. So sagt Wilckens: »Die psychologischen Begriffe haben allesamt somatischen Bezug und somatische Funktion, wie umgekehrt auch eine reine Körperlichkeit für den Israeliten undenkbar ist; denn der Mensch als Ganzer, mit Leib und Seele ist ›Fleisch‹ Wie die Seele das den Leib beseelende Leben ist, so ist der Leib das Aktionsarsenal der Seele; Leib und Seele gehören aufs innigste zusammen. Entsprechend ist nur der leibhaftig-lebendige Mensch im eigentlichen Sinne Mensch; und Gott ist ein Gott der Lebenden, nicht der Toten.[224] Das leibhaftig-lebendige Menschsein ruht auf zwei wichtigen Pfeilern, die mit J. Moltmann als »Menschenhaftigkeit« (hominitas) und als »Menschlichkeit« (humanitas) zu bezeichnen sind. Dabei ist die erstere eine unabdingbare Voraussetzung für die letztere.[225]

Die Aussage, daß Gott ein Gott der Lebenden und nicht der Toten sei, ist aus der Sicht alttestamentlicher Anthropologie theologisch sicher richtig. Vom Kliniker kann sie jedoch wegen der fehlenden Kraft des Trostes und der Hoffnung für unheilbar Kranke und Sterbende (die ja bald Tote sein werden) am Krankenbett nur schwerlich verwendet werden. Der Aussage, daß Gott nicht ein Gott der Toten, sondern der Lebendigen sei, begegnen wir des öfteren zwar auch im Neuen Testament (z. B. in Matthäus 22,32). Gleichwohl liegt für Todkranke und Sterbende, ja für uns alle, die wir irgendwann einmal sterben müssen, im Bezug auf Christus die ungleich tröstlichere Kraft. Von ihm heißt es z. B.

223 Hampe, J.Ch.: »Sterben ist doch ganz anders«, S. 123
224 Wilckens, U.: »Auferstehung«, S. 125/126
225 zitiert nach Wolff, a.a.O., S. 24

in Römer 14, 8b und 9: »Darum: wir leben oder sterben, so sind wir des Herrn. Denn dazu ist Christus gestorben und wieder lebendig geworden, daß er über Tote und Lebende Herr sei.«

3. Das wahre Wesen des Menschen[226]

Hören und Sprechen (Antworten) werden im Alten Testament zu den wichtigen Eigenschaften des Menschen gerechnet. Das Hören ist unter den Sinnen des Menschen der kommunikativste – der Sinn der personalen Begegnung. Wer taub oder stumm ist, hat einen Teil seines Menschseins eingebüßt. In Psalm 38, 14ff. heißt es: »Ich bin wie taub und höre nicht, und wie ein Stummer, der seinen Mund nicht auftut. Ich muß sein wie einer, der nicht hört und keine Widerrede in seinem Munde hat.« Der letzte Teil dieses Psalmausschnitts erinnert uns an das oben Gesagte, nämlich, daß der Mensch in bezug auf Gott antwortendes Wesen ist. Schütz datiert den Ursprung des Gespräches zwischen Gott und Mensch in die Paradiesgeschichte. Dort fragt Gott Adam, wo er sei. »So beginnt es. Das ist der Anfang des Gesprächs.«[227]

Wenn nach alttestamentlicher Vorstellung Hören und Reden wichtige Konstituenten des menschlichen Wesens sind, so liegt diese Anschauung der heutigen Persönlichkeits-Psychologie gar nicht so fern. In unserer Alltagssprache wird ein Mensch dann als Persönlichkeit bezeichnet, wenn er sich aufgrund sozial hoch bewerteter Merkmale von anderen Individuen unterscheidet. In der Fachsprache der Psychologie wird der Begriff Persönlichkeit verwendet, um Besonderheit, Einzigartigkeit und individuelle Prägung einer Person herauszustellen. Persönlichkeitsmerkmale sind die charakteristischen Züge einer Person, durch die sie sich von anderen Personen unterscheidet.[228] Peseschkian, ein Vertreter der sog. positiven Psychotherapie, erklärt die Individualität einer Persönlichkeit dem Sinne nach folgendermaßen: Die jedem Menschen eigenen Grundfähigkeiten (Liebes- und Erkenntnisfähigkeit) differen-

226 s. hierzu auch im Annex unter 1): »Die vier anthropologischen Kardinalbegriffe im Alten Testament.«

227 Schütz, P.: »Das Mysterium der Geschichte«, S. 481

228 Buser, K./Kaul, U.: »Medizinische Soziologie«, S. 170

zieren sich in der Auseinandersetzung mit der Umwelt und den körperlichen Bedürfnissen zu einem Inventar von besonderen Fertigkeiten und Verhaltensweisen.[229]

Woran können wir, zusätzlich zur Liebes- und Erkenntnisfähigkeit, die charakteristischen Merkmale eines Menschen, die seine Individualität ausmachen, besser erkennen als daran, wie und was er redet und daran, wie er hört bzw. auf das Gehörte antwortet (reagiert)? Im theologischen Sinne ist das wahrhafte, eigentliche Wesen des Menschen davon bestimmt, daß er sich als Beauftragter Gottes zu diesem als hörendes und antwortendes Wesen verhält. Die tiefste Absicht menschlichen Daseins erfüllt sich »im Hinhorchen auf Gott, den großen Partner im Dialog«, wie Mohr es ausdrückt.[230] Da menschliches Leben vernünftiges Leben ist, gehören das aufmerkende Ohr und die wohlorientierte Zunge zu den wesentlichen Organen des Menschen. Ohr und Mund sind die wichtigsten Instrumente menschlicher Korrespondenz (Kommunikation). Im »Wie« ihres Gebrauches und Einsatzes offenbart der Mensch sein Wesen. So heißt es in Psalm 71, 24: »Auch meine Zunge soll täglich reden von deiner Gerechtigkeit«. Wolff drückt es auf diese Weise aus: »So bleibt der Mensch, wenn er sein eigentliches Wesen weder im Übermut noch in Trägheit verfehlen will, angewiesen auf den Gott, der in Israel menschlich mit ihm zu reden begonnen hat.«[231] Und wir können erweitern: »und dessen Anrede er zu hören (zu vernehmen) und zu beantworten hat«.

Das Wesen des Menschen ist in seinem innersten Kern durch die glaubende Einsicht bestimmt, daß er sein Leben in seiner – wie auch immer gearteten – Individualität sowohl kausal als auch teleologisch-final keinen Augenblick lang ohne Beziehung zu Gott, dem Schöpfer und Vollender seiner Existenz, führen kann. Anders als im Dialog mit Gott kann der Mensch seine Zukunft nicht gewinnen. Ähnlich versteht es Böckle, wenn er sagt, daß in jedem Menschen ein Moment sei, demzufolge er Individuum ist. Als solches sei er die Frucht der Zeugung und der biologischen Erblichkeit. Andererseits sei in ihm aber auch ein

229 Peseschkian, N.: »Auf der Suche nach Sinn«, S. 92
230 Mohr, G.-H.: »Weisheit aus der Wüste«, S. 93
231 a.a.O., S. 123

Moment, demzufolge er Person und unmittelbar auf Gott bezogen ist, als den Ursprung und die Bestimmung seiner Existenz.[232] Karl Heim sieht den Dialog mit Gott u.a. im Gebet, und er präzisiert in der für ihn typischen Weise, daß das Gebet die einzige und wirkliche Möglichkeit darstellt, über uns selbst, über all unsere Mitwesen, über Raum und Zeit, über alles, was in uns und um uns ist, hinauszugreifen und uns direkt an die Stelle zu wenden, die jenseits von allem ist.[233]

Auch der von dem Heidelberger Neutestamentler G. Theißen eingeführte Begriff der »Resonanz« bzw. »Resonanzerfahrung« bietet sich an, um das Rede- und Antwortverhältnis zwischen Gott und Mensch plastisch zu beschreiben[234]. Theißen benutzt für die Erklärung seines Begriffes »das Bild eines Klangkörpers, der die Schwingung einer Saite aufnimmt und zu einem klaren Ton verstärkt, ohne daß man hinter solcher Resonanz eine Absicht des Klangkörpers vermuten dürfte«. In Ergänzung zum Resonanzverständnis Theißens, der Absichtslosigkeit unterstellt und der angesichts der resonanzfähigen Strukturen der Wirklichkeit den Menschen lediglich eine antwortende Haltung einnehmen läßt, soll der Resonanzbegriff hier erweitert werden.

Danach möchte ich das Rede- und Antwortverhältnis zwischen Gott und Mensch folgendermaßen verstanden wissen: Die schwingende Saite symbolisiert die Höhen und Tiefen der Lebenswirklichkeit. Die Resonanz ergibt sich aus dem Verhalten des Klangkörpers (z. B. dem Korpus einer Geige), wobei die unmittelbare Mitteilung der Schwingungen zum Oberteil (Decke) des Geigenkorpus hin geschieht und alsdann zum Unterteil (Boden) des Klangkörpers, aber doch so, daß ein zeitlicher Unterschied nicht wahrzunehmen ist und der Ton durch die Resonanz des Geigenkorpus als Ganzes erfahren wird. Das »Nacheinander« von Saitenschwingung und Korpusresonanz wird zum »Miteinander«, ja zum »Ineinander« der verschiedenen Teile einer Violine. Der von den Geschehnissen der Lebenswirklichkeit (angestrichene Saite) zunächst betroffene Mensch (Oberteil des Geigenkorpus) reagiert

232 Böckle, F.: »Ethische Aspekte der Organtransplantation beim Menschen«, S. 456

233 Heim, K.: »Glaube und Denken«, S. 172; vgl. auch die weiteren Ausführungen Heims a.a.O., S. 173/174

234 »Argumente für einen kritischen Glauben«, S. 48

und mit ihm zugleich der Geigenboden (Gott), so daß im Miteinander erst der eigentliche Ton (das wahre Leben) zustande kommt. Mit diesem Bild soll gesagt sein, daß mit dem auf die Widerfahrnisse des Lebens reagierenden Menschen immer zugleich Gott mitreagiert, sofern Herz und Verstand des Menschen auf diese Reaktion zu achten bzw. zu hören gewillt sind.

Karl Barth schließlich begründet die ontologische Bestimmung des Menschen christozentrisch, und zwar damit, daß in der Mitte aller übrigen Menschen einer der Mensch Jesus ist. »Man wird immer nur bis zu den Phänomenen des Menschseins vorstoßen, solange man in der Frage nach den Menschen einen anderen Ausgangspunkt wählt. Man wird sich immer in Abstraktionen bewegen, solange man dabei wie gebannt auf alle übrigen Menschen, oder vielmehr: auf einen Menschen überhaupt und im allgemeinen blickt, als ob dessen Anblick – nachdem man davon abstrahiert hat, daß einer in ihrer Mitte der Mensch Jesus ist – uns über den wirklichen Menschen belehren könnte«.[235] Und Barth schreibt weiter: »Man verfehlt dann den einzigen uns wirklich gegebenen archimedischen Punkt oberhalb des Menschen und damit die einzige Möglichkeit zu dessen ontologischer Bestimmung. Theologische Anthropologie hat in dieser Sache keine Wahl. Sie wäre noch nicht oder nicht mehr theologische Anthropologie, wenn sie die Frage nach des Menschen Sein und Wesen von anderswo als von diesem einen Punkt her stellen und beantworten wollte.«[236] Dagegen ist die von Erich Fromm angebotene Lösung, aus der Angsterfülltheit, Unzufriedenheit und Ruhelosigkeit des menschlichen Lebens herauszukommen, deprimierend unchristlich. Fromm empfiehlt dem Menschen, »der Wahrheit ins Auge zu sehen und sein fundamentales Alleinsein und seine Einsamkeit in einem Universum anzuerkennen, das dem menschlichen Schicksal gegenüber gleichgültig ist«. Gleichzeitig gelte es zu erkennen, daß es keine den Menschen transzendierende Macht gibt, die sein Problem für ihn lösen kann.[237]

235 Barth, K.: »Kirchliche Dogmatik«, S. 207

236 a.a.O., S. 208. (s. hierzu auch die interessante Stellungnahme E. Brunners: »Der neue Barth« in der »Zeitschrift für Theologie und Kirche«, S. 89-100).

237 Fromm, E.: »Psychoanalyse und Ethik«, S. 51

Zum Abschluß sei noch auf die zwischen biblischem und paläontologischem Menschenbild scheinbar bestehenden Widersprüche hingewiesen. »Aber, da sie nur vordergründig sind«, meint Hanssler, »sollte man auch wissen, wie sie sich auflösen. Hier wie dort ist vom gleichen Menschen die Rede, aber so, daß es sich dabei um zwei verschiedene Aspekte, zwei verschiedene Aussageweisen, zwei verschiedene Sprachwelten handelt. Es besteht überhaupt kein Anlaß, sie auf einen Nenner bringen zu wollen. Die biblischen Aussagen brauchen nicht preisgegeben zu werden als angeblich veraltet, widerlegt und sinnlos geworden. Sie haben die Beziehung zwischen Gott und Mensch zum Gegenstand, und sie sagen diese Beziehung in sprachlichen und literarischen Symbolen aus, die grundverschieden sind von der Begriffs- und Sprachwelt, in der wir als moderne Menschen leben.«[238] Dennoch ändert dies nichts an der Tatsache, daß das Menschenbild der Bibel in der konkret reflektierten Erfahrung unserer Existenz als wahr erkannt werden kann, auch wenn es häufig metaphorisch dargestellt wird.

II. Krankheit und Heilung im Alten Testament

1. Die wichtigsten Erkrankungen

Das Szenario der Krankheiten ist im Alten Testament weitgehend vor dem Hintergrund des Volkes Israel zu sehen. Krankheiten hat es in Israel in großer Zahl gegeben.[239]. Sie haben ihren Ort und ihre Bedeutung in einer Welt, die vor Gott zwiegespalten war in Segen und Fluch, rein und unrein, heilig und profan. Das Leben des alten Bundesvolkes vollzog sich in einer spannungsgeladenen Polarität[240], die eine Grunderscheinung seiner Existenz war. Sie muß auch dort als vorhanden vorausgesetzt werden, wo sie nicht ausdrücklich erwähnt wird, so z. B. bei den Propheten des Alten Testaments. Im Volk Israel unterstanden alle Krankheiten einer sakralen Bewertung. Die kultische Einordnung der

238 Hanssler, B.: »Das zerrissene Menschenbild«, Rheinischer Merkur/Christ und Welt, o.S.
239 Wolff, a.a.O., S. 211
240 Rad, G. von: »Theologie des Alten Testaments«, Bd. I, S. 285

Krankheit in die Kategorie der religiösen Unreinheit ist ein charakteristisches Merkmal des damaligen israelitischen Lebens und uns heutigen Menschen nur schwer verständlich. Das Unreine war die elementarste Form, in der sich im Volk Israel das Gott Mißfällige dokumentierte. Im Vorgriff auf spätere Kapitel sei hier schon darauf hingewiesen, daß an einigen Stellen im Alten Testament die Krankheit im Sinne einer schematischen Straftheologie als direkte Strafe für bestimmte Sünden angesehen wird.[241] Im Neuen Testament wird diese Verbindung von Sünde und Krankheit im Sinne von Ursache und Wirkung abgelehnt.

Das allgemeine hebräische Wort für Krankheit heißt *choli*[242]. Meist bezeichnet es einen Zustand von Schlaffheit und Schwäche, aber auch seelische Leiden. Etwa 110 mal kommt *choli* als Wortwurzel im Alten Testament vor.[243] Die Frage, ob die Menschen der damaligen Zeit kränker oder gesünder waren als heute, ist nicht leicht zu beantworten. Sicherlich ist die Anzahl der Unfälle im Zeitalter der Technik größer als damals. Die bleibenden Beeinträchtigungen und häufig gravierenden »Fehl-Heilungen« waren jedoch infolge des extrem niedrigen medizinischen Standards in Relation wesentlich größer als heute. Aus dem gleichen Grunde spielten auch allgemeine Gesundheitspflege, Hygiene und Krankheits-Prophylaxe damals eine weit geringere Rolle als heutzutage.

Ebenso kann die Frage, ob die Krankheiten aus den ein- oder zweitausend Jahren vor Christus wirklich ausgerottet sind, nur teilweise beantwortet werden, da es eine fachgerechte Terminologie damals noch nicht gab. Demzufolge ist auch nicht zu klären, ob eine Reihe von Erkrankungen aus der damaligen Zeit in biologischer Hinsicht heute noch existiert, aber allgemein als neu entstanden angesehen wird, nur weil die früheren Beschreibungen unzulänglich waren. Ein solches Beispiel ist der Aussatz, nach Hiob 18,13 der »Erstgeborene des Todes«; an ihm läßt sich die Problematik recht deutlich schildern.

Der heutigen medizinischen Terminologie entsprechend würden mit dem Gebrauch des Wortes *Lepra* alle Unklarheiten beseitigt sein. Es darf jedoch als gesichert gelten, daß man mit dem Wort Aussatz im Alten Testament eine größere Zahl von Hautkrankheiten meinte, unter

241 Evangelischer Erwachsenenkatechismus, S. 259
242 Wolff, a.a.O., S. 211
243 ebda. und Jenni, E.: »Handwörterbuch zum AT«, Bd. 2, S. 568

denen die heutige Lepra nur eine von vielen war. Die Medizinhistoriker sind davon überzeugt, daß das in der Bibel gebrauchte Wort »Aussatz« eine ganze Reihe von (teils infektiösen und ekzematösen) Hautkrankheiten umfaßt, die man damals noch nicht unterscheiden konnte.[244] In Leviticus 13 wird ausführlich das Gesetz über die Feststellung von Aussatz abgehandelt. In den Versen 2, 4 und 10 z. B. ist von einem »weißen Fleck« bzw. von »weißer Erhöhung« die Rede. Köhler stellt fest, daß die geschilderte Krankheit durchaus nicht das sei, was wir auch nur entfernt mit Aussatz im Sinne von Lepra bezeichnen können.[245] Dies ist nicht ganz richtig, denn auch bei der echten Lepra gibt es im Initialstadium einen weißen Fleck (Lepra maculosa). Wahrscheinlicher aber ist es, daß es sich damals wie heute um gelegentlich auftretende Hauterscheinungen handelt, deren Beschreibung auf die sog. Weißflecken- oder Pigmentmangelkrankheit paßt, auch Scheckhaut genannt. Dabei treten fleckförmige, landkartenartig begrenzte Depigmentierungen auf, vereinzelt oder auch in Form zusammenfließender (konfluierender) Herde. Die Krankheit wird, vor allem im amerikanischen Schrifttum, in vier Schweregrade oder Typen unterteilt. Bei Befall behaarter Hautregionen können die dort befindlichen Haare weiß werden.[246]

Das Studium von Leviticus 13 läßt zahlreiche Parallelen erkennen und die Annahme gerechtfertigt erscheinen, daß hier eine Erkrankung der Haut gemeint ist, die heute mit dem wissenschaftlichen Terminus »Vitiligo« bezeichnet wird. Handelte es sich dagegen um Lepra, so wäre Vers 13 unverständlich, denn dort heißt es: »Und wenn der Priester ihn dann besieht und findet, daß der Aussatz den ganzen Leib bedeckt hat, so soll er ihn rein sprechen, weil alles an ihm weiß geworden ist; er ist rein.« Logischerweise müßte ja – wenn schon der Teilbefall des Körpers eine kultische Unreinheit bedeutet – bei einer totalen Depigmentierung der Haut erst recht von Unreinheit die Rede sein. Deshalb liegt die Annahme nahe, daß hier nicht die Lepra im heutigen Sinne, sondern eine »Vitiligo universalis« vorliegt. Die modernen Behandlungsverfahren der Weißfleckenkrankheit können diese Annahme bestätigen. Bei

244 Prause, G.: »Die kleine Welt des Jesus Christus«, S. 84
245 Köhler, L.: »Der hebräische Mensch«, S. 44
246 Burckhardt, W.: »Atlas und Praktikum der Dermatologie und Venerologie«, S. 144

mehr als 50%igem Befall der Haut bedient man sich heute nämlich des therapeutischen Tricks der Depigmentierung der restlichen noch intakten Hautstellen. So verschwindet der »scheckige« Eindruck, und die Patienten sehen wieder einheitlich, wenn auch sehr hellhäutig aus.[247] In diesem Sinne mag die universelle Vitiligo, d.h. der krankheitsbedingte Verlust der Scheckigkeit, die Priester im damaligen Israel aufgrund des einheitlichen Hautaspektes zu der Ansicht geführt haben, es sei die kultische Reinheit wieder hergestellt. Wir würden heute von einer Pseudo-Heilung sprechen müssen.

In der Terminologie der Vitiligo-Erkrankung ist Köhler durchaus beizupflichten, nicht aber in der Behauptung, daß sie durch eine starke seelische Erschütterung augenblicklich geheilt werden kann, selbst wenn Köhler sie unter dem Aspekt der Begegnung des von der Gesellschaft Ausgesonderten mit der (neutestamentlichen) Heiligkeit Jesu sieht[248] [vgl. die Geschichte der Heilung des Aussätzigen in Matthäus 8]. Hingegen sollen langsame Spontanremissionen oder Stillstände der Depigmentierungskrankheit bekannt geworden sein. Abschließend sei erwähnt, daß die von Wollstadt angeführte heutige Schuppenflechte (Psoriasis) ebenfalls zu den Krankheiten gehört haben mag, die das Alte Testament unter dem Begriff Aussatz subsumiert.[249]

An vielen Stellen des Alten Testaments treffen wir auf Schilderungen von sog. Altersbeschwerden. An erster Stelle steht das Verlöschen des Augenlichtes, wovon Mose nach Deuteronomium 34,7 trotz seines hohen Alters wundersamerweise völlig verschont blieb: »Und Mose war 120 Jahre alt, als er starb. Seine Augen waren nicht schwach geworden, und seine Kraft war nicht verfallen.« Bei Isaak hingegen war die Sehkraft so weit geschwächt, daß er nur noch durch Betasten seine Söhne voneinander zu unterscheiden wußte (Genesis 27,21). Auch Jakob konnte im Alter nicht mehr gut sehen (Genesis 48,10), ebenso Eli (1. Samuel 3,2) und Ahija, der Prophet (1. Könige 14,4). In Analogie zur heutigen Zeit, wo bei vielen betagten Menschen das Sehvermögen ebenfalls geringer wird, ist davon auszugehen, daß es sich damals in erster Linie um die

247 zitiert nach Idris, I.: »Der Vitiligo mit modernen Methoden auf den Leib gerückt«, S. 545

248 a.a.O., S. 44

249 a.a.O., Teil 2, S. 3

sog. Linsentrübung (Katarakt, grauer Star) gehandelt haben muß. Da genaue augenärztliche Beschreibungen fehlen, können keine Angaben gemacht werden über weitere – heute klar zu definierende und damals mit Sicherheit auch existierende – ophthalmologische Erkrankungen, wie z. B. grüner Star (Glaukom, Erhöhung des Augeninnendrucks mit zunehmender Sehverschlechterung bei ausbleibender Therapie), oder Netzhauterkrankungen infolge von Ablösungen der Retina oder altersbedingten arteriosklerotischen Durchblutungsstörungen. Es ist anzunehmen, daß auch infektiöse Augenkrankheiten in großer Zahl auftraten, wobei besonders das Trachom (Granulose oder ägyptische Augenentzündung) eine wichtige Stellung einnahm.

Auch von anderen Altersgebrechen berichtet das Alte Testament. In Sacharja 8, 4 wird z. B. davon erzählt, daß auf den Plätzen Jerusalems alte Männer und Frauen sitzen sollen, »jeder mit seinem Stock in der Hand vor hohem Alter«, offenbar, weil die Beine sie nicht mehr tragen. In Prediger 12, 1-6 ist von den bösen Tagen (des Alters) zu lesen, von denen du sagen wirst: »Sie gefallen mir nicht.« Von daher sei die Redeweise »satt an Tagen« zu verstehen, sagt Köhler.[250] Es mag dahingestellt bleiben, ob es sich in diesen Fällen um echte Erkrankungen oder um mehr oder weniger altersabhängige »physiologische Gesundheitsstörungen« handelt, wie sie sehr häufig bei hochbetagten Menschen auftreten, also z. B. Alterszittern, Hirnarteriosklerose, Arthrose der großen Körpergelenke, die sicher keine Erscheinung der Neuzeit sind.

Besonderes Augenmerk sei dem Phänomen der Verkrüppelungen und Behinderungen gewidmet. Das Hebräische hat dafür eine eigene Wortform gebildet: Von den drei Konsonanten eines Wortes wird der mittlere verdoppelt und die erste Silbe erhält ein -i-, die zweite ein -é- als Vokal. So entstehen z. B. *illém* (stumm), *iwwér* (blind), *gibbéch* (stirnglatzig).[251] Köhler gibt ein anschauliches Beispiel für die altjüdische Umschreibung der Gebrechlichkeit: »Am Lahmen baumeln die Schenkel und der Weisheitsspruch am Munde der Toren«.[252]

250 a.a.O., S. 35
251 Köhler, a.a.O., S. 39
252 ebda. Er bezieht sich auf Sprüche 26, 19 [sic] eigentlich 26, 7; allerdings heißt die Übersetzung dieser Stelle in der '84er Lutherbibel: »Wie einem Gelähmten das Tanzen, so steht dem Toren an, von Weisheit zu reden ...«

Verkrüppelungen sind im Volk des alten Bundes, wie auch in der späteren griechisch-römischen Zeit, in erster Linie durch mangelhaft oder gar nicht behandelte Verletzungen im täglichen Leben oder im Krieg zustande gekommen. Es waren ja z. B. die modernen Methoden der Knochenbruchbehandlung durch anatomisch exakte Reposition oder gar Operation noch völlig unbekannt. So kam es oft genug vor, daß eine gebrochene Extremität in bisweilen grotesker Fehlstellung verheilte. Die Qumrantexte wissen zu berichten, daß bei einem schweren Oberarmbruch die Hand nicht mehr »geschwungen« werden kann. Allerdings gab es damals so etwas wie materielle Entschädigung für zugefügte Leiden. Wer einen anderen zum Krüppel geschlagen hatte, mußte diesem den Verdienstausfall ersetzen und den Arzt bezahlen (Exodus 21, 19).

Verkrüppelte und gelähmte Menschen waren zu alttestamentlicher Zeit gewiß recht häufig anzutreffen, und ihre deformierenden Erkrankungen sind nicht nur durch Unfälle und Schädigungen beim Geburtsvorgang, sondern auch durch Stoffwechselerkrankungen (Gicht) und durch solche Leiden hervorgerufen worden, die in der modernen Medizin als Immunopathien bezeichnet werden (z. B. die chronische Polyarthritis). Was dem Aufkommen einer »Inneren Medizin« – im Gegensatz zu einer chirurgischen oder einer Unfall-Medizin entgegenstand, war die – auch im übrigen alten Orient einschließlich des vorptolemäischen Ägyptens und des homerischen Griechenlands – herrschende Unkenntnis der menschlichen Anatomie.[253] Es wird beispielsweise in der von Labat herausgegebenen Serie »Traité Accadien«: *enuma ana bit marsi asipu illiku-(ku)* mit dem Terminus *libbu* das Körperinnere schlechthin, das Herz, der Bauch und im Plural die Eingeweide, bezeichnet.[254] Für so wichtige Organe wie Harnblase oder Milz gibt es gar keinen sprachlichen Ausdruck, während für die sichtbaren Sexualorgane eine Fülle vielleicht z.T. volkstümlicher Ausdrücke zur Verfügung steht.[255]

Auf die Kinderlosigkeit als Krankheit der männlichen oder weiblichen Fortpflanzungsorgane (damals sicher nach allgemeiner Meinung

253 Hempel, J.: »Ich bin der Herr, dein Arzt«, S. 811
254 ebda.
255 ebda.

vor allem der weiblichen) wollen wir hier nicht weiter eingehen. Daß beim Ausbleiben der Gravidität die Ursache, wie wir heute wissen, in nicht unerheblichem Maße beim Mann liegen kann, ist ein damals nie erörterter Gedanke.[256] Auch den Geburtsschmerz (»Mein Leib, mein Leib, wie muß ich kreißen!«)[257] können wir hier nicht näher behandeln.

Man kann wohl sagen, daß damals nur für äußere Einwirkungen und Verletzungen eine klare Ätiologie angegeben werden kann. Angesichts des Mangels einer rationalen Diagnostik, Ätiologie und Pathogenese innerer Krankheiten ist es nur allzu leicht verständlich, daß der ganze Bereich von Gesundheit, Krankheit, Leben und Tod im Umkreis des gesamten alten Orients und weit darüber hinaus zum Tummelplatz menschlicher Zauberer und außermenschlicher Dämonen gehörte.[258] Auch das Alte Testament weiß von beiden Gruppen von Usurpatoren zu berichten und fürchtet sie. Die weitgehende Unkenntnis der inneren Organe mußte nun im Volk Israel um so mehr bestehenbleiben, als die Scheu vor einer Verunreinigung durch die Leiche gerade den Stand, der an sich zum Arzttum besonders prädestiniert erschien, nämlich die Priester, von der Erforschung des menschlichen Inneren ausschloß. Denn es heißt in Leviticus 21, 1: »Und der Herr sprach zu Mose: Sage den Priestern, den Söhnen Aarons, und sprich zu ihnen: Ein Priester soll sich an keinem Toten seines Volkes unrein machen.« Ausgenommen von diesem Gebot werden nur die nächsten Blutsverwandten des Priesters, seine Eltern, Geschwister und Kinder. An deren Leichnam darf er sich unrein machen (3. Mose 21, 2/3), wohl weil es die Bestattungsvorbereitungen mit sich brachten. Falls ein Priester sich an einem ihm nicht blutsverwandten Verstorbenen unrein machte, so hatte er sich entheiligt (Vers 4) und sich damit, so könnten wir heute sagen, der Würde seines Amtes begeben.

Im Umkreis des alten Orients gab es eine tiefe Sehnsucht nach Leben, von der auf seine Art das Volk Israel keine Ausnahme gemacht hat. Das ergibt sich auch aus dem Bekenntnis des Josephus, gemäß dem

256 a.a.O., S. 815
257 Zitat bei Köhler, a.a.O., S. 37; er bezieht sich auf Jeremia 4, 19f., eine Stelle, die in der '84er Lutherbibel lautet: »Wie ist mir so weh! Mein Herz pocht mir im Leibe, und ich habe keine Ruhe...«
258 Hempel, a.a.O., S. 818

»in allen starken Naturgesetz leben zu wollen«.[259] Aufgrund dieser Lebenssehnsucht gehört der Suizid, der im übrigen alten Orient mitunter im Gespräch des Lebensmüden mit seiner Seele und im Streit des Herrn mit seinem Diener als Möglichkeit erwogen, aber nur selten geübt wurde, bei den Juden des Alten und Neuen Testaments zu den »ganz selten betretenen Auswegen aus besonders verzweifelter Lage«.[260]

Lassen wir mit Wolff, einem der kenntnisreichsten theologischen Interpreten biblischer Anthropologie, die alttestamentlichen Erkrankungen noch einmal Revue passieren. Wolff erklärt, daß die hebräische Wortwurzel für Krankheit *choli* fast immer einen Zustand der Schwäche, der Schlaffheit und der Erschöpfung, also der »irgendwie gebrochenen Lebenskraft«, bezeichnet.[261] Dies kann ebenso für eine Verletzung durch Unfall, für eine altersbedingte Fußerkrankung, wie auch für einen psychischen Ausnahmezustand gelten, z. B. krank sein vor Liebe (vgl. Hoheslied 2, 5 und 5, 8). In der Vorstellung des Volkes Israel lief die Krankheit nach folgendem Grundmuster ab: Krankheitsfall – Lebensschwäche – Todeszustand – Scheolnähe – Wiederaufleben – oder definitiver Todeseintritt.[262] Wolff weist nach, daß am weitesten von allen körperlichen Übeln wohl die Haut- und Infektionskrankheiten verbreitet waren,[263] also Aussatz, Geschwüre, Ekzeme, Parasitosen. Sie dürften, würde man retrospektiv eine Statistik aufstellen, den ersten Platz unter allen Erkrankungen einnehmen, zumal sie auch in den »Fluchlisten« (Deuteronomium 28, 21/27/28) jeweils an erster Stelle stehen. Von Siebenthal erklärt dies damit, daß Affektionen der Haut den Befallenen ja besonders augenfällig zum Unreinen stempelten, er ist mit »Sünde befleckt«.[264] Es ist interessant, daß die bekannten Krankengeschichten Einzelner im Alten Testament immer von gefährlichen und quälenden Geschwürsbildungen erzählen, die den ganzen Körper befallen (Hiob 2, 7; 2. Könige 20, 7). Sie können auch in Form von Seuchen auftreten,

259 Zitiert nach Hempel, a.a.O., S. 816

260 ebda.

261 a.a.O., S. 211

262 formuliert in Anlehnung an Seyboldt, K.: »Das Gebet im Alten Testament«, S. 63

263 a.a.O., S. 212

264 Siebenthal, W. von: »Krankheit als Folge der Sünde«, S. 34

sofern sie infektiöser Natur sind, wie z. B. die Pest. Als Strafe beispielsweise für ein Vergehen des Königs trifft sie das Volk, siehe 2. Samuel 24.[265] Da diese Erkrankungen in alttestamentlicher – wie auch noch in späterer – Zeit einen meist tödlichen Verlauf nehmen, werden sie als *däbär* (für Beulenpest)[266] oft in Reihen neben dem Schwert genannt (Exodus 5, 3; Jeremia 14, 12; Hesekiel 5, 17). In Sacharja 14, 12 wird eine Massenerkrankung besonders grauenvoll angekündigt: »Und dies wird die Plage sein, mit der der Herr alle Völker schlagen wird, die gegen Jerusalem in den Kampf gezogen sind: Ihr Fleisch wird verwesen, während sie noch auf ihren Füßen stehen, und ihre Augen werden in ihren Höhlen verwesen und ihre Zungen im Mund.«

Geisteskrankheiten werden, wie Wolff anführt, im Alten Testament meist ungenau mit Schwachsinn und Verwirrung des Geistes *timbón lébáb* umschrieben.[267] In 2. Könige 4, 18ff. wird über Kopfschmerzen berichtet, die, von einem Sonnenstich verursacht, später zum Tode führen. Jeremia 4, 19 schildert einen Herzanfall: »Wie ist mir so weh! Mein Herz pocht mir im Leibe, und ich habe keine Ruhe.«[268] Es könnte sich hier um einen Anfall von Angina pectoris handeln, verbunden mit Herzrasen, aber auch – sofern ein fühlbar starker Herzschlag gemeint sein sollte – um einen krisenhaft erhöhten Blutdruck mit Palpitationen und präkordialen Sensationen. Leider sind wir auch hier auf Vermutungen angewiesen.

Von besonderem Interesse dürfte sein, daß es durchaus körperliche Gebrechen gab, die zum Priesteramt untauglich machten, wie sie z. B. in Leviticus 21, 18-20 zusammengestellt sind: »Denn keiner, an dem ein Fehler ist, soll herzutreten, er sei blind, lahm, mit einem entstellten Gesicht, mit irgendeiner Mißbildung oder wer einen gebrochenen Fuß oder eine gebrochene Hand hat oder bucklig oder verkümmert ist oder wer einen weißen Fleck im Auge hat oder Krätze oder Flechten oder beschädigte Hoden hat.« Diese fast kaleidoskopartige Auflistung entbehrt in ihrer für die Bibel gelegentlich typischen rigiden Offenheit nicht

265 a.a.O., S. 24
266 Wolff, a.a.O., S. 212
267 ebda.
268 Eine Stelle, die wie oben gesagt, bei Köhler mit dem Bild einer kreißenden Frau wiedergegeben ist; a.a.O., S. 37

einer gewissen Kuriosität. Die Folgen nach Arm- oder Beinbruch sind als Hinderungsgrund für den Opferdienst noch nachvollziehbar, da sie den Priester motorisch behindern, ebenso sind Schwindsucht, Krätze und Flechten, also relativ unästhetische, ja zuweilen abstoßende Hauterkrankungen, als für das Priesteramt untauglich machend einzusehen. Hingegen könnte man über das Phänomen der beschädigten Hoden (Scrotalhernie) durchaus geteilter Meinung sein, läßt sie sich doch unter der Kleidung verbergen. Dieses Gebot ist nur dann verständlich, wenn man im Auge behält, daß ein Gebrechen ja eine Sündenstrafe ist.

Des weiteren führt Wolff Psalm 88 an, in dem lebenslanges Siechtum »von Jugend auf« beklagt wird und das nun in akute Todesgefahr mündet. Es ist ein Leiden, das den Kranken körperlich entstellt und ihn unmenschlich erscheinen läßt, so daß er durch den Abscheu und die Verachtung seiner Mitmenschen in völlige Isolation gerät oder gar aus der Gesellschaft verstoßen wird.[269]

An dieser Stelle muß zwangsläufig nun auch von Sterben und Tod die Rede sein. Im Zusammenhang mit dem Volk Israel geschieht dies vor allem in kultischer Hinsicht. Alles Tote (d.h. Gestorbene) repräsentiert den äußersten Grad von Unreinheit (Numeri 9, 6; 19, 11/16/18). Die vom Toten ausgehende Unreinheit erstreckte sich nicht nur auf Menschen, sondern auch auf Dinge im Umkreis des Toten (Numeri 19, 14ff.). Von der Todesunreinheit waren besonders die Personen bedroht, die sich im Zustand einer »gesteigerten Heiligkeit« befanden, nämlich die Priester.[270] Es ist aus heutiger Sicht erstaunlich, daß, soweit wir geschichtlich zurückblicken können, der Jahwe-Glaube sich besonders rigoros gegen alle Formen des Totenkultes gewendet hat. Noch das Gesetz in Deuteronomium fordert bei der Abgabe des Zehnten das feierliche Bekenntnis, daß nichts davon für eine Totenspeisung verwendet worden war (Kapitel 26, 14). Gewisse Trauerriten, so betont von Rad, wurden auch dann mit einem befremdlich erscheinenden Eifer ausgemerzt, wenn sie nur in einem losen Bezug zum Totenkult standen.[271]

269 a.a.O., S. 213; Wolff gibt als Vergleich Jesaja 52, 14 und 53, 2 an.
270 von Rad, a.a.O., S. 289
271 a.a.O., S. 290

Ausführliche Berichte über den biologischen Sterbevorgang, aus denen etwa bestimmte pathologische Abläufe rekonstruierbar wären, finden wir im Alten Testament so gut wie nicht. An einigen Stellen wird über Stöhnen, Seufzen und Weinen berichtet, und zwar nicht nur als Ausdruck einer Gemütsbewegung, sondern auch als Ausdruck des biologischen Vorgangs schwindender Körperkräfte, die mit den aus »inneren Quellen« hervorströmenden Tränen den Körper verlassen. Mit dem Röcheln der Kehle des Sterbenden entweicht das Leben.[272] Nach Genesis 3, 19 und 22 ist des Menschen Zeit begrenzte Zeit. Es ist seine Gelegenheit zum Leben zwischen Geburt und Tod. Die letzte Wegstrecke, auf der der Mensch schon nicht mehr in seiner Fülle, sondern nur noch bruchstückhaft lebt, aber auch noch nicht tot ist, wenn also sein Lebensende abgesehen werden kann, nennen wir Sterben. Im alttestamentlichen Israel sind nur indirekte Schlüsse auf das Sterben und den Tod anhand der Worte von Sterbenden möglich. Dem Menschen des Alten Testamentes widerfährt persönlich im Tode das ganz und gar Ungewöhnliche, obwohl er, wenn er den Weg allen Lebens betritt, doch in eine weltweite Schicksalsgemeinschaft hineingestellt ist. Nach einer älteren, vermutlich elohistischen Pentateuchschrift[273] wird dem sterbenden Jakob-Israel gemeldet, daß sein Sohn Josef ihn mit den beiden Enkeln Manasse und Ephraim aufsucht (Genesis 48). »Und Israel machte sich stark und setzte sich auf im Bett« (Vers 2). Nach der Segnung der Enkel sagt er zu Josef: »Siehe ich sterbe, aber Gott wird mit euch sein und wird euch zurückbringen in das Land eurer Väter« (Vers 21). Der in Schwäche Sterbende sieht die kommenden Veränderungen.[274] Hier wird von einem Sterbenden berichtet, der offenbar noch die Zeit hat, bewußt Abschied zu nehmen und sich auf seinen Tod einzustellen.

Wie der hinfällige Mensch an der Todesgrenze zum vollmächtigen Zeugen werden kann, zeigt das deuteronomische Geschichtswerk auch an den Worten des scheidenden Samuel (1. Samuel 12) und des sterbenden David (1. Könige 2, 1ff.).[275] Den nach dem Sterben eintretenden Tod sieht das Alte Testament in seiner ganzen Schrecklichkeit. Israel zeigt

272 vgl. Collins, T.: »The Physiology of Tears in the Old Testament«, S. 185-197
273 Wolff, a.a.O., S. 150
274 a.a.O., S. 151
275 a.a.O., S. 152

zeigt sich geradezu mit seiner, wie Wolff es ausdrückt,[276] Entmythisierung beschäftigt. Für eine sich am Alten Testament orientierende »Theologie des Todes« kommt dem Tod keine letzte Selbständigkeit zu. Der Tod kommt nicht an sich vor. Sterben ist menschlich, und so ist der Tod nicht etwas davon zu Abstrahierendes, sondern eben dies: daß Menschen sterben. Insofern ist im Glauben Israels eine Tendenz zur Entmythologisierung des Todes angelegt, die dann im Neuen Testament in äußerster Radikalität sich auswirkt.[277] Ebensowenig wie das Grab erfährt auch der Tod selbst irgendeine Weihe des Heiligen oder gar Göttlichen, sondern wird in seiner ganzen Gräßlichkeit gesehen. In Hiob 18,14 erhält der Tod das Prädikat des »Königs jäher Schrecken«. Aus Jesaja 14, einem Spottlied auf Babels König, wird erkennbar, wie stark mythische Vorstellungen aus der Umwelt Israels in das Bild der Totenwelt noch hineinragen. Dort heißt es in Vers 4ff.:

> »Wie ist es mit dem Treiber so gar aus,
> und das Toben hat ein Ende!
> Der Herr hat den Stock der Gottlosen zerbrochen,
> die Rute der Herrscher [...]
> Das Totenreich drunten erzittert vor dir,
> wenn du nun kommst.
> Es schreckt auf vor dir die Toten,
> alle Gewaltigen der Welt,
> und läßt alle Könige der Völker von ihren Thronen
> aufstehen,
> daß sie alle anheben und zu dir sagen:
> »Auch du bist schwach geworden wie wir,
> und es geht dir wie uns [...]
> Gewürm wird dein Bett sein und Würmer deine Decke.
> In deinem Herzen plantest du:
> Empor zum Himmel will ich steigen.
> Doch in die Totenwelt bist du gestürzt,
> in allertiefste Tiefe.«

Im Unterschied zum Gilgameschepos hat hier das Totenreich aber keine Macht oder Würde, sondern totale Schwäche ist seine Wirklichkeit. »Maden und Würmer sind die wahren Regenten.«[278]

[276] a.a.O., S. 155
[277] Jüngel, E.: »Tod«, S. 93
[278] Wolff, a.a.O., S. 156

Erwähnenswert ist auch, daß im Deuteronomium alle Praktiken verboten werden, die in irgendeiner Weise mit der Wiederkehr der Toten rechnen. In Numeri 19, 11 wird auf eine sieben Tage dauernde Unreinheit hingewiesen, die für den gilt, der mit einem Toten in Berührung gekommen ist. Die Unreinheit, die von einem menschlichen oder tierischen Leichnam ausgeht, ist von einer ungemein infizierenden Kraft. Die kultischen Bestimmungen deuten auf den schweren Abwehrkampf hin, den Israel führte, und zeigen an, um welch radikale Entsakralisierung und Entmythisierung des Todes es sich bemüht hat.[279]

Der 88. Psalm bietet uns eine entscheidende Hilfe, wenn wir den »Zustand des Totseins«, d.h. die Phase nach dem Ende des Sterbens, das ja in sich noch Leben ist, beschreiben wollen. In Vers 6ff. heißt es: »Ich liege unter den Toten verlassen, wie die Erschlagenen, die im Grabe liegen, derer du nicht mehr gedenkst und die von deiner Hand geschieden sind. Du hast mich hinunter in die Grube gelegt, in die Finsternis und in die Tiefe.« Damit wird ausgedrückt, daß die Toten Wesen sind, die aus Jahwes Machtbereich ausgeschieden wurden. Nach Wilckens werden sie als »entkräftete, dahinschwindende, gewesene Lebendige aufgefaßt, die, der Wirklichkeit des Lebens entrückt, mit sich allein sind«.[280] Der Tod sei, so Wolff, einerseits ein Raum gnadenloser Gottesferne, in den Jahwe nicht mehr hineinwirken könne; jeder menschliche Versuch, auch nur die geringste Verbindung zwischen der Totenwelt und Jahwe herzustellen, werde streng unterbunden. Andererseits werde auch dem Tod jede Jahwe gegenüber selbständige Mächtigkeit bestritten.[281] Aus Psalm 115, 17 ist zu entnehmen, daß in der Welt der Toten das Werk und das Lob Jahwes sowie die Verkündigung Jahwes keinen Raum mehr haben. Für den ganzen Menschen ergab sich die alttestamentliche Einsicht, daß Leben genau dort in den Tod geht, wo das Lob Gottes verstummt. Wolff sieht in der Definition des Toten den vom Lob Gottes Abgeschnittenen und stellt ihn in Gegensatz zu dem Lebenden, der ja in der Lage ist, Jahwes Wort und Werk zu rühmen.[282] Leben, so Wolff weiter unter Berufung auf Jüngel, heißt also im Alten Testament ein Verhältnis haben, vor

279 a.a.O., S. 159
280 a.a.O., S. 125/126
281 a.a.O., S. 162
282 ebda., S. 161

allem: zu Gott ein Verhältnis haben. Tod bedeutet »Verhältnislosigkeit«.[283] Ähnliches will Jüngel bekunden, wenn er den Tod als Ereignis der die Lebensverhältnisse total abbrechenden Verhältnislosigkeit bezeichnet und (im wohl mehr neutestamentlichen Sinne) den Satz »Gott ist mein Jenseits« als kürzeste Formel der Auferstehungshoffnung bezeichnet.[284]

Zwischen Leben und Tod besteht ein merkwürdiges theologisches Vakuum, das von den Zeugen des Jahweglaubens bewältigt werden muß.[285] Dies geht in Schritten vor sich, und zwar zunächst so, daß die Beter des Alten Testamentes sich in Todesgefahr an Jahwe wenden, der doch die »Quelle des Lebens« ist (Psalm 36, 8-10). Jahwe kann nicht über den Tod gebieten (Psalm 88, 6), aber er kann den Zugang zum Tod verhindern (Vers 7), denn er bestimmt den Zeitpunkt von Leben und Tod. Anders heißt es dagegen in der fünften Amos-Vision (Amos 9, 2) von den Menschen, die dem Gericht entfliehen wollen: »und drängen sie bis in die Totenwelt, so brächte seine Hand sie von dort herauf«.[286]

In Psalm 49, 16 wird eine dritte Stufe erkennbar. »Aber Gott wird mich erlösen aus des Todes Gewalt, denn er nimmt mich auf.« »Vor Jahwe«, so Wolff, »gibt es demnach nicht nur die Alternative zwischen diesem Leben und dem Schattendasein in der Totenwelt, sondern eine andauernde Lebensverbundenheit mit ihm als eine dritte Möglichkeit«,[287] die in Psalm 73, 23ff. am deutlichsten wird: »Dennoch bleibe ich stets an dir; denn du hältst mich bei meiner rechten Hand, du leitest mich nach deinem Rat und nimmst mich am Ende mit Ehren an.« Ist Jahwe allein Gott, so muß zwangsläufig erkannt werden, daß auch der Tod kein Herrschaftsgebiet darstellt, in das Jahwe nicht vordringen könnte. In 1. Samuel 2, 6 heißt es: »Der Herr tötet und macht lebendig, führt hinab zu den Toten und wieder herauf.«

Man kann sich des Eindrucks nicht erwehren, daß im Alten Testament viele Sterbeberichte von Menschen handeln, die – in vorgerücktem Alter und lebenssatt – diese Welt verlassen. Dagegen zeigt sich der vor-

283 ebda.
284 a.a.O., S. 152
285 Wolff, a.a.O., S. 162ff.
286 a.a.O., S. 163
287 a.a.O., S. 164/165

zeitige Tod immer als Feind des Lebens, denn der »späte Tod« ist der Tod, den der Mensch sterben darf, nicht der, den er sterben muß.[288] Das Unglück ist um so größer, je früher sich der Tod dem Menschen naht. In Jesaja 38, 10/12ff. klagt der König Hiskia über sein angekündigtes vorzeitiges Ableben: »Ich sprach: Nun muß ich zu des Totenreiches Pforten fahren in der Mitte meines Lebens, da ich doch dachte, noch länger zu leben. [...] Meine Hütte ist abgebrochen und über mir weggenommen wie eines Hirten Zelt.«

Im Volk des Alten Bundes ist die zwischen Gott und Tod bestehende Spannung nicht zu trennen von dem Zusammenhang zwischen Tod und Schuld. Interessant ist, daß gerade der vorzeitige Tod nach dem Zeugnis des Alten Testamentes als der »verschuldete Tod« gilt. Nach 1. Samuel 2, 31ff. wird z. B. Eli als Strafe angekündigt, daß es in seiner Sippe keinen Betagten mehr geben soll, mithin, daß in Zukunft keiner hochbetagt und lebenssatt sterben wird, sondern vorzeitig. In Hiob 22, 15 ist von den Ungerechten zu lesen, die fortgerafft wurden, »ehe es Zeit war«. Und Hiob 36, 14 berichtet von den Ruchlosen: »So wird ihre Seele in der Jugend sterben und ihr Leben unter den Huren im Tempel.« Israel sieht durchaus einen Zusammenhang zwischen vorzeitigem Tod und besonderer Schuld, was wir aus heutiger Sicht ablehnen müssen. Mitten im Leben zu sterben ist ein törichtes Ende, nach Jeremia 17, 11 z. B. für den, der durch Unrecht zu Reichtum gelangt ist. Unter Angabe der Bibelstellen 2. Samuel 14, 14 und Hiob 34, 12 zitiert Jüngel: »Denn sterben müssen wir zwar und sind wie Wasser, das auf die Erde geschüttet wird und das man nicht wieder fassen kann; aber Gott wird das Leben nicht jäh hinwegraffen ...«, wenn kein Grund dazu vorliegt.[289] Nach Deuteronomium 30, 19 kann alttestamentlicher Anschauung entsprechend Leben ganz allgemein mit Segen, Tod parallel mit Fluch gebraucht werden.[290]

Immer aber weiß der Mensch, dem sich der Tod nähert und dessen Leben dafür reif geworden ist, offenbar ganz bewußt davon, daß er sterben muß. Ein bißchen Zeit, sich – wie auch immer – darauf einzustellen,

288 a.a.O., S. 168
289 a.a.O., S. 85
290 a.a.O., S. 79

verbleibt ihm. Den Krieg mit seinen häufig akut tödlichen Verletzungen lassen wir hier bewußt außen vor. Nur ganz wenige Berichte finden sich im Alten Testament, in denen ein offenbar bislang Gesunder akut (oder doch nach kurzer Zeit) verstirbt, wobei ihm keine Möglichkeit bleibt, sich auf sein Stunden oder Tage später erfolgendes Ende vorzubereiten. Die Erzählung von Nabals Tod (1. Samuel 25, 37ff.) gehört zu den wenigen, die ein akutes und schweres Krankheitsereignis schildern, bei dem der Patient vermutlich schlagartig sein Bewußtsein verliert und zehn Tage später verstirbt: »Da erstarb sein Herz in seinem Leibe, und er ward wie Stein. Und nach zehn Tagen schlug der Herr den Nabal, daß er starb.« Der Arzt denkt hier sogleich an einen Schlaganfall (Apoplexie) – etwa in Form eines umfangreichen Gefäßverschlusses mit konsekutivem großen Hirninfarkt oder in Form einer intracerebralen Massenblutung –, wodurch der Erkrankte völlig gelähmt und von einer Minute zur anderen um sein Bewußtsein gebracht wurde. Daraufhin trat etwa zehn Tage später durch Herz-Kreislauf-Versagen im sog. »Coma cerebrale« der Tod ein. Daß das Herz des Nabal erstarb, ist in der Vorstellung hebräischer Anthropologie nicht mit »Herzstillstand« im heutigen Sinne gleichzusetzen. Das im hebräischen Text gebrauchte Wort *lébáb* (das zwar vordergründig mit ›Herz‹ zu übersetzen wäre) kann im weiteren Sinne auch eine Versteinerung des Körpers bedeuten,[291] also z. B. mit einer totalen »Lähmungsstarre« in Verbindung gebracht werden, wie sie bei besonders schweren Schlaganfällen nicht unüblich ist. Das eigentliche, das anatomische Herz stand dann erst zehn Tage später definitiv still. Hier deutet sich das ganzheitlich-stereometrische Denken hebräischer Prägung an, von dem schon einmal die Rede war und auf das später noch einmal einzugehen sein wird.

2. Heilung und »Heilmittel«

Daß Krankheit und Tod eine Folge des menschlichen Ungehorsams und der Sünde seien, wird im Alten Testament wiederholt betont. Wenn Israel Gott gehorsam ist und ganz aufmerksam auf ihn hört, soll es von

291 Wolff, a.a.O., S. 69

keiner der vielen Krankheiten befallen werden, die Ägypten zu schaffen machten, denn, so heißt es in Exodus 15,26: »Ich bin der Herr, dein Arzt.« Leider hat sich an dieser und an ähnlich lautenden Bibelstellen bis in die Gegenwart hinein immer wieder ein großes Mißverständnis entzündet. Einerseits werden Erkrankungen hier und da immer noch im unmittelbaren Zusammenhang mit Sünde gesehen nach dem Motto: »Wer viel krank ist, hat auch viel gesündigt.« Zum anderen gibt es bis heute Menschen, besonders unter gläubigen Christen, die sich selbst im Falle ernster Erkrankung hartnäckig weigern, einen Arzt zu Rate zu ziehen. Sie meinen, das Wort so verstehen zu müssen, als bedeute es, »nur ich, Gott allein, bin dein Arzt«. In Wirklichkeit liegt hier – wie Köhler interpretiert – eine sehr bestimmte Anerkennung des Arztes und seines Tuns vor. Denn selbst Gott wird als Arzt bezeichnet.[292] Wie dem auch sei, Jahwe allein ist Herr über Krankheit und Heilung. Ob menschliche (ärztliche) Verordnungen mitwirken oder nicht, wesentlich ist im Alten Testament immer, daß der Kranke in seiner Krankheit und der Genesende in seiner Heilung dem Gott begegnet, der Krankheit schickt und Heilung bewirkt. Gott schickt Krankheiten nach seinem freien Willen oder hält sie fern. Prozesse um Krankheit und Heilung können – wie Wolff sagt – nie vom Wirken Jahwes abstrahiert werden.[293] Es ist eine persönliche Angelegenheit des Betroffenen, ob er in seiner Krankheit die besondere Erfahrung mit Jahwe durchsteht und dauerhaft in sein Leben hineinnimmt. Wir werden auf das Verhältnis von Sünde und Krankheit in einem späteren Kapitel noch zurückkommen.

Heilung verspricht sich der erkrankte Mensch im Alten Testament in erster Linie durch die Anrufung Jahwes, an den er sich mit Bitten und Flehen wendet. Dem Wort Jahwes wird die größte Heilkraft zugeschrieben. Sehr deutlich spricht die Weisheit Salomos von der Heilung der Israeliten (Kapitel 16,12): »Es heilte sie weder Kraut noch Pflaster, sondern dein Wort, Herr, das alles heilt.« Im alten Israel war es wohl ganz allgemeiner Brauch, Jahwe als »den Arzt« anzurufen und um Heilung in allen Krankheitssituationen zu bitten. So wird im Klagelied (Psalm 6,3; Jeremia 17,14) gerufen: »Heile mich!«, und im Danklied wurde

[292] a.a.O., S. 42
[293] a.a.O., S. 218

bekannt: »Du hast mich geheilt« (Psalm 30,3; 103,3). Wer sich nicht an Jahwe wandte, mußte die Konsequenzen tragen, wie beispielsweise der König Asa (2. Chronik 16,12/13).[294] Wandte der Kranke sich gar an eine fremde Gottheit, so war dies unverzeihlich, wie das Beispiel des Königs Ahasja zeigt (2. Könige 1,2-8).

Die Anrufung Jahwes schloß ein, daß sich der Kranke in Israel, wie in der altorientalischen Umwelt überhaupt, bestimmten Bußriten und -praktiken unterzog. Diese bestanden aus in ihrer Zusammensetzung wechselnden Äußerungen und waren im allgemeinen nicht an einen festen kultischen Ort gebunden. Als Verhaltensweisen einzelner oder mehrerer konnten sie prinzipiell überall praktiziert werden.[295]

Die Hinwendung des Kranken zu Jahwe verbot nun freilich nicht jede Therapie. Wenn man sich Gott anvertraut hatte, kamen auch die Heilmittel zum Einsatz (2. Könige 20,1-7). Die Aussatzthora Leviticus 13ff. gibt uns Eindruck in das priesterlich-medizinische Walten, und sie ist, soweit wir wissen, die einzige deutliche Stelle. Die Priester hatten sich mit den vom Aussatz befallenen Menschen, die zu den »körperlich unreinsten« gehörten, ausgiebig zu beschäftigen. Dies geschah durch ein umständliches und minutiös festgelegtes Reinigungszeremoniell, das man sich wohl als ein Gemisch aus manuellem Handeln (Haarescheren, Waschungen, Opferungen) und liturgisch-verbaler Kommunikation mit Jahwe (Anrufungen, Gebete) vorzustellen hat.[296] Das in Leviticus 13 wiederholt anzutreffende Wort »Reinsprechen« ist, wie man annehmen muß, mit einem umfangreichen liturgisch-verbalen Aktionismus verbunden. Als Beispiel manuellen Handelns werden in den für unsere Information nicht hoch genug einzuschätzenden Bibelstellen Leviticus 13 und 14 besonders die Kleiderwaschungen, die Verbrennungen und das »Herausreißen« von Teilen aus der Kleidung Erkrankter bzw. ehemals Kranker erwähnt. »Wenn aber der Priester sieht, daß die Stelle verblaßt ist nach dem Waschen, so soll er sie herausreißen aus dem Kleid, dem Leder, dem Gewebten oder Gewirkten« (Leviticus 13,56). Dies diente

294 von Siebenthal, a.a.O., S. 37
295 Seybold, a.a.O., S. 62
296 Siehe dazu bes. den Kommentar bei Strack/Billerbeck, Bd. IV, 2.Teil, S. 745ff., 27. Exkurs: Aussatz und Aussätzige, bezieht sich zwar auf Matthäus 8, gibt aber Einblick in die Gepflogenheiten des Volkes.

der augenfälligen äußeren Darstellung der sakralen und sozialen Rehabilitation des Betroffenen. Der Genesene wurde so wieder in die kultische Gemeinschaft aufgenommen, nachdem sein Verhältnis zu Gott geklärt war.[297]

Als Heilmittel ist im Alten Testament besonders die Applikation von Pflastern, Packungen oder Salben[298] bekannt. Das Feigenpflaster des Jesaja gegen das Geschwür *sehin* seines königlichen Herrn (Jesaja 38, 21 und 2. Könige 20, 7) verdankt seine Berühmtheit der Tatsache, daß es das einzige halbwegs »vernünftige« Mittel ist, von dem wir im altisraelitischen Schrifttum lesen,[299] wenn wir einmal von den eine gewisse Ätiologie verratenden Warnungen in Sirach 19 und 31 vor Völlerei und allzu intensivem Liebesleben absehen.[300]

Als weitere Möglichkeiten der Behandlung von Krankheiten nennt das Alte Testament die Versorgung von Verwundungen. Der *rópä'* ist ausschließlich der Heilkundige als Wundarzt, wörtlich dem Sprachstamm nach der »Flicker« oder der »Zusammennäher«. Die Wundärzte drücken die erkrankten Hautstellen aus (das bezieht sich wahrscheinlich auf Eiterungen), beträufeln sie mit Öl, reiben sie mit Balsam ein oder verbinden sie. Vgl. Jesaja 1, 6: »Von der Fußsohle bis zum Haupt ist nichts Gesundes an euch, sondern Beulen und Striemen und frische Wunden, die nicht gereinigt noch verbunden noch mit Öl gelindert sind.« Schließlich gibt es noch Therapieversuche bei seelischen Ausnahmezuständen. So dient das Saitenspiel, wie wir heute sagen würden, als Musiktherapie, zur Beschwichtigung bei Wutanfällen, Gewalttätigkeiten bzw. zur Aufhellung der Stimmung bei Schwermut (Davids Saitenspiel vor Saul). Und bei leidenschaftlicher Liebe werden »Rosinenkuchen« und Äpfel als Heilmittel verwandt (Hoheslied 2, 5). Nach Mason soll bei Augenkrankheiten (z. B. Star) Fischgalle benutzt worden sein.[301]

297 Seybold, a.a.O., S. 85ff.
298 Mason, R.A.E.: »Althebräische Medizin«, S. 36. Mason berichtet von der Zunft der Salbenhersteller oder Salbenbereiter, die besonders Myrrhe, Zimt, Kalmus (Aaronstabgewächs) und Kassia (Sennesblätter, Sennesschoten) verwandten.
299 Hempel, a.a.O., S. 813
300 a.a.O., S. 814
301 a.a.O., S. 37

3. Die Stellung des Arztes

Im vorangegangenen Kapitel hatten wir erwähnt, daß Köhler die Stelle Exodus 15, 26 »Ich bin der Herr, dein Arzt« im Sinne einer besonderen Anerkennung der Ärzte interpretiert (selbst Gott wird als Arzt bezeichnet). Im auffälligen Gegensatz dazu steht jedoch die Tatsache, daß ein eigentlicher Ärztestand im Alten Testament für Israel nicht eindeutig belegt ist. Wohl kennt der Hebräer – wie schon gesagt – ein Wort für Arzt, *rópä'*, was überwiegend die Tätigkeiten eines Wundversorgers bezeichnet. Aber seine Kunst scheint nicht besonders groß gewesen zu sein. In Hiob 13, 4 wird geringschätzig von »Lügentünchern« oder, nach anderer Übersetzung, von »Heilpfuschern« gesprochen. Die Freunde Hiobs sind »unnütze Ärzte«, weil sie falsche Diagnosen stellen und schlechte Ratschläge erteilen. Im Grunde ging man lieber zu anderen Helfern als zu ihnen. Der König Jerobeam schickt, als sein Sohn Abija erkrankt, seine Frau zum Propheten (1. Könige 14, 8). Als Elisa nach Damaskus kommt, läßt (nach 2. Könige 8, 7-9) der kranke König Ben Hadad ihn zu Rate ziehen, um zu erfahren, ob er wieder gesund werden würde. Es ist wiederum ein Prophet, nämlich Jesaja, der den todkranken König Hiskia mit einem Feigenpflaster behandelt (s.o., Jesaja 38, 1/21).

Im Gegensatz dazu ist das Kapitel über den Arzt bei Jesus Sirach im zweiten Jahrhundert vor Christus »merkwürdig zwiespältig«, wie von Rad meint.[302] Dort werden »sehr verschiedene Voten zu dem theologischen Problem des Arztes zusammengestellt«.[303]

»Ehre den Arzt mit gebührender Verehrung,
damit du ihn hast, wenn du ihn brauchst;
denn der Herr hat ihn geschaffen,
und die Heilung kommt von dem Höchsten,
und Könige ehren ihn mit Geschenken.
Die Kunst des Arztes erhöht ihn
und macht ihn groß bei Fürsten und Herren.
Der Herr läßt die Arznei aus der Erde wachsen,
und ein Vernünftiger verachtet sie nicht.
Wurde nicht das bittere Wasser süß durch Holz,
damit man seine Kraft erkennen sollte?

302 a.a.O., S. 288
303 ebda.

Und er hat solche Kunst den Menschen gegeben,
um sich herrlich zu erweisen
durch seine wunderbaren Mittel.
Damit heilt er und vertreibt die Schmerzen,
und der Apotheker macht Arznei daraus,
damit Gottes Werke kein Ende nehmen
und es Heilung durch ihn auf Erden gibt.
Mein Kind, wenn du krank bist,
so mißachte dies nicht;
sondern bitte den Herrn,
dann wird er dich gesund machen.
Laß ab von der Sünde und handle rechtschaffen
und reinige dein Herz von aller Missetat.
Opfre lieblichen Geruch und feinstes Mehl zum Gedenkopfer,
und gib ein fettes Opfer, als müßtest du sterben.
Danach laß den Arzt zu dir,
denn der Herr hat ihn geschaffen;
und weise ihn nicht von dir,
denn du brauchst auch ihn.
Es kann die Stunde kommen,
in der dem Kranken allein durch die Hand
der Ärzte geholfen wird;
denn auch sie werden den Herrn bitten,
daß er's ihnen gelingen läßt,
damit es sich mit ihm bessert
und er gesund wird und wieder für sich sorgen kann.
Wer vor seinem Schöpfer sündigt,
der soll dem Arzt in die Hände fallen!«
(Sirach 38,1-15)

Gott hat den Arzt eingesetzt, von Gott hat er seine Weisheit (Vers 1f.). Aber auch die Arzneimittel kommen von Gott; für die Legitimität ihrer Nutzung wird sogar ein Schriftbeweis gegeben (Vers 4-8). »Das alles«, so von Rad, »spricht also für den Dienst des Arztes. Im zweiten Teil sind aber die theologischen Voten zurückhaltender. Es werden im Falle der Krankheit Gebet und Opfer empfohlen, wobei der Arzt doch nicht grundsätzlich ausgeschlossen sein soll, denn ›zuzeiten‹ ist auch seiner Hand Gelingen gegeben. Bezeichnenderweise fühlt sich auch hier der Weise genötigt, dem Arzt eine theologische Legitimation zu geben; er findet sie in der Tatsache, daß der Arzt ja um das Gelingen seiner Diagnose gebetet hat (Vers 9-14) [...] Das Ganze«, so meint von Rad, »ist das typische Dokument einer Aufklärung, die doch den altüberkommenen Glauben nicht preisgeben will. Aber sie steht nicht mehr in ihm und bemüht die Theologie nur noch, um dem Arzt – mit dessen Existenz man so oder so rechnen muß – nachträglich die Legitimation zu geben.«[304]

Trotz dieser relativ kritischen Einstellung Gerhard von Rads meine ich, daß der Text bemerkenswerte Passagen enthält, deren Inhalt auch für den Arzt der heutigen Zeit gelten kann. Ärzte sind kraft ihrer Erfahrung imstande, Schmerzen zu lindern und Leben zu erhalten. Aber ihren Gaben sind auch Grenzen gesetzt. Die Ärzte selbst sind, wie ihre Patienten, auf das Gebet zu Gott angewiesen. Nach Aussage von Jesus Sirach ist es – wie wir gesehen haben – im Falle einer Erkrankung entscheidend, zuerst mit Gott ins reine zu kommen. Danach soll der Arzt zu Rate gezogen werden, damit die körperliche Heilung erreicht wird. An dieser Stelle begegnet uns zum ersten Mal in der Auseinandersetzung mit unserem Thema eine Verhaltensweise oder auch Anleitung, die für Patient und Arzt gleichermaßen zur Richtschnur werden kann. Es ist offenbar immer angebracht, daß sich die sog. »innere Heilung« durch den Frieden mit Gott zur medizinischen Therapie hinzugesellt bzw. ihr voraufgeht. Ja, wir können sogar noch weitergehen und gemäß Jesus Sirach mit Fug und Recht behaupten, daß der Arzt sich als »Mitarbeiter Gottes« verstehen darf (»denn auch sie werden den Herrn bitten, daß er's ihnen gelingen läßt«). Selbst Philo, der aufgeklärte und gebildete jüdische Religionsphilosoph in Alexandrien, wendet sich gegen diejenigen, »welche Gott, dem Retter, nicht fest vertrauen und sich zuerst zu kreatürlichen Hilfsmitteln flüchten: Ärzten, Kräutern, gemischten Arzneien, ausgeklügelter Diät und anderen Hilfsmitteln des sterblichen Geschlechts«.[305] Insgesamt ist aber wohl doch zu sagen, daß der Arzt im alttestamentlichen Judentum überwiegend kritisch beurteilt wurde. In dem Ausruf (Hiob 13, 4) »Aber ihr seid Lügentüncher und seid alle unnütze Ärzte« tritt uns der ganze alttestamentliche Spott über den erfolglosen Arzt entgegen. So wird uns aus dem rabbinischen Judentum das Sprichwort überliefert: »Arzt, heile deine eigene Lahmheit!«[306] (vgl. Lukas 4, 23).

304 ebda.
305 Hengel, R. und M.: »Die Heilungen Jesu und Medizinisches Denken«, S. 332
306 Strack/Billerbeck, a.a.O., Bd. II, S. 156

Die Medizin im alten Israel war weitgehend eine »äußere« (Wunden verbinden und behandeln mit Balsam, Pflaster und Öl). Dementsprechend kritisch wurde das Tun des Arztes als ein rein auf äußere Erkrankungen (z. B. Verletzungen, Geschwüre) bezogenes gesehen. Leider gab es keine wirksame Infektionsprophylaxe oder -therapie, so daß es durch infizierte Wunden des öfteren zu einer allgemeinen Vergiftung des Organismus (Intoxikation) mit Todesfolge kommen mußte. Trotz all seiner Bemühungen war der Arzt dadurch also häufig zur Erfolglosigkeit verurteilt (siehe dazu Jeremia 30, 12ff. und Nahum 3, 19).

Interessant ist, daß auch in den sog. »unbekannten Jesusworten« (außerhalb des neutestamentlichen Kanons) der Arzt sich offensichtlich keiner besonderen Akzeptanz erfreut. Der 1897 von Grenfell und Hunt in Mittelägypten gefundene »Oxyrhynchus-Papyrus-1« enthält den Spruch: »Es sagt Jesus: kein Prophet ist angesehen in seiner Heimat, noch wirkt ein Arzt Heilungen unter seiner Bekanntschaft.« Der Göttinger Theologe J. Jeremias, dem diese Veröffentlichung zu verdanken ist, sieht eine enge Verwandtschaft dieses Spruches zu Lukas 4, 24.[307]

Eine differenzierte Würdigung und vertiefte Schau ärztlicher Tätigkeit vermochte in Israel nicht zustande zu kommen, da sich u.a. auch eine Innere Medizin nicht entwickeln konnte. Der Grund dafür war die fehlende Schulung durch Sektionen, die man wegen der Verunreinigung durch die Leiche scheute. Ein anderer Grund bestand darin, daß Analogieschlüsse vom Tier auf den Menschen unüblich waren, da der Mensch eine Sonderstellung innerhalb der Schöpfung Jahwes genoß. Im übrigen war die kultische Tradition im alten Israel so verpflichtend, daß die Heilung der Krankheit durch die profane Kunst des Arztes in ihrer Wertigkeit der Heilung durch religiöse Mittel (Gebet, Gelübde, Opfer) hoffnungslos unterlag. Die unflexible, strenge kultische Tradition war es also, die eine medizinische Entwicklung und damit eine Höherstellung des Ärztestandes verhinderte. Nun kann die mangelnde Wertschätzung der Ärzte im alten Volk Israel infolge der Unkenntnis menschlicher Anatomie und Physiologie sowie im Hinblick auf die absolute Vorrangstellung der Priester und des religiösen Kultes »auch an kranken Tagen« kaum verwundern. Das an manchen Stellen jedoch

307 »Unbekannte Jesusworte«, S. 18

abfällige Urteil über den Ärztestand macht aus heutiger Sicht geradezu betroffen. Es fällt auf, daß die starke Zurückhaltung des Judentums gegenüber dem ärztlichen Beruf in früherer Zeit ganz im Gegensatz zur hervorragenden Bedeutung jüdischer Ärzte in der arabischen Welt und im europäischen Mittelalter steht. Der größte jüdische Gelehrte des Mittelalters, Moses Maimonides, war z. B. ein hochangesehener Arzt.[308]

4. Sünde und Krankheit

a) Christlich-theologische Interpretation

Auch in unserer Zeit gibt es immer noch Menschen, die Sünde und Krankheit in einem *proportionalen Kausalitätsverhältnis* sehen. Theologisch ist es in der Tat nicht zu leugnen, daß das Prinzip Sünde als existentielles Faktum menschlichen Lebens den Ur-Grund für das Prinzip Krankheit als ein ebenso existentielles Faktum unseres Seins bildet. Nicht nur biblisch-theologisch, sondern auch anhand von Urzeitmythen der Völker findet dieser prinzipielle Kausalnexus Erwähnung. Drewermann stellt – bei aller heute vorgebrachten Kritik an ihm – nach meiner Meinung richtig dar, daß die Urzeitmythen der Völker die archetypische Szene von Krankheit und Ausmerzung nur besonders konsequent zu Ende denken, wenn sie alle Krankheiten und Leiden des Menschen als das Ergebnis einer urzeitlichen Schuld betrachten.[309]

Dieser prinzipielle Kausalzusammenhang ist jedoch keineswegs einer Proportionalität unterworfen. Zum besseren Verständnis dieser Aussage müssen wir uns vergegenwärtigen, was Sünde als Grundgegebenheit menschlichen Lebens theologisch bedeutet. Der ursprüngliche Mensch weiß nur eines: Gott! Und wir formulieren weiter in Anlehnung an Bonhoeffer, daß der Mensch alles weiß nur in Anlehnung an Gott und Gott in allem weiß. Doch wünscht sich der Mensch alsbald aus dem Zustand der Ebenbildlichkeit Gottes heraus und will sein wie Gott. Aus

308 Lyons, A.S./Petrucelli II, R.J.: »Die Geschichte der Medizin im Spiegel der Kunst«, S. 298 und 313

309 »Tiefenpsychologie und Exegese«, S. 97

der Gottebenbildlichkeit wird die geraubte Gottgleichheit. Durch den Raub des Ursprungs hat der Mensch das Geheimnis Gottes in sich hineingenommen, an dem er zugrunde geht – ein Vorgang, den die Bibel mit dem Genuß der verbotenen Frucht beschreibt. Nun darf sich der Mensch nicht mehr im Ursprung Gottes wissen, sondern muß sich nach seinen eigenen Möglichkeiten verstehen, nämlich gut und/oder böse sein. In Genesis 3, 22 heißt es: »Siehe, der Mensch ist geworden wie unsereiner und weiß, was gut und böse ist.«[310]

J. Moltmann steuert am Beispiel der Gottebenbildlichkeit einen weiteren Gedanken zum Thema Sünde bei. Er spricht davon, daß Gottebenbildlichkeit zuerst das Menschenverhältnis Gottes und erst dann das Gottesverhältnis des Menschen bezeichne.[311] Bezugnehmend darauf könnte man sagen, daß das »Urphänomen Sünde« in der Umkehrung dieser Reihenfolge liegt; d.h. zuerst kommt das Gottesverhältnis des Menschen und danach erst das Menschenverhältnis Gottes. Der von Gott geschaffene Mensch führt den Abfall dadurch herbei, daß er sich mit der Ebenbildlichkeit nicht zufriedengibt. Er möchte urbildhaft werden. Aus diesem Grunde versucht der Mensch, zuerst sich selbst zu Gott zu verhalten und danach erst Gott zu ihm sich verhalten zu lassen.[312]

Im Zentrum dessen, was Sünde meint, steht der Baum der Erkenntnis in der Paradiesschilderung. Romano Guardini fragt: »Was bedeutet also der Baum in Wirklichkeit?«[313] Und er beantwortet diese Frage durch den Hinweis, daß er nicht als Symbol für Erkenntnis und Lebenserfüllung gelte. Er sei überhaupt kein Symbol für einen immanenten Lebenswert oder für eine wesentliche Lebenskrise, sondern er sei »Gottes Hoheitszeichen«. An ihm solle sich entscheiden, ob der Mensch bereit sei, in der Wahrheit seines Menschentums zu bleiben: Ebenbild Gottes zu sein und nicht Urbild seiner selbst. Ob er bereit sei, im onti-

310 Bonhoeffer, D.: »Ethik«, a.a.O., S. 19/20

311 »Gott in der Schöpfung«. Ökologische Schöpfungslehre, S. 226

312 Gegen eine Überstrapazierung der »Ebenbildlichkeit Gottes« (Genesis 1, 26ff.) nimmt Chr. Frey in der Weise Stellung, daß sie eigentlich nur assoziativ für heutige Fragen des Menschen aufgeschlüsselt wird, sich jedoch kaum in Gedankenschritten und Auslegungsalternativen ausweist, a.a.O. S. 237ff.

313 »Die Existenz des Christen«, S. 120/121

schen Gehorsam zu bleiben: als durch Gott Angerufener, nicht als autonom sich selbst Bestimmender – während die Versuchung, durch die unmittelbare Entfesselung der Begehrlichkeiten hindurch, verheißt: »Ihr werdet sein wie Gott« (Genesis 3, 5).[314] Durch die Mißachtung des göttlichen Hoheitszeichens hat sich der Mensch Gott gegenüber despektierlich verhalten und sich so die Verstoßung aus dem Paradies eingehandelt. Infolge des menschlichen Ungehorsams durch den Versuch, sozusagen in das »letzte Reservat Gottes« einzudringen, ist die Sünde (als Kluft zwischen Gott und Mensch) zu einem originären Phänomen des menschlichen »Status vivendi« geworden. In biblischer Sicht ist Sünde weniger ein Thema einzelner moralischer Defekte, als vielmehr eine Bezeichnung für die fundamentale Entscheidung des Menschen gegen Gott. Der Mensch hat sich sein eigenes privates Gesetz erlassen und das Gesetz Gottes abgeschafft.[315] Die Sünde im biblischen Verständnis besteht darin, daß der Mensch nicht mit dem lebendigen Gott rechnet, weder im guten noch im schlechten. Dieser Un-Glaube wird von Bonhoeffer als die eigentliche Sünde bezeichnet.[316] Für Zimmerli ist der Baum der Erkenntnis von Gut und Böse möglicherweise der »Baum mitten im Garten«. Das Verbot Gottes, von diesem Baum zu essen, soll im Menschen die Scheu vor dem Geber, aus dessen Hand er lebt und alles empfangen hat, wach und lebendig erhalten. Sollte der Mensch den Geber über der Gabe vergessen, also nach der Frucht greifen, dann würden Hoffnung und Zukunft erlöschen.[317]

Es ergibt sich somit die logische Abfolge Sündenfall – Vertreibung – Trübsal (mit Schmerzen, Krankheit und Tod). Zugleich aber wird auf die mögliche Befreiung aus diesem Kausalnexus hingewiesen, siehe Genesis 3, 15.

Bekennt der Mensch seinen »Status vivendi« unter dem Aspekt der Sünde als Grundgegebenheit seines Lebens, so muß ihm sofort zugesagt werden, was die Bibel von Anfang an voraussetzt: Die Sünde ist niemals ablösbar von Gottes gnädigem Versuch, nicht ohne Respekt vor der Freiheit des Menschen dem einzelnen Sünder oder auch einem

314 ebda.
315 Cardenal, E.: »Die Stunde Null«, S. 369
316 »Ethik«, a.a.O., S. 179
317 »Der Mensch und seine Hoffnung im Alten Testament«, S. 53

ganzen Volk zur Buße und zu neuem Beginn zu verhelfen.[318] Wird die Grundgegebenheit des menschlichen »Status vivendi« zu einem Bekenntnis, also im Glauben an die Erlösungstat Christi zu einem lebenslangen »Status confessionis«, so ist die Schwelle vom alten Adam zur »neuen Kreatur in Christus« überschritten. Das Neue Sein – wir nannten es *ontischer Paradigmenwechsel* – nimmt seinen Anfang. Neben anderen ist es das Verdienst Hiltners, darauf hingewiesen zu haben, daß von Sünde nicht ohne die gleichzeitig angebotene Gnade Gottes geredet werden kann. Und genau diese Erkenntnis verwehrt es uns heute, Zahl und Schwere der Erkrankungen, die einen Menschen treffen können, in proportionaler Abhängigkeit von Zahl und Schwere seiner einzelnen Sünden zu sehen. Es geht hier darum, die Beziehung zwischen Sünde und Krankheit lediglich in ihrer prinzipiellen Abhängigkeit aufzuzeigen, nicht aber in einer nach Zahl und Schwere definierten proportionalen Kausalität. Ähnlich drückt es Köberle aus, wenn er sagt: »Gram, Schuld und Verzweiflung [und damit auch Tod, Anm. d. Verf.] aber hängen zweifellos damit zusammen, daß der Mensch in seinem Gottesverhältnis verletzt und gestört ist. Von daher erscheint der Weg nicht mehr so weit, Krankheit und Urschuld der Menschheit in einem verborgenen Zusammenhang zu sehen, wenn wir uns auch sehr davor hüten müssen, diese Korrelation im Einzelfall verrechnen zu wollen.«[319] Aus diesem Grunde ist die Ansicht MacNutts entschieden abzulehnen, daß etwa auch Erkrankungen des Geistes eine Folge persönlicher Sünde seien.[320] Ein klassisches Beispiel aus der Kirchengeschichte für ein Verständnis von Sünde und Krankheit im Sinne eines proportionalen Kausalnexus bilden Aussagen des vierten Laterankonzils von 1215. Dort war der Christenheit nochmals eingeschärft worden, daß jede Krankheit zu einem Zweck von Gott verordnet werde, den nur er selbst kenne, sei es zur Strafe, sei es zur Vervollkommnung.[321] Jede Krankheit rühre von der Sünde [hier zu verstehen als »von den Sünden«, Anm. d.Verf.] her. Infolgedessen müßte man z. B. jede Seuche für ein Strafgericht Gottes halten, das über die Menschheit verhängt sei. Diese Lehre war ein wesentlicher Grund

318 Hiltner, S.: »Religion and Health«, S. 67
319 »Christliches Denken«, S. 151
320 »Die Kraft zu heilen«, S. 101
321 Orthbrand, E.: »Geschichte der großen Philosophen«, S. 234

dafür, daß man sich zu geißeln, zu quälen, ja halb totzuschlagen begann, als gegen Ende der Hochscholastik die Pest über Europa hereinbrach und viele Opfer forderte. Das sog. »Erworbene Immun-Defizienz-Syndrom« (AIDS), das in den letzten Jahren mehr und mehr von sich reden macht, bringt diese Diskussion – nicht nur in kirchlichen Kreisen – wieder neu in Gang.

Immer wieder begegnet man der – sicherlich aus sehr ernsten Überlegungen stammenden – Verneinung eines originären Zusammenhangs von Sünde, Krankheit und Tod. So kritisiert u.a. auch der Theologe U. Luck diesen Kausalnexus zu Recht mit dem Argument, Krankheit, Sterben und Tod gebe es biologisch gesehen als unaufhaltsame Konsequenz der Zellteilung, d.h. seit Beginn des Lebensprozesses. Die Phänomene Schuld und Sünde könne es jedoch erst geben, seit der Mensch ein Bewußtsein von seinem Tun habe.[322] Im Sinne des evolutionistischen Denkens und ganz folgerichtig datiert er daher den biologischen Lebensbeginn und somit Krankheit, Sterben und Tod früher als das entwicklungsgeschichtlich jüngere menschliche Bewußtsein. Das ist sicher richtig im Hinblick auf die rein biologische Todesdefinition (Endlichkeit alles Lebendigen).

Gleichwohl bleibt unter bewußtseinsrelevanten (noetischen) Aspekten zu fragen, ob in den Jahrmillionen »vorbewußter Lebensentwicklung« Krankheit wirklich als Krankheit, Sterben wirklich als Sterben erlebt wurde und Tod wirklich Tod bedeutete; ob es sich in der Phase vorbewußter Lebensprozesse dabei nicht mehr oder weniger um »dumpfe«, kreatürlich-indifferente Abläufe gehandelt hat, die in ihrer Tragweite und Endgültigkeit gar nicht erfaßt werden konnten. Vielleicht waren Sterben und Tod »damals« nichts anderes als die letzte von unzähligen Gegenwarten, wie Pfahler es für das Tier postuliert.[323] Denn Krankheit wird zu echter Krankheit, Sterben zu echtem Sterben und Tod in seiner biologischen Unausweichlichkeit zu echtem Tod erst durch das Bewußtsein davon. Es gilt also, Krankheit, Sterben und Tod als ein dumpfes, zellpathologisches Ereignis von Krankheit, Sterben und Tod als einem persönlichen Erlebens- und Reflexionsprozeß zu unterscheiden.

322 »Tod, Gericht und ewiges Leben«, S. 23
323 »Der Mensch und seine Vergangenheit«, S. 250.

Der konsequentialistisch-utilitaristische Philosoph P. Singer (Australien) unterscheidet zwischen bewußtem und selbstbewußtem Leben. Obwohl man seiner »praktischen Ethik« nur zurückhaltend-kritisch gegenüberstehen kann und manches sogar verwerfen muß, ist ihm doch darin zuzustimmen, daß von Selbstbewußtsein und Rationalität geprägte Lebewesen für gewöhnlich höherwertig anzusetzen sind als solche mit einem niedrigeren Bewußtseinsgrad.[324] In Anlehnung daran kann man folgern, daß der nahende Tod umso »tödlicher« (endgültiger) erlebt und reflektiert wird, je mehr sich Bewußtsein zum Selbstbewußtsein hin entwickelt hat, was auf höchster Stufe beim Menschen (und nicht etwa – soweit wir bisher sehen – beim Tier) der Fall ist.[325]

Wir können dies alles noch weiter gefaßt formulieren und sagen, daß Krankheit, Sterben und Tod erst durch die beiden Konstituenten »Biologie« **und** »Bewußtsein« zu eben den Phänomenen werden, als die sie der Mensch existentiell erlebt. So gesehen erscheint mir als Grundgegebenheit zumindest des menschlichen Lebens der »prinzipielle Kausalnexus« von Sünde und Schuld einerseits und Krankheit, Sterben und Tod andererseits im Lichte biblischer Theologie durchaus vertretbar zu sein. Auch Eibach erkennt diese Verknüpfung grundsätzlich an, wenn er den Zusammenhang von Sünde und Krankheit einen »allgemein menschheitsgeschichtlichen« nennt und auf die Solidarität der Schuld hinweist, auch wenn die Menschen an den Folgen, an Elend und Krankheit in unterschiedlicher Weise zu tragen haben.[326]

Den Begriff Sünde vergleicht Jetter als Grundgegebenheit menschlichen Lebens sinngemäß mit einem Krater, dessen hervorbrechende Lavamassen jenen moralisch-sittlichen Defekten oder Vergehen entsprechen, die wir als »die Sünden« des täglichen Lebens bezeichnen.[327] Was Jetter so anschaulich metaphorisch darstellt, nennt Hiltner »originäre Sünde« und »aktuale Sünde«[328], und Seiß spricht von Sünde als

324 »Praktische Ethik«, S. 125

325 Von den neueren Forschungen über die Seele und das Todesbewußtsein von Tieren wird hier abgesehen, da die ethologischen Untersuchungen noch im Gange sind und bisher nur Teilergebnisse publiziert wurden.

326 a.a.O., S. 304

327 »Sünde«, S. 336

328 a.a.O., S. 68

einem Zustand und dem Tun der Sünde als einem Verhalten.[329] Im Evangelischen Erwachsenenkatechismus schließlich findet sich als Überschrift eines Kapitels die Aussage: »Die Sünde verwirklicht sich in Sünden.«[330] Genau hiermit werden die vielfachen Eruptionen des Vulkans »Sünde« verdeutlicht. Es ist eine nicht zu leugnende Tatsache, daß Sündenerkenntnis mit Gotteserkenntnis zusammenhängt. Darum kann Sünde nie als eine allgemeine Wahrheit »begriffen«, sondern nur vor Gott »bekannt« werden.[331] Die Sünde als Grundgegebenheit verwirrt unser Leben auf vielerlei Weise: mit Entfremdungen und Entzweiungen, in denen Ich-Sucht und Sorge ihr Werk tun. Und damit kommt die Angst über den Menschen, die man medizinisch gelegentlich als »die große Atemnot der Seele« bezeichnet.

b) Israelitisch-jüdische Interpretation

Im Alten Testament wird nach israelitischer Vorstellung wiederholt darauf hingewiesen, daß Krankheit eine Folge des Ungehorsams und somit der Sünde sei. Hier ist in Anlehnung an W. von Siebenthal zu ergänzen, daß Sünde als Folge des Ungehorsams aufgefaßt werden muß. Der Gott Israels hat mit seinem Volk zum Zweck der Offenbarung einen Bund geschlossen. Jede Übertretung des Gebotes, das diesen Bund konstituiert, ist Sünde.[332] In Exodus 15,26 heißt es, daß über Israel keine der Krankheiten kommen sollen, die Ägypten befallen haben, wenn das Volk im Lande Palästina Gott gehorsam sei. Das Judentum hielt auch zur Zeit Jesu ungebrochen an dieser Anschauung fest, ja, sie wurde noch weiter ausgebaut.[333] Die Rabbinen gingen teilweise so weit, daß sie für die einzelnen Krankheiten jeweils bestimmte Sünden als Ursache angaben. Jesus hat dieses »Zentraldogma des Judentums« weitgehend abgelehnt, was seine Antwort auf die Frage der Jünger in Johannes 9,1-5 beweist: Als sie im Vorübergehen einen von Geburt an blinden Mann

329 Seiß, R.: »Freiheit und Identität des Christen«, S. 75
330 a.a.O., S. 275
331 »Evangelisches Laien-ABC«, S. 58
332 a.a.O., S. 28
333 Hengel, a.a.O., S. 334

sahen, fragten ihn seine Jünger: »Meister, wer hat gesündigt, dieser oder seine Eltern, daß er blind geboren ist? Jesus antwortete: Es hat weder dieser gesündigt noch seine Eltern, sondern es sollen die Werke Gottes offenbar werden an ihm.« Die Jünger fragten nach der Ursache der Krankheit, Jesus will deren Sinn herausstellen.[334]

Nach alttestamentlicher Anschauung wurden Krankheit und Tod als eine Folge von Sünde (im Sinne von Missetaten und Schuld) und somit als eine Strafe Gottes angesehen. Gleichwohl hat das Judentum die Sünde als »originäre Grundgegebenheit menschlichen Lebens« immer abgelehnt. Ich beziehe mich hier auf eines der Standardwerke jüdischen Denkens, »Das Wesen des Judentums«, von Leo Baeck. Von diesem Buch stellte Franz Rosenzweig 1923 sinngemäß fest, es sei eine Reaktion auf Harnacks »Wesen des Christentums«. Dieses schildere ein Judentum, dessen einzige Existenzmöglichkeit darin bestehe, daß es den finsteren Hintergrund für das christliche Licht abgebe.[335] Baeck selbst schreibt in seinem Buch unter anderem: »In der Sünde ist das Leben nur noch Schicksal, Bedingtheit, der Mensch wird das Objekt seines Geschickes, sein eigenes Objekt.«[336] Wenige Zeilen später heißt es: »Das Judentum kennt nicht den Mythos der Sünde [...], nicht die Urschuld, die Erbsünde, das Sündenereignis, dessen Wirkung und Objekt der Mensch ist. Die Sünde ist ein Schicksal, das der einzelne Mensch sich selbst bereitet, in dem er sich enteignet, zum Objekt macht.«[337] Und Baeck schreibt weiter: »Der Mensch, der für oder wider Gott sein kann, bewirkt die Sünde, sie bleibt im Felde seiner Verantwortlichkeit. Er übt sie und wird damit Opfer seines Tuns, oder, wie dafür auch gesagt wird, die Strafe trifft ihn, die Folgen dessen, was er getan hat. Der gebietende, richtende Gott ist der Strafende.«[338] Im Judentum – und insbesondere im alten Israel – geschieht die Versöhnung mit Gott durch Umkehr, durch immer wieder neue Besinnung auf den Gehorsam Jahwe gegenüber. Wie konnte Israel diesen Gehorsam besser demonstrieren als durch Einhaltung all der vielen Gebote und Vorschriften. Haben nicht Ritus und

[334] von Siebenthal, a.a.O., S. 46
[335] Zitiert nach dem Klappentext zu Leo Baecks Buch.
[336] Baeck, L.: »Das Wesen des Judentums«, S. 177
[337] ebda.
[338] a.a.O., S. 177/178

religiöser Kultus des alttestamentlichen Judentums letztlich den Sinn, den sie Ausübenden als rein und gehorsam und somit als Gott wohlgefällig zu erweisen, um ihn in dem Status möglichst weitgehenden »Versöhntseins mit Jahwe« zu erhalten? Von Rad umschreibt das sinngemäß, indem er formuliert: »Und in der so oder so getroffenen Entscheidung [zwischen rein und unrein, Anm. d. Verf.] standen implizite der ganze Jahweglaube und die ganze kultische Existenz des Einzelnen vor Gott auf dem Spiel.«[339]

Kulturvergleichend soll hier kurz angemerkt werden, daß die Verknüpfung von Sünde und Krankheit in Mesopotamien fast noch enger war als in Israel. Beging etwa »ein Sterblicher eine Sünde, verletzte er z. B. eines der zahlreichen Nahrungs- oder anderer Tabus, so zogen die Götter ihren Schutz von ihm ab; er wurde Beute der unzähligen krankheitsbringenden Teufel und Dämonen, von denen es in Mesopotamien wimmelte«.[340] Die Krankheitstheorie in Mesopotamien war ausschließlich religiös. Allerdings ist an dieser Stelle zu betonen, daß der Begriff Sünde im Zweistromland eine andere Bedeutung hatte als in der jüdischen und christlichen Tradition. Nach islamischer Lehre ist das vom Teufel verursachte »Böse« der Urgrund aller Krankheiten, die Gott den Menschen als Prüfung bzw. als Strafe auferlegt. Deshalb ist die Buße im Islam vielfach auch heute noch ein integraler Bestandteil der Therapie.

III. Krankheit und Heilung im Neuen Testament

Die Schriften des Neuen Testaments sind ganz überwiegend im Lichte des neuen Seins verfaßt worden, das mit Jesu Kreuzestod und Auferstehung begann. Den neutestamentlichen Berichten von Krankenheilungen liegt teilweise noch die alttestamentliche Anschauung von Krankheit als Ursache für kultische Unreinheit und als göttliche Strafe für menschliche Sünden zugrunde. Dies entspricht – wie wir sahen – ganz der Tradition jüdischen Denkens,[341] galt aber auch in der hellenistisch-römischen Welt. In spätjüdischer und urchristlicher Zeit nahm jedoch eine

339 a.a.O., S. 286
340 Ackerknecht, E.H.: »Geschichte der Medizin«, S. 28
341 Fenner, F.: »Die Krankheit im Neuen Testament«, S. 21

weitere Ansicht breiten Raum ein, die hinter aller Krankheit Dämonen – ja sogar den Teufel selbst – am Werk sah. Im Spätjudentum scheint es zu einer inneren Verknüpfung der beiden Anschauungen gekommen zu sein: Es sah in den Dämonen den unmittelbaren Grund von Leiden und Krankheit. Die mittelbare Ursache erblickte es darin, daß die Dämonen die Menschen »zu allerlei Schlechtigkeiten verführten«, auf die dann das Leid als gerechte Strafe Gottes folgte.[342] Der Mensch wird allerorts von Dämonen umlauert, die alle menschliche Hinfälligkeit und Gebrechlichkeit verursachen. Ganz in diesem Sinne stellt von Harnack fest, daß in Palästina die Dämonischen, also die dämonisch Erkrankten, besonders zahlreich gewesen sein müssen.[343] Das Spätjudentum kennt sogar für die einzelne Krankheit den betreffenden Dämon (z. B. den Geist der Stummheit, s. Matthäus 9, 32). Bei Strack-Billerbeck findet sich meines Wissens eine der ausführlichsten Aufstellungen der einzelnen Krankheitsgeister in der altjüdischen Dämonologie. So gab es z. B. den Geist der Atemnot, der Melancholie, des Hämorrhoidalleidens und der Tobsucht. Außerdem kannte man in altjüdischer Zeit zahlreiche Geister von sog. Untugenden, wie z. B. der Unersättlichkeit im Bauche (übermäßiges Essen?), des Streites, der Gefallsucht, des Irrtums, der Hurerei und der Lüge.[344] Auffallend ist, wie hier die vergleichsweise »harmloseren« Untugenden (Gefallsucht, Irrtum, Unersättlichkeit im Bauche) mit den größeren moralischen Verwerflichkeiten (z. B. Hurerei und Lüge) in einem Atemzug genannt werden. Die Zahl der unsauberen Geister war unendlich groß, und sie erfüllten die ganze Welt.[345] Über den Ursprung der Dämonen existierten verschiedene Theorien. Die Tatsache, daß sie für die Verursacher der Krankheiten gehalten wurden, kann auf animistischen Vorstellungen von »Krankheitserregern« beruhen, die noch lange Zeit später gerade im Orient lebendig waren.[346] Wie die Septuaginta, so bezeichnet auch das Urchristentum diese Erreger oder »Krankheitsgeister« als *daimonia*.

342 Balla, E.: »Das Problem des Leidens in der Geschichte der israelitisch-jüdischen Religion«, S. 259

343 Harnack, A. von: »Das Wesen des Christentums«, S. 36

344 Bd. IV, Teil 1, S, 504/505

345 a.a.O., S. 505-509

346 s. auch Bauer, L.: »Volksleben im Lande der Bibel«, S. 225

1. Abriß der wichtigsten Krankheiten

Wie im Alten, so wird auch im Neuen Testament nach den natürlichen Ursachen einer Krankheit kaum gefragt. Sowohl das alttestamentliche Judentum wie auch das Urchristentum bieten keinerlei Ansätze zu einer Ätiologie oder Pathogenese von Erkrankungen im heutigen Sinne. Den Schilderungen von Krankheiten bzw. Krankenheilungen sind – bis auf wenige Ausnahmen – nur andeutungsweise Symptome zu entnehmen, aus denen wir unter Stellung einer genauen Diagnose auf die zugrundeliegenden Übel schließen können. Die Gründe dafür liegen einerseits in dem unzulänglichen medizinischen Kenntnisstand, andererseits aber auch in der »theologischen Tendenz«, für die eine exakte Diagnose unwichtig war. Krankheiten wurden, wie Fenner feststellt, nach einem auffälligen Symptom benannt, weil dieses für die Krankheit selbst gehalten wurde (z. B. Fieber, Tobsucht, Wassersucht), »ohne zu wissen, daß das alles nur Symptome sind, die bei verschiedenen Krankheiten erscheinen«.[347] Bis auf wenige Fälle (z. B. die Erkrankung des Apostels Paulus) sind wir also auf vage Vermutungen angewiesen. Unsere Bemühungen können darum lediglich den Charakter vorsichtiger Deutungsversuche des an der Klinik von heute orientierten Arztes haben. Gleichwohl erscheint es reizvoll, in das Kaleidoskop der neutestamentlichen Krankheitserzählungen zu schauen und zu versuchen, sie in ihrem Verhältnis zur Medizin von heute, so gut es geht, konkreter zu fassen.

a) Psychogene Erkrankungen

Ein sehr häufig geschildertes Phänomen im Neuen Testament ist die sog. Besessenheit. Ein besonders schwerer Fall davon wird in Markus 5, 2ff. und in Lukas 8, 26ff. geschildert (der Besessene von Gerasa). Im Gegensatz zu Klostermanns Ansicht, daß hier die rein volkstümliche Darstellung eine eigentliche Diagnose untunlich erscheinen lasse,[348] bin ich der Meinung, daß sich aus dem Verhalten des Besessenen doch eine Dia-

347 a.a.O., S. 28. vgl. dazu das Kapitel über Fenner in Annex 3
348 Klostermann, E.: »Das Lukasevangelium«, S. 101

gnose – wenigstens näherungsweise – stellen läßt. Als Symptome können wir zusammentragen, daß es nahezu unmöglich war, ihn zu bändigen, daß er wiederholt seine Fesseln zerrissen hatte (Tobsucht?), daß er in Grabstätten hauste, offenbar häufig schrie und zu Selbstverletzungen (Automutilationen) neigte. In diesen Erscheinungen sind die Zeichen einer agitierten Depression zu erkennen oder – wahrscheinlicher noch – eines hyperkinetischen Erregungszustandes, wie er nach Kloos z. B. im Rahmen einer akuten schizophrenen Psychose auftreten kann.[349]

In Markus 1, 21ff. und in Lukas 4, 31ff. wird von einem weiteren Besessenen berichtet (der Besessene in der Synagoge von Kapernaum). Dieser verhielt sich unter den Synagogenbesuchern – das darf man wohl voraussetzen – zunächst offenbar völlig ruhig. Nach Konfrontation mit der vollmächtigen Predigt Jesu treten als erster Symptomenkomplex seine unter lautem Schreien ausgestoßenen Ausrufe in Erscheinung, danach ist zu lesen, daß er hin- und hergerissen wurde (Konvulsionen). Hinter diesem Erscheinungsbild verbirgt sich möglicherweise das, was wir heute klinisch als sog. großen hysterischen Anfall im Rahmen einer »abnormen Erlebnisreaktion« bezeichnen können.

Von den verschiedenen Definitionen des Krankheitsbildes Hysterie seien hier beispielhaft die folgenden vier erwähnt. Kretschmer definiert Hysterie als eine abnorme Reaktion auf die Anforderungen des Lebens und ordnet ihr u.a. die sog. »kopflosen Hyperkinesien« (Schreien, Zittern, Krämpfe, Zuckungen, Kreuz- und Querrennen) zu.[350] Für Jolly besteht Hysterie darin, »daß ein krankhafter Seelenzustand vorliegt, der durch eine große Labilität der Vorstellungen ausgezeichnet ist und bei dem durch stark gefühlsbetonte Vorstellungen krankhafte Veränderungen des Körpers hervorgerufen werden können«.[351] Er subsumiert psychische Symptome wie erhöhte Erregbarkeit des Gefühls, gesteigerte Phantasie, Unbeständigkeit und Flatterhaftigkeit, theatralisches Gebaren, überzogenen Egoismus und Effekthascherei unter den Begriff des »hysterischen Charakters«.[352] Nach Kloos ist Hysterie durch eine zweckgerichtete Symptomatik – bestehend aus

349 Kloos, G.: »Grundriß der Psychiatrie und Neurologie«, S. 407
350 Kretschmer, E.: »Über Hysterie«, S. 1-8
351 Jolly, Ph.: »Kurzer Leitfaden der Psychiatrie«, S. 229
352 ebda.

psychischen und körperlichen Symptomen – charakterisiert und auf »Krankheitsgewinn« ausgerichtet.[353] S. Freud schließlich sieht die Ursache der hysterischen Reaktion in einem »eingeklemmten Affekt«, der jeweils dann entsteht, wenn ein traumatisches Ereignis stattfand, das keine adäquate Verhaltensweise erlaubte.[354]

Welcher Definition auch immer sich der Kliniker anschließt, so weiß er, daß es bei den großen hysterischen Reaktionen zu erregter Atmung, Wein- und Schreikrämpfen, Wutausbrüchen, ja sogar zu krampfartigen Anfällen kommen kann. Bei diesen bäumt sich der Kranke derart auf, daß er den Boden nur noch mit dem Hinterkopf und den Fersen berührt (Arc de cercle)[355]. Das Bewußtsein ist erhalten oder getrübt, kaum aber völlig ausgeschaltet oder erloschen. Der Kliniker hat die hysterischen Anfälle sorgfältig von denen zu trennen, die aus anderer Ursache auftreten (z. B. Epilepsie!).

In Markus 7, 24ff. und in Matthäus 15, 21ff. lesen wir von der Tochter der Frau aus Syrophönizien, deren Krankheit in der Plage durch einen unsauberen Geist bestand. Wir haben es hier mit einem Fall von kindlicher Besessenheit zu tun. Gerade bei Kindern ist es schwer, zu einer relevanten klinischen Diagnose auf neuro-psychiatrischem Gebiet zu kommen. Deshalb darf hier nur ganz vorsichtig vermutet werden, daß es sich um einen pathologischen psychogenen Erregungszustand in vielleicht ähnlichem Zusammenhang wie oben gehandelt haben könnte. Zusammenfassend muß man wohl sagen, daß sich – ähnlich dem Aussatz auf physischem Gebiet – hinter der Bezeichnung »Besessenheit« eine ganze Reihe von psychischen Erkrankungen oder Ausnahmezuständen verbirgt. In der römisch-katholischen Exegese ist die Auffassung, die Besessenheit sei eine Krankheit, lange Zeit abgelehnt worden. Statt dessen nahm man ein tatsächliches Okkupiertsein von unreinen, teuflischen Geistern an. Die noch heute mancherorts geübten und gelegentlich von den Medien berichteten exorzistischen Praktiken scheinen dies zu bestätigen.

353 a.a.O., S. 442

354 zitiert nach Mitscherlich, M.: »Müssen wir hassen?«, S. 230

355 Der Arc de cercle (hysterische Brücke) ist auch im Schamanismus bekannt. Vgl. hierzu die interessanten ethnologischen Berichte von S.M. Schirikogorow und W. Radloff.

Taczak unterscheidet interessanterweise und nicht ganz zu Unrecht zwischen »Umsessenheit« (obsessio, auch circumsessio) und »Besessenheit« (possessio, auch insessio). Bei der ersteren wird der satanische Einfluß gleichsam von außen und in einzelnen Akten (ohne direkte »Einwohnung«) ausgeübt. Bei der letzteren (der eigentlichen Besessenheit) nehmen die teuflischen Geister habituell ihren Aufenthalt innerhalb der leiblichen Sphäre und bemächtigen sich der Herrschaft über die körperlichen Organe und die niederen Seelenkräfte.[356]

In diesem Zusammenhang ist es interessant, wie völlig anders Hiltner die Besessenheit im Sinne der modernen, dynamisch orientierten Psychologie als »Gesetzlichkeit« interpretiert: »In extremer Form bezeichnen wir diesen Zustand heute als Besessenheit oder Perfektionismus. Der Mensch strengt sich verzweifelt an, starre innere Forderungen zu erfüllen, ohne je sein Ziel zu erreichen. Es ist dann sehr schwer für ihn, noch echte Freude am Leben zu empfinden. In anderer, weniger extremer Form geht es um zwanghaftes Verhalten. Das äußert sich in quälender Unruhe, so lange nicht alles in eine bestimmte Ordnung gebracht ist.«[357]

Ist bei Hiltner der Besessene zwanghaft auf die Herstellung einer sozusagen peinlichen Ordnung fixiert, so versteht der Tübinger Neutestamentler E. Käsemann unter einem Besessenen einen Menschen, der »um einer bestimmten Funktion willen von allen anderen Beziehungen gelöst wird«. Ein solcher Mensch weigert sich, »auf etwas neben einer einzigen Utopie oder Daseinsfurcht ansprechbar zu sein, Gemeinschaft anders denn als gleiche Sucht und uniformierende Abhängigkeit zu erfahren. An die Stelle eines Wachstums trat der Stillstand, der, auf eine Rolle fixiert, stets dieselbe Platte wiederholen läßt, den Menschen zum Automaten verwandelnd«.[358] Beiden Definitionen ist gemeinsam, daß sie eine »monomane Fixierung« zum Inhalt haben und eine automatenhafte Existenz beschreiben, die sich durch Ordnungszwang und uniformierende Abhängigkeit (Dependenz durch Gleichschaltung) im Grunde selbst ad absurdum führt.

356 Taczak, Th.: »Dämonische Besessenheit«, S. 10
357 a.a.O., S. 11/12
358 »Die Verkündigung des Kreuzes Christi in einer Zeit der Selbsttäuschungen«, S. 366

Insbesondere bei der Analyse der Interpretation Hiltners fällt auf, daß in ihr die Zeichen der Besessenheit und die Symptome des zwanghaften Menschen (mit seiner Neigung zu Dogmatismus, Konservatismus, Pedanterie, Lebenssicherung) nahe beieinanderzuliegen scheinen. Wir werden im Verlauf dieser Arbeit später noch auf solche zwanghaft veranlagten Persönlichkeiten (nach dem Riemann'schen Modell) genauer eingehen. Sicherlich wäre es interessant, die Zusammenhänge zwischen Besessenheit und zwanghafter Persönlichkeitsstruktur (zwischen Besessenheit und »Anankasmus«) nach psychologischen bzw. psychoanalytischen Kriterien ausführlicher zu untersuchen. Leider kann dieses Problem aus Gründen der inhaltlichen Beschränkung hier nur angesprochen, nicht aber in der erforderlichen Gründlichkeit erörtert werden. Nur soviel sei gesagt: Hiltners Zuordnung der Besessenheit zur zwanghaften Persönlichkeitsstruktur ist meiner Ansicht nach nicht richtig, da eine zwanghafte Persönlichkeit ja nicht im eigentlichen Sinne psychiatrisch krank ist, sondern eben noch eine sozusagen marginale psychopathische »Normvariante« darstellt. Nach heutiger klinischer Erkenntnis muß Besessenheit in erster Linie wohl als schweres psychotisches Krankheitsbild verstanden werden, das keiner exorzistischen Praktiken, sondern einer echten ärztlichen (neuro-psychiatrischen) Behandlung bedarf. Es dürfte wohl kaum zu bezweifeln sein, daß zwischen Anankasmus als Psychopathie und Besessenheit als Psychose ein deutlicher Unterschied besteht.

b) Somatogene Erkrankungen

Es wurde bereits oben darauf hingewiesen, wie wichtig es ist, krankhafte Erscheinungen des hysterischen Formenkreises von denen zu unterscheiden, die durch andere Ursachen zustande kommen. Dabei stellen einige (nicht alle!) Formen der Epilepsie noch am ehesten ein Beispiel für die »somato-psychische Übergangszone« dar. In Markus 9,14ff., Matthäus 17,14ff. und Lukas 9,37ff. (Heilung des mondsüchtigen Knaben) scheint aus der Sicht des Klinikers der Fall eines solchen cerebralen Anfallsleidens geschildert zu sein. Bezüglich der Symptomatologie sind die Markus- und die Matthäusstelle ergiebiger. Bei Matthäus wird von Mondsüchtigkeit gesprochen, bei Markus vom sprachlosen Geist (Wortkargheit durch cerebrale Schädigung infolge vieler Anfälle?), Hin- und Hergerissenwerden (Konvulsionen?), Zähneknirschen (Kieferklemme?) und Schäumen (Schaum vor dem Mund?), sowie Fallen in Feuer oder Wasser (Anfälle auch in gefährlicher Umgebung?). Markus berichtet vom Zustand nach der Austreibung des unsauberen Geistes: »und der Knabe lag da wie tot, so daß die Menge sagte, er ist tot«. Diese Schilderung kann durchaus auf einen – wir würden heute sagen – postepileptischen Dämmer-, Erschöpfungs- oder Schlafzustand zutreffen. Ein wenig irreführen könnte uns das nur bei Matthäus angeführte Symptom der »Mondsüchtigkeit«. Es muß jedoch darauf hingewiesen werden, daß nicht der echte Somnambulismus gemeint sein dürfte, da mit »mondsüchtig« im Spätjudentum und in der Urchristenheit viele Formen von psychisch-krankhafter An- und Auffälligkeit bezeichnet wurden. Im übrigen vermutete der antike Volksglaube, daß durch den Mond das Anfallsintervall bei Epileptikern bestimmt würde.

Mit einem der kürzesten Heilungsberichte im Neuen Testament, der die kranke Schwiegermutter des Petrus betrifft, (Markus 1,29ff.; Matthäus 8,14ff.; Lukas 4,38f.) können wir symptomatologisch praktisch nichts anfangen. Das dort erwähnte Fieber kann bei vielen Erkrankungen auftreten und ist also ein völlig unspezifisches Symptom. Wenn wir davon absehen, es uns mit der Annahme einer »hysterischen Hyperpyrexie« besonders leicht zu machen, könnte man evtl. an eine »Infektions- oder Stoffwechselpsychose« denken. Diese jedoch verläuft in der Regel so, daß der Betroffene nach Abklingen des hohen Fiebers keinesfalls in der Lage ist, sofort aufzustehen und tätig zu werden. Wir stoßen angesichts der erkrankten Schwiegermutter des Petrus mit unseren Vermutungen also in jeder Hinsicht ins Leere und sollten uns hier von einem Diagnoseversuch fernhalten.

Interessant ist die aus dem Sondergut des Lukas stammende Erzählung von der Synkyptusa (der nach vorne verkrümmten Frau), Lukas 13,10ff. Wir lesen, daß eine weibliche Person, über deren Alter nichts gesagt wird, sich am Sabbat in der Synagoge aufhält. Als Symptome tragen wir aus der eigentlichen, relativ kurzen Geschichte die Verkrümmung, die Unmöglichkeit, sich selbständig aufzurichten, und die 18jährige Dauer der Erkrankung zusammen. Der Meinung Fenners, es bestehe bei dieser Frau eine »Scoliasis hysterica«[359], können wir uns nicht anschließen, obwohl es eine solche geben mag. Vielmehr dürfte es sich um eine idiopathische oder sekundäre Kyphoskoliose der Wirbelsäule oder um eine Bechterew'sche Krankheit (Spondylarthritis ankylopoetica) handeln, auch wenn letztere das männliche Geschlecht bevorzugt.[360] Eine hysterische Verbiegung des Körpers über einen Zeitraum von 18 Jahren bewußt-unbewußt »durchzuhalten«, erscheint mir als Unmöglichkeit. Im übrigen macht man es sich sehr einfach, wenn man ursächlich immer wieder auf das Phänomen »Hysterie« verweist.

Über eine weitere Erkrankung wird in Matthäus 9,1ff.; Markus 2,1ff.; und in Lukas 5,17ff. berichtet. Es handelt sich um den »Gichtbrüchigen«. Als Symptom wird lediglich die Bettlägerigkeit erwähnt und die Tatsache, daß er getragen bzw. auf seinem Bett liegend durch das Dach herniedergelassen werden mußte. Offenbar ist der Mensch, um den es hier geht, also gelähmt. Über die Art der Lähmung erfahren wir aus den oben schon angeführten Gründen (mangelnder medizinischer Kenntnisstand, Unwichtigkeit der Diagnose angesichts der theologischen Tendenz der Heilungsgeschichte) nichts. Handelt es sich tatsächlich um Gicht? Aus heutiger klinischer Sicht führt die »polyartikuläre Gicht« zwar zu schmerzbedingter Bewegungseinschränkung, kaum aber zu einer echten Parese (Lähmung). Berühmte Gichtkranke wie Michelangelo oder Goethe sollen selbst in akuten Phasen ihrer Erkrankung zwar erheblich schmerzgeplagt und bewegungsgehemmt, nie aber völlig gelähmt gewesen sein. Das erste brauchbare Konzept über die Entstehung der Gicht als harnsäurebedingte Erkrankung konnte erst nach der Darstellung der chemischen Säure im 18. Jahrhundert durch Scheele entwickelt werden. In der medizinischen Literatur finden wir eine plausible Erklärung in dem gut fundierten Buch über die Gicht von Mertz, der hier wörtlich zitiert werden soll: »Die Erfahrung, daß die meisten Gichtkranken früher an Herz- oder Gehirnschlag gestorben sind, dürfte für die Übersetzung des in der Bibel häufig vorkommenden Wortes *paralytikos* durch Luther (der selbst gichtkrank war) mit gicht-

359 a.a.O., S. 55 (vgl. hierzu auch im Annex Nr. 3)

360 Pitzen, P. und Lindemann, K.: »Kurzgefaßtes Lehrbuch der orthopädischen Krankheiten«, S. 59

brüchig ausschlaggebend gewesen sein. Ursprünglich bedeutete dieses Wort nämlich soviel wie ›vom Schlag gelähmt‹, also schlagflüssig oder apoplektisch.«[361] Es ist daher anzunehmen, daß der Gichtbrüchige, von dessen Krankheit in der Perikope ziemlich lapidar berichtet und dessen Alter uns vorenthalten wird, ein durch einen Schlaganfall gelähmter Mensch war.

Die Novelle[362] vom »blutflüssigen Weib« (Markus 5, 25ff.; Matthäus 9, 20ff.; Lukas 8, 43ff.) gibt als klinisches Symptom nur einen sich über zwölf Jahre erstreckenden Blutfluß an. Wäre die Blutung kontinuierlich erfolgt, so hätte die Frau nach zwölf Jahren infolge einer tödlichen Anämie sicher nicht mehr gelebt, also Jesus gar nicht begegnen können. Aus klinischer Sicht muß man wohl von »Menorrhagien« (also verstärkten, verlängerten und zu häufig erfolgenden menstruellen Blutungen) ausgehen, die man moderner auch als Hyper- oder Polymenorrhoen bezeichnet.[363]

In Lukas 14, 1ff. (Sondergut) wird in einer Erzählung vom Wassersüchtigen berichtet, die mit Dibelius als Mischform von Paradigma und Novelle zu deklarieren wäre. Die Wassersucht (Hydrotikos) ist das einzige Symptom, das erwähnt wird. Mit ziemlicher Sicherheit hat es sich aus klinischer Sicht um einen Mann mit einer Herzschwäche (hydropische Herzinsuffizienz) gehandelt oder allenfalls um einen schwer Nierenkranken mit Ödemen. Anderen Auslegern[364], die z. B. von intermittierenden Gelenkergüssen sprechen, kann ich mich nicht anschließen.

In Apostelgeschichte 3, 1ff. wird uns der »Lahme im Tempel« vorgestellt. Sehen wir ihn mit medizinischen Augen, so achten wir auf die konkreten Symptome »lahm«, »von Mutterleibe an« und daß er »herbeigetragen« werden mußte. Weiterhin lesen wir: er bettelte um ein Almosen», und: »er sah sie an« (nach Aufforderung). Sofern er geistig geschädigt war, verfügte er doch über einen Rest an Ansprechbarkeit

[361] Mertz, D.P.: »Gicht«, S. 2

[362] Zur Unterscheidung von Novelle und Paradigma s.: Dibelius: »Die Formgeschichte des Evangeliums«, S. 81. Er unterscheidet zwischen a) den kurzen Paradigmen, in denen die Wunder nicht im Vordergrund stehen, sondern einem anderen Zwecke dienstbar gemacht werden und b) den breiter entfalteten Novellen.

[363] Martius, H.: »Lehrbuch der Gynäkologie«. S. 14

[364] Fenner, a.a.O., S. 66/67 (vgl. hierzu wieder Annex Nr. 3)

bzw. Reaktionsfähigkeit. Ich halte es nicht für vermessen, aus diesen Angaben im Zusammenhang des Textes mit der gebotenen Zurückhaltung auf eine »cerebrale Kinderlähmung« (infantile Cerebrallähmung) zu schließen. Sie entsteht als Folge einer im Fetalleben oder unter der Geburt aufgetretenen Störung des Gehirns mit spastischen Lähmungen. Bei diesen bedauernswerten Geschöpfen ist häufig noch eine gewisse »Restintelligenz« zu konstatieren, die sie in die Lage versetzt, in gewissem geringen Umfang sinnvoll zu reagieren.

2. Die Heilungswunder Jesu

Über Krankheit und Heilung im Neuen Testament kann nicht gesprochen werden, ohne die Heilungswunder Jesu näher zu betrachten. Es geht in diesem Kapitel – im Unterschied zum vorigen – weniger darum, ihre medizinische Bedeutung für Symptomatologie und Diagnose darzustellen, als vor allem darum, ihren theologischen Gehalt im Hinblick auf Heilung und Heil zu ergründen.

a) Theologische Reflexion über die neutestamentlichen Wunder im Allgemeinen

Schon Goethe sagte, daß das Wunder seit je als des Glaubens liebstes Kind gegolten habe. An der Wunderfrage haben sich schon immer die Geister geschieden. Aus dem Lager der Gegner sei Wyneken zitiert, dessen abstruser Ansicht auf keinen Fall zugestimmt werden kann. Wyneken ist der Meinung, daß in den Wundern Jesu nur selten seine Menschenliebe und das Mitleid mit dem Leidenden als Motiv durchbreche. Die Vorstellung vom liebenden und barmherzigen Jesus entspreche dem Bedürfnis des Menschen und seiner Wunschphantasie.[365]

Im Blick auf Erich Kästner ist einmal gesagt worden, »daß er an den gesunden Menschenverstand glaubte wie an ein Wunder. Und so wäre alles schön und gut, wenn er an Wunder glaubte; doch das verbietet

365 Wyneken, G.: »Abschied vom Christentum«, S. 127

ihm der gesunde Menschenverstand«.[366] Das Wunder kann als solches (also als Wunder) nur mit den Augen des Glaubens erschaut werden. Wo kein Glaube ist, kann auch kein Wunder geschehen (vgl. Pöhlmann, weiter unten). Um es auf eine einfache Formel zu bringen: Die Wunderfrage ist identisch mit der Gottesfrage.

Intermezzoartig möge hier das Beispiel einer alten Frau den Sachverhalt verdeutlichen. Als weit über 80jährige wurde sie in Notarztbegleitung in unsere Klinik eingeliefert. Sie war eine steile Treppe mit sehr vielen Stufen hinabgestürzt. Die Untersuchung ergab, daß sie bis auf einige Prellungen trotz ihrer Alters-Osteoporose (Knochenentkalkung) keine Verletzungen davongetragen hatte. Kein einziger der theoretisch zu erwartenden multiplen Knochenbrüche war eingetreten. Die Unverletztheit der Frau wurde durch eine Verkettung erklärbarer mechanokinetischer Abläufe bedingt: Sie stürzte, rollte und fiel jeweils so, daß einzelne Weichteile die vielen Sturzbewegungen wie ein Polster abfederten. Weder Muskeln noch Knochen noch Gelenke waren einer Scherwirkung oder einer zerreißenden bzw. übermäßig zusammenstauchenden Kraft ausgesetzt worden. Der Nichtglaubende würde in einem solchen Falle lediglich von logischen Zusammenhängen sprechen. Der Glaubende (und so verstand sich die Patientin) sieht gerade in der Tatsache, daß hier durch versteh- und einsehbare logische Abläufe die Unverletztheit bewirkt wurde, ein gottgewirktes Wunder.

Theologisch kann man das Wunder als ein Geschehen interpretieren, das nicht immer und unbedingt die Naturgesetze durchbrechen muß, das aber in jedem Falle dem »Gesetz der Berechenbarkeit« zuwiderläuft.[367] Gerade der sog. moderne Mensch stößt immer wieder auf Ereignisse, die er in keinen berechenbaren Zusammenhang einordnen kann. G. Klein hat m. E. nicht recht, wenn er solche Unkenntnis nur als vorläufige, nicht aber als grundsätzliche bezeichnet.[368] Mit seiner Aussage postuliert er zwar folgerichtig, daß Erscheinungen, die heute noch nicht einseh- und erklärbar sind, dem wissenschaftlichen Fortschritt zufolge irgendwann einmal verstanden werden können. Doch gerade

366 zitiert nach Böhm, H.: »Des Glaubens liebstes Kind«, S. 7
367 Köberle, a.a.O., S. 138
368 »Wunderglaube und Neues Testament«, S. 6

der Naturwissenschaftler z. B. sieht sehr häufig, wie rasch neue Lösungen immer wieder neue Probleme mit sich bringen. Es entspricht leider dem dialektischen Grundgesetz des Lebens, daß auf Klarheit hier Unklarheit dort folgt. Infolgedessen wird es immer Unlösbarkeiten und Unerklärbarkeiten geben, und das »Gesetz der Unberechenbarkeit« wird ein immerwährendes sein. Mit anderen Worten: der Glaube kann nie durch die Entwicklung der Wissenschaft und immer höhere Grade von Erklärbarkeit außer Kraft gesetzt werden; wir werden auch in Zukunft in dieser Beziehung nicht um Gott herumkommen.

Die Wunderberichte der Evangelien werden von Renner als kerygmatische Formel verstanden, die unaufgebbar ist, weil sie in dichtester Nähe zu Paulus und dem von ihm überlieferten Zeugnis steht. Nach dieser Formel ist das von Jesus vollbrachte Wunder *dynamis* (Machterweis), *teras* (Krafttat) und *semeion* (Zeichen).[369] Ähnlich äußert sich auch Mayer-Scheu, wenn er darauf hinweist, daß bei den neutestamentlichen Berichten nicht der Heilungsvorgang das Wichtige sei. Im Vordergrund stehe vielmehr der Krafterweis Gottes, durch den offenbar wird, daß mit Jesus das Reich Gottes in diese leiderfüllte Welt hereingebrochen ist.[370] Daecke schließlich bietet in einer lesenswerten Auseinandersetzung mit dem Thema »Wunder« zwei Schlüssel für das Verständnis an. Zum einen seien die Wunder Jesu die Antizipation der Zukunft, der zukünftigen Vollendung der Welt und ihrer eschatologischen Verwandlung. Zum anderen seien sie auf die Verkündigung der Botschaft vom Anbruch der Heilszeit bezogen, das heißt, sie dürften nicht von Jesus als dem Worte Gottes in Person losgelöst werden.[371]

Die Heilungen Jesu sind Anzeichen der Gottesherrschaft, aber die eigentliche Proklamation der Gottesherrschaft ist Jesu Wort; so ist also das Wort der entscheidende Anstoß. Das eigentliche Wort der Gottesherrschaft aber heißt Vergebung.[372] Einen weiteren theologischen Aspekt zum Verständnis der Heilungswunder Jesu steuert Köberle bei.[373] Nach seiner Auffassung sind die Wunder Jesu an kranken Leibern

369 Renner, R.: »Die Wunder Jesu in Theologie und Unterricht«, S. 12/13
370 a.a.O., S. 141
371 »Wunder«, S. 122
372 Schniewind, J.: »Das Evangelium nach Markus«, S. 57
373 a.a.O., S. 152/153

und Seelen erste, zeichenhafte Hinweise auf die frohe Tatsache, daß noch einmal alles Verwesliche das Unverwesliche anziehen werde. Die Wunder Jesu seien die Frühstrahlen, ausgehend von dem Morgenlicht der neuen Welt Gottes, in das in der Vollendung die ganze Schöpfung getaucht werde.

Nach der sehr plastischen Interpretation Pöhlmanns soll durch die Wunder Jesu ein schmaler Türspalt geöffnet werden, durch den die neue Welt Gottes für einen Moment sichtbar wird. Sie sollen veranschaulichen, wie das verheißene Reich Gottes aussieht und eine Vorahnung von ihm vermitteln.[374] Die Wunder Jesu sind also nicht mehr und wollen auch nicht mehr sein als Vorgeschmack und Vorwegnahme einer zukünftigen Herrlichkeit, die als universale Seinsfülle noch aussteht. Köberle schlägt die Brücke zu Schniewind, indem er die Geschichte vom Gichtbrüchigen nach dem Zeugnis des Matthäusevangeliums anführt. Der Gelähmte hat sich von seinen Freunden in die Nähe Jesu bringen lassen mit dem Wunsch, wieder gehen zu können. Aber es ist, als würde Jesus den Jammer seiner Krankheit gar nicht beachten. Er redet den Gelähmten auf etwas ganz anderes hin an: auf seine Schuld vor Gott. Er nimmt ihm diese Last ab durch das Wunder aller Wunder, nämlich durch die Zusage der Vergebung. Erst danach folgt der Befehl: »Stehe auf, nimm dein Bett und gehe heim.« In ihrer Bedeutung rangiert hier ohne Zweifel die Zusage bzw. Annahme der Vergebung vor dem »physischen Heilerfolg«. Erst ergeht das Wort, dann folgt das Werk. Wort und Werk stehen bei den Wundern in einem unlösbaren Zusammenhang, oder, wie Pöhlmann sagt, »Jesus war kein Zauberkünstler, der die Leute durch magische Arrangements in seinen Bann zieht. Er wirkt seine Wunder immer durchs nüchterne Wort und immer nur für den, der diesem Wort glaubt«.[375]

Viele Theologen sind der Meinung, die meisten Wundergeschichten des neuen Testaments könnten als Predigtbeispiele verstanden werden, in denen das Wunder nur die dienende Funktion eines Hinweises auf das Besondere hat, das von Jesus bewirkt wird: Heilung der ganzen menschlichen Existenz. Jesus hat seine Sendung nie allein darin gesehen,

374 a.a.O., S. 35
375 a.a.O., S. 34/35

Wunder zu tun. Das Wunder als Selbstzweck ist von Jesus immer abgelehnt worden (siehe Matthäus 12, 38/39). Schon in Matthäus 4, 1ff. weist Jesus die Legitimation seiner Sendung durch »Schauwunder« weit von sich. Gott, Gottes Gegenwart und Nähe kundzumachen, das ist Jesu wahrer und eigentlicher »Beruf«, sagt Gutbrod.[376] Ähnlich drückt es Küng aus, wenn er die Wundererzählungen nicht als Beweise Gottes, sondern als Hinweise auf Gottes Handeln in der Welt charakterisiert.[377] Das Wunder als ein isoliertes Ereignis in sich selbst zu betrachten (leider richten wir darauf zumeist unser besonderes Augenmerk), lehnt auch Marxsen mit Recht ab. Es gehe vielmehr darum, daß jemand durch Jesus vor Gott in den Glauben hineingestellt und damit geheilt werde.[378] Der Glaube, der durch Jesus im Kranken in Gang gesetzt wird, ist es, der rettet; ein Ereignis, das unendlich viel wichtiger ist als das Wunder an sich. Pöhlmann spitzt diese Aussage noch weiter zu, indem er unter Verweis auf Markus 6, 5 anmerkt, daß dort, wo kein Glaube sei, auch kein Wunder geschehen könne.[379] Ich würde lieber sagen, daß dort, wo kein Glaube ist, auch kein Wunder erkennbar werden kann.

Zusammenfassend kann man sagen: Die Wundergeschichten des Neuen Testaments beschreiben Grundprobleme menschlicher Existenz und zeigen einen Weg zur Befreiung aus der Gebundenheit eben dieser Existenz, indem sie sie »in einen christologischen Zusammenhang stellen«.[380] In diesem Sinne ist auch Baldermanns Interpretation zu verstehen, daß die neutestamentlichen Wunder einen Appell an den Hörer darstellen, »nicht weiter so zu leben, als seien Gebundenheit und Verfallenheit die letzte Wirklichkeit seines Lebens«.[381]

In unverkennbarer Erzählfreude gewährt Markus den Wundergeschichten den größten Raum. Bei ihm haben die Wunderberichte den Zweck, die Herrlichkeit des Auferstandenen vorwegzunehmen, die Welt zu entdämonisieren und den Menschen aus Furcht und Knecht-

376 »Die Wundergeschichten des Neuen Testaments«, S. 17
377 Küng, H.: »24 Thesen zur Gottesfrage«, S. 95
378 Marxsen, W.: »Der Streit um die Bibel«, S. 54
379 a.a.O., S. 35
380 Besler, D.: »Die Behandlung neutestamentlicher Wundergeschichten in einer 6. Klasse der Realschule unter Berücksichtigung der Veranschaulichung«, S. 10
381 Baldermann, J.: »Biblische Didaktik«, S. 96

schaft zu befreien. Matthäus legt das Schwergewicht auf die Lehre. Wort und Tat Jesu eröffnen gemeinsam den Weg des Glaubens und der Mission. Die Wunderdarstellungen dienen der Reflexion über erfüllte Verheißung des Gottesknechtes. Die Reflexion bestimmt auch die Berichte des Johannesevangeliums. Hier sind die Wunder Zeichen, irdische Abschattungen der vom Offenbarer gewährten Gaben himmlischen Lebens. Nach Lukas weisen die Wunder Jesus als Gottessohn, die Apostel als seine Delegaten, die Kirche als durch den Geist regiertes irdisches Gottesreich aus. Erbauliche Schilderung mit stark hellenistischen Motiven grenzt christliche Praxis von heidnischer Magie und jüdischem Exorzismus ab. Das Grundmotiv der Wundergeschichten im Neuen Testament ist die eschatologische Manifestation, und sie gehören somit »unaufgebbar zum Kerygma«.[382]

Dem Kliniker ist es nicht möglich, sich mit der erforderlichen Kompetenz in den theologischen Streit zwischen sog. Fundamentalisten und sog. Modernisten einzuschalten. Beim Studium der theologischen Literatur und angesichts der Auseinandersetzung in den Gemeinden wird jedoch mehr und mehr klar, daß der unheilvolle »Zwei-Fronten-Krieg« nur beendet werden kann, wenn in gegenseitiger Akzeptanz keine neuen Gräben aufgerissen werden. Das unvoreingenommene Aufeinander-Hören muß wieder an Bedeutung gewinnen, damit es nicht zum Schisma kommt, jenem lodernden Feuer der Spaltung, das sich gerade an den neutestamentlichen Wundern so rasch entzünden kann.

Die alte und ewig neue Streitfrage ist – theologisch – die der »historischen Realität« und – medizinisch – die der »schnellen biologischen Wiederherstellung« wider allen pathophysiologischen Sachverstand. Sind die Wunder Jesu wirklich so geschehen, oder handelt es sich um nachträgliche »bildhafte Einkleidungen« zur Pointierung bestimmter theologischer Aussagen (Predigtbeispiele)? Der Kliniker, der seinen täglichen Dienst am Krankenbett (d. h. im Umgang mit Freud und Leid, Glück und Unglück, Schmerzen, Leben und Tod, aber auch »wundervoller« Heilung) in steter Nähe zur Theologie sieht, sucht nach einer

382 Heinemeyer, K.: »Synoptische Wunder als Problem der Religionspädagogik. Eine kritische Analyse aus didaktischer Sicht und Aufweis möglicher Konsequenzen«, S. 14

Antwort auf diese Frage. Bei Küng, der von »symbolhaften Wundererzählungen«[383] spricht, scheint die oben betonte Einheit von Wort und Werk nicht immer eingehalten zu werden. Diese Einheit aber ist ohne ein wie auch immer geartetes Vorverständnis von Anfang an in der Person Jesu vorhanden.

Grundlegend ist hier das Zeugnis Jesu, nicht die Art, wie er von den Pharisäern damals und von seinen Kritikern heute verstanden wird. Das Rätsel des Selbstbewußtseins Jesu – so hat es Iwand ausgedrückt – liege nicht im Bewußtsein seiner selbst, sondern eben in seinem Selbst. Erst wer dieses, sein Selbst versteht, begreift sein Selbstbewußtsein. Die Frage ist, wer er selbst ist, nicht, wofür er sich hielt.[384] In einer »offenen Wirklichkeit« können Wunder durchaus als möglich gedacht werden. Kein ernsthafter Atheist, der naturwissenschaftlich zu denken vermag, wird es heute noch vom streng naturwissenschaftlichen Denken her gesehen ablehnen, daß Wunder möglich seien.[385] Und – ganz auf dieser Linie liegend – bemerkt Schütz: »Eine Theologie, die sich von der Wissenschaft her ihr Wahrheitskriterium geben läßt, beraubt sich gerade an dem Punkt der Handlungsfähigkeit, wo sie, nur sie allein, unter allen Weisen des forschenden Menschen noch handlungsfähig ist.«[386]

Nach diesen Erörterungen zur Frage der Interpretation der neutestamentlichen Wunder muß deutlich gesagt werden: Ich halte es für ein verwerfliches Unterfangen, den Wundern jeglichen »Realitätscharakter« abzusprechen, wozu der oben erwähnte Begriff »Predigtbeispiele« leicht verleiten könnte. Zumeist wird dies damit begründet, daß das Wunder nie die Naturgesetze und die Kausalitätsabläufe durchbreche. Wenn andererseits aber (so z. B. nach S. Daecke, s.o.) das Wunder die Antizipation der zukünftigen Weltvollendung und -wandlung zum eigentlichen Anliegen hat, dann sehe ich hier einen Widerspruch. Denn nichts durchbricht unseren menschlichen »Kausalitäts-Fetischismus« und unsere »Naturgesetzlichkeits-Hörigkeit« so sehr wie der Glaube an eine zukünftige »Neue Welt« in der Vollendung Gottes, wie sie der

383 »Christsein«, S. 228
384 Iwand, H.J.: »Glauben und Wissen«, S. 280
385 Ewald, G.: »Das Ungewöhnliche im Licht von Naturwissenschaft und Theologie«, S. 8
386 a.a.O., S. 40

Christ erhofft. In der Tat ereignet sich hier im Glauben also etwas geradezu contra naturam (gegen die Natur). Ginge es nämlich nach den Kausalgesetzen der Natur (per naturam), so würde am Ende nicht die Neue Welt Gottes, sondern die Deszendenz in ein höllisches Chaos stehen müssen, wofür nach unserer Verstandeslogik viele Zeichen der heutigen Zeit zu sprechen scheinen.

Ich meine, daß Wissenschaft und Glaube mehr als bisher als einander ergänzende Positionen zusammengeschaut werden sollten. So können wir z. B. im wundervollen feingeweblichen Aufbau der Netzhaut unseres Auges ein Schöpfungswerk Gottes sehen. Es ist aber auch möglich, daß wir wissenschaftlich nüchtern nur das anatomisch-histologische Mit- und Nebeneinander von Zapfen und Stäbchen darin erblikken, die wichtige Funktionen beim Farb- bzw. Hell-Dunkel-Sehen wahrnehmen. Es müssen wohl beide Sichtweisen miteinander verbunden werden. Und darum existiert keine Wissenschaft ohne den, der Bau und Funktion der Netzhautarchitektur beschreibt, und kein Glaube ohne den, der auch in der Netzhaut etwas von Gott gewirktes »Wunderbares« schaut.

Genau dies meint wohl auch H. Beck, der aus säkular-philosophischer und zugleich betont christlicher Perspektive davor warnt, den Menschen geistig in einen bloß natürlich wissenden und in einen bloß übernatürlich glaubenden Bereich zu spalten. Die konkrete menschliche Existenz litte dann an einer Verspannung zwischen zwei einander fremd und beziehungslos gegenüberstehenden Welten. Er fände weder in der Welt des Glaubens noch in der Welt des Wissens wahrhaft seine Heimat und krankte somit an existentieller Schizophrenie.[387]

b) Theologische Reflexion über die Heilungswunder Jesu im Besonderen

Wenn man die neutestamentlichen Heilungsgeschichten liest, darf man die Wirksamkeit Jesu als Heilender in keinem Fall in Beziehung zur Tätigkeit eines Arztes sehen. Seine Heilungen erhalten ihren Sinn aus

387 »Der Gott der Weisen und Denker«, S. 18

seiner messianischen Sendung und seiner Botschaft vom anbrechenden Gottesreich.[388] Mit seinen Heilungen wollte Jesus keinesfalls allein nur eine körperliche Rehabilitation bezwecken, wie sie der Arzt erstrebt, sondern er wollte die Kranken vor allem zu ihrem Heil in der kommenden Gottesherrschaft führen. Die Heilung des Körpers wurde von Jesus als ein Teil innerhalb des gesamten Heils betrachtet. Daß dabei Heilungen von Krankheiten Wesenszug der Heilsverkündigung waren, ist wohl mit auf die im Judentum gebräuchliche Gleichsetzung von Heiligkeit mit vollkommener Gesundheit zurückzuführen.[389]

Von besonderer Bedeutung sind die Heilungen Jesu, die er an Blinden, Tauben und Taubstummen vornimmt, also an im Bereich der Sinnesorgane Erkrankten. Hier erfolgt die Heilung nicht allein durch Handauflegung und Zuspruch, sondern durch andere Heilmittel. In Markus 8, 22-26 bringt Jesus, bevor er dem Blinden die Hände auflegt, Speichel auf seine Augen. In Johannes 9, 6 legt Jesus einem von Geburt an Blinden einen Brei aus Speichel und Erde auf die Augen. Der Speichel hat auch in der Volksmedizin der damaligen Zeit Verwendung gefunden.[390] Obwohl hier etwas gleichsam instrumentell geschieht, kann und will das Tun Jesu wohl kaum einzig und allein als äußeres Zeichen eines ärztlichen Be-Handelns verstanden werden. Bei Lukas 10, 34; Markus 6, 13 und Jakobus 5, 14, also an drei Stellen des Neuen Testaments, begegnen wir dem Öl als Heilmittel. Das Öl wurde durch Bestreichen der Haut aufgetragen.[391] Im Gegensatz dazu mißt Köberle dem Salben mit Öl keine medizinische Heilwirkung zur Belebung oder Erwärmung der Hautfunktion zu.[392] Der Sinn sei vielmehr der: »So wie im Alten Bund die heiligen Geräte für die Stiftshütte oder für den salomonischen Tempel in feierlicher Weise gesalbt wurden, als Ausdruck der Übergabe an Gott, im gleichen Sinn soll sich der Kranke durch den Vorgang der Ölung mit Leib und Seele an Gott ausliefern. Solche Salbung aber dient nicht einer Bereitung zum Sterben, wozu die katholische

388 Hengel, a.a.O., S. 352
389 a.a.O., S. 354
390 Fenner, a.a.O., S. 91
391 a.a.O., S. 92
392 a.a.O., S. 154

Sakramentslehre diesen Vollzug gemacht hat, sondern gerade umgekehrt zur Genesung und Wiederaufrichtung des Kranken.«[393]

Auf die Bedeutung des Glaubens für die Heilung hat Jesus immer wieder hingewiesen, z. B. in Markus 9,14ff. (Heilung des besessenen Knaben). Er sagt: »Alle Dinge sind möglich dem, der da glaubt«, worauf der Vater des Knaben ruft: »Ich glaube, hilf meinem Unglauben«. Aus diesem Hinweis Jesu auf die Wichtigkeit des Glaubens für die Heilung darf keinesfalls auf eine psychotherapeutische Wirksamkeit geschlossen werden, wie Fenner das tut.[394] Der Glaube, den Jesus fordert, ist anderer Art, als ihn die sog. Wunderheiler aller Zeiten und auch der modernen Zeit verlangen.[395] Er hat auch nichts mit der magischen Arzt-Patienten-Beziehung zu tun, die von bestimmter Seite in der heutigen Schulmedizin diskutiert wird. Der Glaube, den Jesus verlangt, ist unauflösbar mit seiner messianischen Sendung und der Botschaft von der nahenden Gottesherrschaft verbunden. Eine psychologische Deutung wird schon dadurch unmöglich, daß auch der Glaube der Angehörigen (im Falle des besessenen Knaben ist es der Vater, beim kanaanäischen Weib in Matthäus 15,28ff. ist es die Mutter) bedeutsam werden kann.[396]

Wenn wir uns noch einmal fragen, wie Jesus geheilt hat, so lassen sich mit H. Putz die folgenden drei Antworten geben:

1. Jesus verstand sein Heilen nie als eine besondere, erlernbare Technik;
2. Jesus hat Schauwunder zutiefst abgelehnt, d. h., er wollte aus seinen Heilungen keine Sensationen machen (von daher sind die charismatischen »Power-Heilungen« eines R. Bonnke und anderer Evangelisten ähnlicher Provenienz entschieden abzulehnen);
3. Jesus hat nie Massenheilungen zustande bringen wollen. Hingegen hat er aus großen Menschenmengen einzelne geheilt.[397]

393 ebda.

394 a.a.O., S. 96/97 (s. Annex Nr. 3). Vgl. dazu auch d. Buch von Herbst, K.: »Der wirkliche Jesus«. Das total andere Gottesbild. Nach den teilweise grotesken Ansichten des katholischen Theologen Herbst hat Jesus bei seinen Heilungen psychosomatische Abwehrkräfte mobilisiert; die schnelle Heilung bei Aussätzigen sei durch PSI-Kräfte bewirkt worden.

395 Hengel a.a.O., S. 351

396 ebda.

397 Putz, H.: »Krankheit und Heilung im Neuen Testament«

Durch den Glauben, den Jesus beansprucht, wird mehr als nur die Überwindung scheinbar nicht zu vereinbarender Gegebenheiten bewirkt. Wenn ein Schwerkranker wider Erwarten gesund wird, so mag der eine dies rein medizinisch als das logische Endergebnis sich doch noch positiv entwickelnder pathophysiologischer Kausalitätsabläufe ansehen. Der andere mag aus persönlicher Glaubensschau genau darin ein Wunder erblicken. Das eigentliche Wunder geschieht also dann, wenn ein Kranker gerade den natürlichen Heilungsablauf glaubend als gottgewirkt ansieht. Mit anderen Worten, das wahre Wunder heißt »Gottesbegegnung«.

Obwohl es, wie oben betont, verwerflich ist, den Wundern jeglichen Realitätscharakter abzusprechen, möchte ich hiermit doch dem ausschließlich mirakulösen Wunderverständnis vorbeugen. Wir sind bei ihm ständig in der Gefahr, nur bei der Wucht des Mirakulösen und Numinosen zu verweilen und darüber die »Gottesbegegnung« zu vergessen oder zu kurz kommen zu lassen. Als Kliniker ist es mir ein Bedürfnis, meine Faszination gerade von den neutestamentlichen Wundererzählungen auszudrücken. Da in ihnen immer Christus der Ansprechende bzw. Angesprochene ist, möchte ich eine weitere theologische Grundaussage daraus ableiten: Ohne eine Christusbeziehung gibt es keine Gottesbegegnung. Diese Einsicht ist gerade auch für Krankheit und Heilung von Bedeutung. In einer »geistlichen Reaktion« wird die persönliche Christusbeziehung sozusagen zum Katalysator einer Gottesbegegnung. Dies ist das wahre Wunder, hinter dem die kritische Frage verblaßt, ob Wunder nun per naturam (durch die Natur), praeter naturam (neben der Natur her), supra naturam (übernatürlich) oder gar contra naturam (gegen die Naturgesetze) möglich seien.

IV. Krankheit als Geschichte

Wer in der Bibel nach Vorstellungen von Krankheit und Heilung sucht, findet in gewisser Weise genau das beleuchtet, was die wissenschaftliche Wahrnehmung von Krankheit und Heilung abblendet[398]. In der Bibel

398 Nüchtern, M.: »Krankheit und Heilung«, S. 211

gibt es keine exakten Krankheitsdefinitionen und keine Sammlung von Symptomen (mit Ausnahme vielleicht von Leviticus 13). Auch wird man vergebens nach einschlägigen Therapieverfahren suchen (abgesehen von der Applikation von Feigenpflastern, Öl, Wein und Balsam). Das, was wir heute als sog. Innere Krankheiten bezeichnen (z. B. den Rheumatismus, Entzündungen von inneren Organen, virale oder bakterielle Krankheiten, Herz-Kreislauf-Leiden, Bluterkrankungen, Allergien, Krebsleiden etc.) konnte damals noch nicht mit anerkannten und zum Teil standardisierten Therapieverfahren behandelt werden. Ätiologie und Pathogenese von Erkrankungen sowie das makro- oder mikropathologische Substrat von Organveränderungen waren gänzlich unbekannt. Und diese Fragen wären den Autoren der biblischen Texte auch nebensächlich gewesen, da ihre Tendenz eine ganz andere war, wie wir oben dargestellt haben.

Es bedarf keiner Erwähnung, daß die heutige Theologie die naturwissenschaftliche Medizin unserer Tage akzeptiert und – auf den meisten Gebieten – auch unterstützt. An den Machenschaften gewisser Kreise, die z. B. die Intensiv-Therapie als Horror-Medizin brandmarken und jede Form der modernen Medizin ablehnen, wird sich die christliche Seelsorge nicht beteiligen.[399] Gleichwohl wird die Theologie in ihrem Bemühen nicht nachlassen dürfen, die innere Entwicklung des Menschen im *Räderwerk des Medizinbetriebs* vor dem Hintergrund des biblischen Offenbarungsglaubens kritisch-wachsam zu begleiten. Zu ihrem *anthropologischen Wächteramt* gehört es, immer wieder darauf hinzuweisen, daß Krankheit nicht nur als ein Ablauf naturwissenschaftlich faßbarer pathologischer Phänomene, sondern auch als Geschichte am und mit dem leidenden Menschen gesehen werden muß. Wenn Krankheit Geschichte ist, so befindet sie sich in Abhängigkeit von der Zeit. Anders gesagt: Krankheit ist Auseinandersetzung (Konflikt) mit der Zeit. Und mit Rest können wir fortfahren: Sterben ist Beschädigung der Zeit, Tod ist Verlust der Zeit.[400]

Krankheit und Heilung kommen als Widerfahrnisse vor, deren notwendige sprachliche Form das Erzählen des Erlebten ist.[401] An dieser

399 Stroh, W.: »Krankenseelsorge und moderne Medizin«, S. 218
400 Rest, F.: »Den Sterbenden beistehen«, S. 129
401 Nüchtern, a.a.O., S. 211

Stelle sei noch einmal daran erinnert, daß ein großer Teil der Therapie im »Erzählenlassen« des Kranken besteht (s. Einleitung). Ein Patient berichtet über seine Erkrankungen weniger im medizinischen Lehrbuchstil; er erzählt vielmehr völlig unwissenschaftlich infolge seiner subjektiven Betroffenheit von seiner Krankheit als einem Geschehen. Die Theologie darf im Bereich der Seelsorge an der Krankheit als einem objektiven (pathologischen) Zustand sicherlich nicht desinteressiert sein. Wichtiger ist es für sie jedoch, Krankheit als Geschichte eines Leidenden 1. mit sich selbst, 2. mit seiner Umwelt und 3. mit seinem Gott zu begreifen.[402] Wenn Theologe und Arzt bei der Begegnung mit dem kranken Menschen (mit dem »offenen System Mensch«) über gewisse Grundkenntnisse der Kommunikationspsychologie verfügen, so kann dies nur von Vorteil sein.[403] Krankheit – als subjektiv erlebte Geschichte verstanden – geht allerdings weit über rein kommunikationswissenschaftliche Vorstellungen hinaus. Christlicher Glaube, der sich auch in der ganz persönlichen Geschichte von Krankheit und Leid »auslebt«, bewegt sich in anderen mitmenschlichen Kategorien. Dies wird im folgenden zu zeigen sein.

1. Krankheit als Geschichte eines Leidenden mit sich selbst

Ein kranker Mensch wird in körperlicher, seelischer und sozialer Hinsicht aus seiner gewohnten Bahn geworfen. Er muß sich mit einer Situation auseinandersetzen, die ihn neue Erfahrungen, positive wie negative, glückliche wie leidvolle, machen läßt. Sein persönlicher Lebensstil, der möglicherweise für seine aktuelle Erkrankung mitverantwortlich war, wird nicht mehr der gewohnte bleiben können oder dürfen.[404] Krankheit betrifft den ganzen Menschen in seiner unverwechselbaren Lebens-

402 ebda.

403 Vgl. hierzu z. B. Haseloff, O.W.: »Kommunikation, Transformation und Interaktion«, S. 94ff.

404 Über die geheimnisvolle Verflechtung von Krankheit und Lebensstil s. die interessante Abhandlung von Pieringer, W. und Egger, J.: »Krankheit und Lebensstil«. Den vier kreativen Lebensstil-Formen (ästhetisch-emergentiv, ethisch-innovativ, ökonomisch-produktiv, kultisch-expressiv) ordnen Pieringer und Egger bestimmte Krankheiten zu.

geschichte mit geglückten oder mißlungenen Lebensbeziehungen, mit Hoffnungen, Ängsten, vielleicht mit Schuldgefühlen oder mit uneingelösten Träumen.[405] Vor diesem Hintergrund ist zu fragen: Wann bricht eine Krankheit aus, an welchem biographischen Punkt kommt das heraus, was sich vielleicht schon lange anbahnte; gibt der »lebensgeschichtliche Augenblick« Einblick in eine Höhepunktsbelastung oder eine typische Auslösungssituation?[406] Die inneren Fragen, die ein Kranker sich stellen mag, lauten: »Was will mir die Krankheit sagen, welche Botschaft enthält sie, welches ist ihr tiefer Sinn für mich, warum kam sie gerade jetzt?«[407] Im Grunde verbirgt sich hinter der Frage des Patienten: »Warum gerade ich?« sehr häufig die Frage: »Warum gerade jetzt?«, was Kübler-Ross mehrfach klarmacht.[408] Wenn wir die beiden Fragen konsequent überdenken, so müßten wir sie eigentlich zu einer einzigen zusammenfassen und das persönliche »Schicksal« in Abhängigkeit vom definitiven Zeitpunkt sehen, etwa im Sinne von: »Warum ich gerade jetzt?« Losgelöst von der Tragik der persönlichen Betroffenheit wäre die Frage: »Warum gerade ich?« eigentlich nur mit der Gegenfrage zu beantworten: »Warum du eigentlich nicht, wo wir doch alle irgendwann einmal ... !«.

Wenn auch nicht bei allen, so vermag Krankheit als persönliche Geschichte eines Leidenden doch bei vielen Patienten – abhängig von Dauer, Intensität und besonders bei ungünstiger Prognose (Krebs) – in fünf Stadien zu verlaufen. Sie kann anfangs zu Verleugnung, danach zu Aggression, alsdann zu Angst, schließlich zu beginnender Verzweiflung und letztendlich zu definitiver Resignation (bzw. Apathie) führen. Dagegen sieht die Einteilung von Aulbert bei unheilbaren Zuständen vier Stadien vor: erstens Verweigerung, zweitens Zorn (Ärger, Vorwürfe), drittens Depression und Trauer und viertens Hinnahme.[409] Bis auf die Phase der Angst stimmen meine Erfahrungen mit denen Aulberts überein. Im Gegensatz zu Aulbert nennt E. Kübler-Ross wiederum fünf Phasen: erstens Nichtwahrhabenwollen (und Isolierung),

405 Grewel, H.: »Ethische Orientierung im Begegnungsfeld mit Patienten«, S. 2
406 Gestrich, R.: »Am Krankenbett«, S. 131
407 Beck, D.: »Krankheit als Selbstheilung«, S. 96
408 Kübler-Ross, E.: »Was können wir noch tun«, S. 27
409 Aulbert, E.: »Häufig zum Sterben alleingelassen«, S. 558

zweitens Zorn, drittens Verhandeln, viertens Depression, fünftens Zustimmung.[410] Diese von Kübler-Ross vorgenommene Stadieneinteilung interpretiert Mauksch folgendermassen:

> »Nein, ich nicht!« (Verweigerung)
> »Warum gerade ich?« (Zorn, Ärger)
> »Ja, ich – aber ...« (Verhandeln)
> »Ja, ich!« (Depression)
> »Meine Zeit wird nun sehr kurz, und das ist in Ordnung so«. (Zustimmung)[411]

Über die fünfte Phase, die von mir als *definitive Resignation* (Apathie), von Kübler-Ross hingegen als »Zustimmung« und von Aulbert schließlich als »Hinnahme« bezeichnet wird, ist am Ende dieser Arbeit noch zu sprechen.

Unabhängig von dieser Stadieneinteilung hat der Schweizer Psychiater und Psychotherapeut E. Heim (Bern) fünf Reaktionstypen vor allem unter den Tumorpatienten beobachtet, die über alle Stadien hinweg ein bis zuletzt gleichbleibendes Verhalten an den Tag legen[412]:

1. Die »Hinauszögerer«, die jeglichen Gedanken an den Tod ablehnen und bis zuletzt ihren Lebenswillen bezeugen.
2. Die »Akzeptierenden«, die sich schnell in ihr Schicksal fügen.
3. Die »Verachter«, die die Gefahr geringschätzen und den baldigen Tod verdrängen.
4. Die »Sich-Ergebenden«, die den erlösenden Tod möglichst rasch herbeisehnen.
5. Die »Furchtsamen«, die, von permanenter Furcht besetzt, dem Wissen um den nahen Tod bis zuletzt ausweichen.

Aufgrund ihrer Erfahrungen im Umgang mit Sterbenden weist Kübler-Ross auf eine bedeutsame Tatsache hin: ich möchte sie mit *Gefährlichkeit der Phasendiskrepanz* umschreiben. Beim Ablauf der einzelnen Sterbestadien ist es erforderlich, daß Ärzte, Schwestern und Angehörige den jeweiligen Zustand des Patienten akzeptieren. »Ich glaube, die meisten unserer Kranken würden die Phase der Zustimmung erreichen, wären da nicht die Angehörigen des Krankenhauspersonals, vor allem die

410 Kübler-Ross, E.: »Interviews mit Sterbenden«, S. 41-121
411 Mauksch, H.O.: »Der organisatorische Kontext des Sterbens, S. 38
412 a.a.O., S. 108

Ärzte, die den Tod eines Patienten nicht hinnehmen können. Wenn wir als Ärzte das Bedürfnis haben, das Leben unnötig zu verlängern und den Tod hinauszuschieben, fällt der Kranke oft in die Phase von Depression und Zorn zurück und ist nicht imstande, in Frieden und Zustimmung zu sterben. Das zweite und noch viel häufigere Problem liegt in der engeren Familie, die sich ›anklammert‹ und ›nicht aufgeben‹ [besser: loslassen, Anm. d. Verf.] kann. Es ist sehr schwierig für einen Mann, friedlich und gelassen zu sterben, wenn seine Frau nicht imstande ist, die Phase der Zustimmung zu erreichen. Wenn wir eine solche Verschwörung des Schweigens oder eine solche Diskrepanz der Phasen erkennen, müssen wir denen helfen, die hinterherhinken [...]. Damit helfen wir unmittelbar auch dem sterbenden Patienten, in der Phase der Zustimmung zu bleiben oder sie zu erreichen.«[413]

Der auf seine Erkrankung reagierende Mensch gelangt zunächst in jenen Bereich, in dem sich die psychischen Modalitäten – um mit Eisele zu sprechen – »zur Frustration gemäßigt domestiziert haben«.[414] Im Rahmen eines individuellen krankheitsgeschichtlichen Ablaufs könnte man dieses Stadium als das der *ungerichteten Kompensationsversuche* verstehen. Gerade hier ist es vonnöten, Hoffnung und Zuversicht als wichtige therapeutische Prinzipien wachzuhalten. Bei inkurablen Zuständen wird dies keine leichte Aufgabe sein. Hoffnung als Lebensperspektive ist ein sich unter Umständen langsam gestaltender Prozeß, der seine Zeit braucht. Ein ganzes Leben lang wird sich Hoffnung immer wieder neu und anders konstituieren, worauf besonders Küchler aufmerksam gemacht hat.[415] In Phasen schwerer, potentiell tödlicher Erkrankungen wächst Hoffnung insofern neu und anders, als ihr Vektor (Richtung, Intensität) ein anderer ist als bei heilbaren Krankheiten, ein Problem, auf das wir später noch näher einzugehen haben. Im Stadium der ungerichteten Kompensationsversuche (Verleugnung, Aggression, Angst) etablieren sich Abwehrmechanismen, von denen man sich unbewußt eine notwendige Funktion verspricht. Der Seelenhaushalt versucht, sich durch sie zu stabilisieren; allzu große Schmerzen und Belastungen

413 »Was können wir noch tun?«, S. 41
414 Eisele, G.: »Leiden bekämpfen – Leiden annehmen«, S. 3
415 Küchler, Th.: »Der Krebspatient – Lebensqualität zwischen Angst und Hoffnung«, S. 343

werden vom Bewußtsein abgewehrt. Es bewahrheitet sich der bekannte Satz, daß die Flucht vor dem Leiden der natürliche Reflex jedes Menschen ist. Verbunden damit ist eine Phase gesteigerter Sensitivität (Wachsamkeit, evtl. sogar Argwohn). Das Stadium der *irreparablen Dekompensation* (Verzweiflung, Resignation, Apathie) wird erreicht, wenn der Fluchtreflex erloschen und die Hoffnung auf Besserung (oder wenigstens Stillstand) der Erkrankung aufgegeben ist.

Diese psychischen Phasen sind die Konstituenten des krankheitsgeschichtlichen Ablaufs im Leben eines leidenden Menschen. Durch sie entwickelt der Kranke mit der Zeit eine eigene Psychologie, in die sich die (gesunden) Mitmenschen von Fall zu Fall einfühlen müssen. Dies liegt daran, daß der Kranke tatsächlich – wie Mauksch sagt – ein untrennbarer Bestandteil des Krankheitsprozesses ist.[416] Von einem gewissen Grade an wird das Sich-Einfühlen jedoch zunehmend schwieriger, da der Kranke dann vollends zu einer Existenz »in einer Ordnung des Leidens, an die wir nicht rühren können«, geworden ist.[417] Böker sieht dies ähnlich, wenn er sagt, daß es letztendlich das Erlebnis sei, »anders« geworden zu sein. »Dies nicht, weil ein Agens von außen eingedrungen ist oder eine schädigende Kraft etwas verändert hat, sondern weil man sich selbst in seiner individuellen Person als vom durchschnittlichen Verhalten anderer oder von einer kulturellen Wertnorm abweichend erlebt.«[418] Von daher gesehen wird ein unheilbar Kranker in bezug auf den natürlichen Lebensablauf gezwungenermaßen immer ein Anachoret sein müssen. Der Patient, der das Leiden an sich selbst erfährt und dieses darum »von innen« sieht, kann diese Besonderheit und Einmaligkeit nicht unter das Allgemeine subsumieren. Auch für Thielicke zeigt sich darin Krankheit als ein Stück der persönlichen »je besonderen Geschichte«.[419]

Eine gewisse Ausnahme hiervon mag vielleicht jene Gruppe unheilbarer Tumorpatienten bilden, bei denen Aulbert das Gegenteil, nämlich ein großes Kommunikationsbedürfnis, beobachtet hat, das alle

416 a.a. O., S. 35/36
417 Schneider, R.: »Pfeiler im Strom«, S. 231
418 Böker, W.: »Sprache, Ursachenkonzepte und Hilfesuchverhalten des Kranken in unserer Zeit«, S. 14
419 Thielicke, H.: »Wer darf leben«?, S. 143

Gesprächsangebote aufgreift und annimmt.[420] Möglicherweise kann dies psychologisch als der letztendlich immer noch vorhandene Wille gedeutet werden, sich wenigstens durch die Kommunikationsmöglichkeit des Gespräches aus der »Existenz in der eigenen Ordnung des Leidens« zu lösen.

Die Thanatopsychologie, die wissenschaftliche Auseinandersetzung mit Sterben und Tod, findet in neuerer Zeit mehr und mehr Beachtung. Befragungen bei unheilbar Kranken haben diesen Zweig der Psychologie inzwischen zu einigen allgemeingültigen Feststellungen kommen lassen:[421]

a) Das Denken der Kranken kreist mehr um das »Wie« des Sterbens als um den Tod an sich; die Aussicht auf ein qualvolles Sterben macht ihnen mehr angst als das Unbekannte danach.
b) Stark religiös gebundene, auf der anderen Seite aber auch entschieden areligiöse Menschen sehen dem Tod gefaßter entgegen als die Unsicheren und Unentschiedenen.
c) Alleinstehende, meist Verwitwete, haben mehr Angst vor dem Sterben als Kranke mit noch lebenden Partnern; bei letzteren überwiegt die Sorge um die Hinterbliebenen.
d) Mit zunehmendem Alter nimmt die Angst vor dem Tod ab; jüngere und bis dahin noch voll im Leben stehende Schwerkranke haben besonders große Angst vor dem Sterben.
e) Von einem gewissen Grade der Demenz an scheinen Alte vor Todesängsten völlig geschützt.

Das hier unter Punkt e) Angeführte korreliert in gewisser Weise mit dem, was oben für die Hochbetagten bzw. ihre lebensgeschichtlich nur noch geringe Entfaltungsmöglichkeit dargestellt wurde.

420 a.a. O., S. 559
421 Karcher, H.L.: »Qualitäten des Lebens und Sterbens«, S. 197

2. Krankheit als Geschichte eines Leidenden mit seiner Umwelt

Im Stadium der *irreparablen Dekompensation* wird nicht selten von einem tödlich Erkrankten an seine Mitmenschen der Wunsch nach aktiver (direkter) Euthanasie herangetragen. Obwohl der Kranke in dieser Phase seiner Leidensgeschichte vielleicht – wie oben gesagt – in eine »Ordnung des Leidens, an die wir nicht rühren können«, eingetreten ist, muß es dennoch unsere Aufgabe sein, ihn gerade jetzt zu begleiten. Das heißt, daß wir uns zu ihm gesellen, um ihm auf seinem letzten Lebensweg nahe zu sein. »Durch Solidarität mit dem Sterbenden wird man in vielen Fällen der Bitte um Euthanasie zuvorkommen, weil der Mangel an Hilfe und Begleitung in vielen Fällen den Anlaß zu der Frage um eine Beschleunigung des Sterbens bildet.«[422] Bei der menschlichen Zuwendung zum Kranken kann man dem Mangel an Hilfe und Begleitung durch bis zum Ende durchgehaltene Wärme und Liebe als faktisch gelebtes Mit-Sein begegnen. Damit ist dem Patienten die Möglichkeit gegeben, daß seine Ängste, seine Traurigkeit, seine Verzweiflung, aber auch seine Hoffnung mit ihm geteilt werden (G. Condrau)[423].

In diese Richtung zielt auch die Bemerkung Eibachs aus seiner Erfahrung als Klinikseelsorger, daß Todeswünsche unheilbar Kranker oft dem Gefühl entspringen, für Angehörige bzw. Pflegepersonal eine Last und von diesen bereits aufgegeben und abgeschrieben zu sein. Bezugnehmend auf T. und J. Tibbe (»Leben an der Grenze des Todes«) wird der Terminus des »vorzeitigen Einsargens« in diesem Zusammenhang von Eibach erwähnt.[424] Dem Empfinden Todkranker, abgeschrieben zu sein, kann im Sinne von P. Sporken und G. Condrau (s.o.) durch solidarisches Verhalten und bis zum Ende faktisch gelebtes Mit-Sein entgegengewirkt werden, d.h. durch intensive Zuwendung und anhaltende Gesprächsbereitschaft von seiten der Mitmenschen.

Im Gegensatz zu H.P. Schuster bin ich der Ansicht, daß unheilbar Kranke und Sterbende im Prinzip nicht auf Intensivstationen gehören,

422 Sporken, P.: »Aktive und passive Sterbehilfe aus der Sicht der medizinischen Ethik und der Weltanschauung«, S. 16. Vgl. hierzu auch sein neuestes Buch: »Mein Weg zurück ins Leben«.

423 »Der Mensch und sein Tod«, S. 448

424 a.a.O., S. 231

von besonderen Fällen abgesehen. Schuster fragt: »Wenn Sterbehilfe neben einer guten Pharmakotherapie vor allem menschliches Begleiten bedeutet, Gegenwart, Berührung, Gespräch – wo anders könnte dies besser verwirklicht werden als auf einer vernünftig besetzten Intensivstation, in der Schwestern und Ärzte ständig anwesend sind?«[425] Nach meiner Erfahrung ist es für Intensivstationen typisch, daß dort inmitten von Apparaturen zumeist gespannte Aufmerksamkeit, ständiges Agieren, geschäftige Betriebsamkeit und gelegentlich auch Hektik unvermeidbar sind. Bei terminal Kranken und Sterbenden sind menschliche Begleitung, Gegenwart, Berührung und (ruhiges!) Gespräch eher in der privaten Atmosphäre des normalen Krankenzimmers zu verwirklichen. Im übrigen kann der Patient hier – was ebenfalls für ein würdiges Sterben von Bedeutung ist, aber noch zu wenig bedacht wird – liebgewordene persönliche Gegenstände um sich sammeln, die auf Intensivstationen aus medizinischen Gründen zumeist nicht gerne gesehen werden.

Die Geschichte, die ein Schwerkranker mit seiner Umwelt durchlebt, wird wesentlich also von seinen Mitmenschen gestaltet. Dabei scheint mir allerdings die Aussage von L. Boros, daß der kranke Mensch als Geschenk Gottes an uns eine unmittelbare Gnade sei[426], sehr gewagt zu sein. Nicht nur der Kranke selbst, sondern auch die ihn begleitenden Nächsten machen dabei Erfahrungen, die gelegentlich von unerhörter existentieller Bedeutung sein können. So berichtet Werning von der Ehefrau eines schwer herzkranken Patienten, die über die letzten Wochen an der Seite ihres Mannes folgendes schreibt: »Die Erfahrung des Sterbens war die größte Gemeinsamkeit, die uns beiden zuteil geworden ist, größer als alle Erfahrungen in der Ehe, als die Umarmung, als die Zeugung, als die Geburt und das Glück, die Sorge mit den Kindern, als der Tod unseres Sohnes. Es war das absolut Wichtigste, das ich in meinem Leben erlebt habe.«[427] Ähnliches betont auch Eibach, wenn er anmerkt: »Gerade Eheleute berichten nicht selten, daß sie bei vollem Wissen um die begrenzte, ihnen verbleibende Lebenszeit eine Tiefe ihrer Beziehung erleben oder erlebt haben, die sie mit der Kürze ihres Lebens

425 »Sterbehilfe in der Intensivmedizin?«, S. 601
426 »Erlöstes Dasein«, S. 55
427 Werning, H.: »Verhütung und Behandlung von Herz- und Kreislaufkrankheiten«, S. 139

und ihrer Ehe aussöhnt.«[428] Es ist – so seltsam es anmuten mag – durchaus möglich, von Menschen, die auf den Tod erkrankt sind, die wahren Werte des Lebens kennenzulernen. »Wenn wir schon in jungen Jahren zu einem inneren Einverständnis mit unserer Endlichkeit finden können, führen wir ein sinnvolleres Leben, lernen die kleinen Dinge zu schätzen und neue Werte zu setzen«, sagt Kübler-Ross.[429]

Die lebens- und leidensgeschichtlichen Erfahrungen, die ein kranker Mensch mit seiner Umwelt macht, sind wesentlich geprägt durch Art und Weise des Trostes (und der Zuversicht), den ihm seine Mitmenschen zu geben vermögen. Durch die Kooperation von Theologie (Seelsorge) und Medizin eröffnen sich hier grundlegend neue Möglichkeiten, was von vielen Krankenhausseelsorgern bestätigt wird. Die Gestaltung des Weges, den man mit einem Kranken geht – sei er nun kurz und zur Heilung führend oder lang und in Sterben und Tod mündend –, ist abhängig von der Eindrücklichkeit erlebter Begegnung und der Intensität »gelebter Nähe«. Krankheit als andere Form des Daseins bedarf einer Einstellung, die die geänderten Lebensumstände und das neu entstandene »Beziehungsgeflecht« (zwischenmenschliche Schwierigkeiten, Hilflosigkeit, Angewiesensein, Ausgrenzung, gesteigerte Sensibilität, neue Selbsterfahrung, Unsicherheit, Argwohn, evtl. drohender Abschied und Trennung) persönlich und zeitlich sinnvoll ausgestaltet. Die »Arbeit« ist dabei verteilt, und es wäre schlimm, den Leidenden – bis zu einem gewissen Grade seiner Erkrankung – davon völlig auszuschließen. Auch seine Krankheit, so darf man wohl mit Fug und Recht sagen, legitimiert den Kranken nicht, völlig ohne Verantwortung zu leben.[430] Krankheit an sich ist noch kein Freibrief. Was Lüth über »Die Neue Gesundheit« sagt, kann ebenso für den leidenden Menschen (bis zu einem gewissen Grade seiner Krankheit) gelten: Kreativität jenseits von Einkommen und Konsum ist auch bei vergleichsweise abgesenkter Lebensqualität möglich.[431]

428 a.a.O., S. 360

429 »Was können wir noch tun?«, S. 37

430 Maurer, B.: »Verantwortung und Freiheit in der Krankheit in theologischer Sicht«, S. 25

431 »Das Ende der Medizin?«, S. 343

3. Krankheit als Geschichte eines Leidenden mit seinem Gott[432]

In Teil A wurde darauf aufmerksam gemacht, daß es auch in heutiger Zeit immer noch Menschen gibt, die Sünde und Krankheit in einem *proportionalen Kausalitätsverhältnis* sehen. Obwohl dies mit aller Entschiedenheit zurückgewiesen werden muß, ist nicht zu leugnen, daß Sünde als Grundgegebenheit menschlichen Lebens und Krankheit als prinzipiell unausrottbares Phänomen zusammenhängen. Aus anthropologischer Sicht geht es mir hier lediglich um die *Korrespondenz der Prinzipien*, nicht um die Verurteilung kranker Menschen als Sünder. Das wurde oben bereits deutlich gemacht. Dennoch ist es für einen Kranken von Bedeutung, sein Leiden, wenn auch gewiß nicht als »Strafe von Gott«, so doch als ein »Signal von Gott« zu sehen, wie es von Müller-Schwefe einprägsam formuliert wird.[433] In diese Richtung weist auch Gestrich, wenn er sagt, daß es Patienten gibt, die wirklich von der Botschaft lernen wollen, die ihre Krankheit ihnen sendet.[434] Wenn uns eine Krankheit als Signal trifft, so sollen wir innehalten und der Tatsache gedenken, daß wir uns dem zuwenden, der uns Leben und Gesundheit gegeben hat und über Anfang und Ende bestimmt.

Aus biblisch-theologischer Sicht stellt Krankheit einen Augenblick (oder auch eine längere Phase) in unserem Leben dar, wo wir innehalten und die Wellen des Alltags sich beruhigen lassen. Als Glaubende haben wir nun Zeit, unser Leben in besonderer Weise vor Gott auszubreiten, sei es retrospektiv, sei es prospektiv. Mit der Bedeutung des Schmerzes im Alten Testament – und damit wohl auch der Krankheit – hat sich J. Scharbert ausführlich auseinandergesetzt. Er sieht eine wichtige theologische Funktion dieser Phänomene darin, daß der Mensch aus seiner dem Diesseits allzusehr verhafteten Sicherheit herausgerissen und vor die allein entscheidende Wirklichkeit, vor das »Angesicht Gottes«, gestellt wird.[435] Nicht nur von theologischer, sondern auch von ärztlicher Seite wird heute zunehmend die Einsicht bekundet, daß Krankheit »etwas von uns will«. Sie hat eine Aufgabe im Leben des Menschen.

432 siehe auch Jesaja 38: Hiskias Krankheit, Genesung und Danklied
433 Müller-Schwefe, H.-R.: »Krankheit und Leiden«, S. 27
434 a.a. O., S. 128
435 a.a. O., S. 209

Krankheit kann zum Heil der Seele dienen, sie »hat ihre Rolle zum Reifwerden«.[436]

Spätestens an dieser Stelle sei eingeflochten, daß ich »hautnah« spüre, wie die kritischen Bemerkungen des Lesers sich artikulieren möchten – und dies sicherlich nicht zu Unrecht. Die »geballte Ladung« so anspruchsvoller Vergleiche und einer so komprimierten philosophisch-theologischen Metaphorik wie

Krankheit »als Signal von Gott«,
»als Phase, wo wir innehalten und die Alltags-Wellen sich beruhigen lassen«,
»als Rolle (oder Anlaß) zum Reifwerden«,
»als Dienerin zum Heil der Seele«,
»als Ereignis, das den Menschen aus seiner dem Diesseits allzusehr verhafteten Sicherheit herausreißt« (Scharbert);

ist sie nicht graue Theorie angesichts so mancher Krankheitssituationen, deren Leidensintensität nur mit dem einen Wort »infernalisch« bezeichnet werden kann? Ich muß gestehen, daß ich diese und ähnliche Qualifizierungen Hunderte von Malen aus dem Munde schwerkranker und schmerzgeplagter Patienten vernommen habe. Zumeist sind es Patientinnen mit knöchern metastasierendem Brustdrüsenkarzinom und Patienten mit Skelett- oder Lebermetastasen durch verschiedenste Primärtumoren, die zuweilen unter höllischen Schmerzen leiden müssen. Hier gilt es zunächst, die grundlegende Krankheit als solche von den mit ihr verbundenen eruptions- oder intervallartig auftretenden Schmerzepisoden zu unterscheiden. Die o. a. Vergleiche beziehen sich lediglich auf die sog. basale Krankheitssituation. Die Frage, »wie kann Gott so etwas zulassen?«, stellt sich bei bestimmten Krankheitsverläufen mit besonderer Dramatik im Hinblick auf akute Verschlimmerungen, die durch Schmerzen, Übelkeit und »Elendsgefühle« charakterisiert sind. Es ist die alte und immer neue Frage nach der Theodizee. Krankheit als Geschichte eines Leidenden mit seinem Gott ist für den Patienten somit

[436] Jores, zitiert nach Jaspers, K.: »Der Arzt im technischen Zeitalter«, S. 21

auch »Theodizee-Geschichte« (vgl. hierzu das Kapitel »Der liebende Gott und das Leid der Welt«).

Wie dem auch sei – Krankheit und Leiden können zur Zwiesprache mit Gott anregen. Diese Zwiesprache (das stetige Gespräch) kann ein wesentliches Merkmal der Lebensgestaltung nicht nur in Krankheitszeiten, sondern auch und gerade **nach** einer überstandenen Erkrankung sein. Dabei setzen wir voraus, daß diese *geistliche Interaktion* kein Strohfeuer von wenigen Tagen, Wochen oder Monaten ist, sondern das ganze Leben danach existentiell bestimmt. Und genau dies ist das Gebet in seiner eigentlichen Form, nämlich als *Grundhaltung des Lebens.* Im Hinblick auf das Phänomen Krankheit scheint mir das Reden von und mit Gott nur dann welt- und situationsbezogen zu sein, wenn sich darin Unterscheidung von der Welt, Weltüberlegenheit und Weltüberwindung niederschlagen. Schmid formuliert sehr treffend, wenn er den gleichgeschalteten Gott als »toten Götzen« bezeichnet.[437] Mit ihm treiben wir nichts als das sinnlose Spiel unserer Selbstrechtfertigung, wenn wir in allem, was uns als lebenshemmende Not anmutet, ihn als abwesend beklagen und in allem, was uns als beglückende Rettung erscheint, ihn für nahe und gegenwärtig halten. Krankheit als Geschichte eines Leidenden mit seinem Gott ist – theologisch gesehen – erst dadurch wahrhaft erlebte Geschichte, daß Gott in beiden Situationen – in lebenshemmender Not wie in beglückender Rettung – als gleichermaßen präsent geglaubt und erfahren wird.

Was im Kapitel »Schlußbetrachtung« über das Verhältnis von Theologie und Medizin noch einmal ausführlicher zu sagen sein wird, soll jetzt schon vorweg erwähnt werden. Die Phänomene Krankheit und Heilung zunächst vor ihrem theologischen Hintergrund und erst danach unter medizinischen Aspekten zu betrachten, heißt keinesfalls, die Bedeutung, ja die Notwendigkeit ärztlichen Handelns abzuwerten. Es war und ist hier vielmehr meine Absicht, eine vermittelnde Position zwischen Medizin und Theologie einzunehmen; d.h. im Erleben und Therapieren von Krankheiten (zeitlich betrachtet) eine Synchronisation des Handelns und (inhaltlich betrachtet) eine Synopse der Standpunkte zu erreichen. Unter »Synchronisation des Handelns« verstehe ich im

437 Schmid, H.-H.: »Mein Gott, mein Gott, warum hast du mich verlassen?«, S. 14

Kontext dieser Arbeit die – wenn möglich und erforderlich – gleichzeitige Betreuung durch Arzt und Pfarrer (Seelsorger). »Synopse der Standpunkte« soll bedeuten, daß dem Patienten nach meiner Meinung am besten gedient ist, wenn Arzt und Pfarrer (Seelsorger) »am gleichen Strang der Glaubensüberzeugung« ziehen. Dabei kann durchaus zwischen dem klinisch tätigen Arzt und dem Theologen die »Interdisziplinarität des Dialogs« gewahrt bleiben, wie sie Chr. Kolbe für das Verhältnis zwischen Psychoanalyse und Theologie im Sinne einer fruchtbaren Interaktion mit Recht fordert.[438]

Zwar heißt es in Sirach 38, 9-15: »Mein Kind, wenn du krank bist, so mißachte dies nicht, sondern bitte den Herrn, dann wird er dich gesund machen [...]. Danach laß den Arzt zu dir, denn der Herr hat ihn geschaffen; und weise ihn nicht von dir, denn du brauchst auch ihn«. Doch sollten wir – erst recht aus neutestamentlicher Sicht – weniger Wert auf die Reihenfolge legen als vielmehr prinzipiell auf die Tatsache, daß im Erleben von Krankheit und Heilung beides zusammenwirken muß: Hinwendung zu Gott und ärztliche Kunst. Bereits im Kapitel »Erste Ansätze einer Therapie« haben wir gesehen, daß sogar in nichtchristlichen Kulturen (Altpersischer Mazdaismus) die Gleichzeitigkeit ärztlichen Wirkens und »göttlicher Kommunikation« beim Behandeln von Krankheiten als notwendig erachtet wird (sinngemäß: nichts vermag das Wissen des Menschen und das Heilmittel allein, wenn nicht zugleich das Gebet ... den Kranken wieder die Gesundheit verleiht). Mit anderen Worten: Krankheit als Geschichte eines Leidenden mit seinem Gott heißt für den Erkrankten, sich unabhängig vom Ergebnis der Therapie neu anregen und zur lebensändernden Nachfolge ermuntern zu lassen. So muß man wohl auch den Ausspruch von André Gide verstehen, daß Krankheiten Schlüssel sind, die uns gewisse Tore öffnen. Krankheiten – und nicht nur überstandene – können »Damaskus-Erlebnisse« sein, um es mit F. Rest zu formulieren.[439] Für solche Kehrtwendungen hält er vier Kriterien als typisch fest:

1. Jetzt ist alles ganz »anders« als vorher.

438 »Heilung oder Hindernis: Religion bei Freud, Adler, Fromm, Jung und Frankl«, S. 244

439 »Kehrtwendungen im Menschenleben«, S. 28

2. Das Ereignis hat seinen ganz bestimmten »Topos«, Standort.
3. Das Erlebnis betrifft einen »Einzelnen«, wobei einzelne Menschen durchaus kollektive Erfahrungen nachvollziehen können.
4. Das Erlebnis gehört zu einem bestimmten »Augenblick«.[440]

In diesem Zusammenhang bedarf ein psychologisches Phänomen besonderer Erwähnung. Seit eh und je ist es typisch für den Menschen, daß er angesichts offener Situationen und Entwicklungen das zu erwartende Resultat in der Regel (bewußt-unbewußt) eher positiv antizipiert. Die hoffende Vorwegnahme eines günstigen Ausgangs – sofern es sich nicht um eine von vornherein aussichtlose Lage handelt – ist geradezu existenzerhaltend und gilt vor allem für besondere Lebensumstände wie Krankheit und Leiden. Letztendlich offenbart sich darin so etwas wie die »kreatürlich-instinktive Neigung« des Menschen, das Sinnlose von sich zu weisen. Diese Feststellung wird in der neueren Philosophie u.a. von N. Hartmann in seinen Abhandlungen über teleologisches Denken getroffen, allerdings als naiver Anthropomorphismus kritisiert. Psychologisch gesehen denkt der Mensch in bestimmten Situationen eben »eudämonologisch«, d. h. er möchte um jeden Preis seinen Glauben an eine gerechte Verteilung von Glück und Unglück erhalten.[441] Von der Tendenz, alles, oder doch vieles, nach Analogie seiner selbst zu verstehen, kann sich indes kein Mensch freisprechen.

Beim glaubenden Menschen mag es zuweilen vorkommen, daß er im Gebet um einen guten Ausgang im Sinne seiner persönlichen Vorstellungen mit Gott geradezu ringt. In Jesaja 38, 14 lesen wir: »Herr, ich leide Not, tritt für mich ein.« Selbst D. Bonhoeffer soll – so wird berichtet – bei aller Ergebenheit in sein »Schicksal« bis zum letzten Augenblick ganz konkret um Lebenserhaltung durch Befreiung aus dem Gefängnis »mit Gott gerungen haben«. Wenn wir als Kranke und Leidende Gott anrufen und meinen, er müsse jetzt tun, was wir für richtig halten, so ist das nicht unbedingt schon ein Gebet. In Nöten des Lebens, besonders bei Krankheit und Leiden, sollten wir vor allem darum bitten, daß sich Gottes Wille mit uns erfüllt, wie das dann auch immer im einzelnen

440 ebda.
441 Hartmann, N.: »Teleologisches Denken«, S. 15/16

aussehen mag. In Wirklichkeit hätte man eine recht armselige und völlig verzerrte Vorstellung vom Glauben, wenn man meint, er sei so etwas wie ein Talisman oder Glücksbringer, während er in Wirklichkeit doch ein Leben ist, »ein Leben, in dem Freude und Angst ständig nebeneinander hergehen«.[442] Anders als im steten Dialog mit Gott kann der Mensch – und wir ergänzen jetzt: gerade in Krankheit und Not – seine Zukunft nicht gewinnen.

Zukunftsgewinn durch steten Dialog mit Gott ist also eine Signatur christlicher Lebensauffassung. Dazu gehört es, daß wir uns eines wichtigen Unterschieds bewußt werden, auf den Eibach verweist. »Gemäß der theologischen Unterscheidung der Person von ihrer Krankheit als widergöttlichem Geschehen und der Person als Gegenstand von Gottes Liebe, kann Handeln im Sterben nur gegen die Krankheit, aber niemals gegen die Person gerichtet sein.«[443] Bei unheilbarer Krankheit ist infolgedessen für den Christen als Patienten die Selbsttötung bzw. für den Christen als behandelnden und pflegenden Mitmenschen die aktive Sterbehilfe abzulehnen.

V. Die Sinnfrage

1. Vorbemerkung

Die großen geschichtlichen Wandlungen, durch die neue Epochen der Heilkunde eingeleitet wurden, sind nicht von der Entdeckung neuer Einzeltatsachen oder neuer Heilmittel, sondern von einer neuen Einstellung zu den philosophischen Grundproblemen bewirkt worden, so können wir in Anlehnung an von Uexküll[444] sinngemäß feststellen. Schon 1928 hat L. von Krehl »die Wiedereinsetzung der Geisteswissenschaften und der Beziehungen des ganzen Lebens als andere und mit der Naturwissenschaft gleichberechtigte Grundlage der Medizin« gefordert.[445]

442 Gabriel Marcel, zitiert nach Davy, M.-M.: »Gabriel Marcel – ein wandernder Philosoph«, S. 281
443 a.a.O., S. 224
444 Uexküll, T. von: »Über das Menschenbild in der heutigen Medizin«, S. 472-475
445 Krehl, L. von: »Krankheitsform und Persönlichkeit«, S. 1745-1750

Zwischen philosophischem und medizinischem, zwischen spekulativem und erfahrungsgeprägtem Denken liegt ein unlösbares Wechselspiel vor. »Die Besinnung auf das Wesen der Krankheit ist eine philosophische Aufgabe«, schreibt Leist. Und er sagt: »Jeder Arzt und jede medizinische Forschung bewegen sich in einer vorgegebenen Auffassung vom Wesen des Menschen, von dem, was als Leib und Seele verstanden wird. Diese Deutung hat der Forscher nicht durch seine Forschungen gefunden; sie ist die Sicht, aus der heraus er sieht und die ihm vorausentworfen ist.«[446]

Wenn wir die Sinnfrage im Zusammenhang mit Krankheit und Heilung erörtern, so soll von dieser grundsätzlich richtigen These Leists ausgegangen werden. Allerdings ist es im Kontext unseres Themas nicht möglich, sie wortwörtlich zu akzeptieren. Der Ansicht Leists, daß Arzt und medizinische Forschung an eine vorgegebene Auffassung vom Wesen des Menschen gebunden sind, ist zunächst nicht zu widersprechen. Ich möchte hier jedoch mit Nachdruck bezeugen, daß für den Glaubenden die Besinnung auf Art und Wesen der Krankheit nicht allein aus philosophischer Sicht erfolgen sollte. Der Christ wird seine Auffassung vom Menschen, sein Menschenbild also, auch im Hinblick auf Krankheit und Heilung in erster Linie an den Aussagen der Bibel orientieren und somit theonom bestimmt sein lassen (s. Vorwort, wo das hier zugrundeliegende Menschenbild dargestellt wurde).

In der Einleitung wurde aufgezeigt, daß die lebenserhaltende biologisch-entscheidende Therapie von der Medizin, die heilsentscheidende Perspektive als Zukunftshoffnung aber von der Theologie eröffnet wird. Die vorgegebene Auffassung vom Menschen in der Zusammenschau von Leib und Seele bzw. von Krankheit und Tod sollte aus der Erfahrung des langjährigen Klinikers nicht nur not-gedrungenerweise, sondern auch not-wendigerweise eher eine theologische als eine philosophische sein. Anhand der Sinnfrage wird demonstriert werden müssen, daß sich ein medizinisch-anthropologisches Konzept im Licht abendländischer Philosophie zwar als sehr interessant erweisen kann,

[446] Leist, F.: »Gesundheit und Krankheit«, S. 272ff.

was u.a. bei Hj. Mattern und H.A. Zappe anklingt.[447] Existentiell tragfähig und in den wechselnden Situationen des Lebens durchhaltbar wird ein solches Konzept jedoch nur im Kontext biblischer Theologie und im Angebot christlicher Glaubenshoffnung.

Zu den »Wechselfällen des Lebens« gehören – der Problemstellung dieser Arbeit entsprechend – Heilung von Krankheit, aber auch das Leiden an unheilbarer Krankheit mit Sterben und Tod als Konsequenz. Wenn Sinn im Kontext christlicher Anthropologie den »Hereinfall der Transzendenz in das Subjekt« (Walter Braun)[448] bedeutet, so geht es hier darum, bei glücklicher Heilung, aber auch bei fortschreitender unheilbarer Erkrankung diesen Sinn nicht aus den Augen zu verlieren. Zwar ist – wie später noch dargestellt wird – nur bei ganz wenigen Patienten zu beobachten, daß ihnen ein besonderer Sinn in einer unheilbaren Krankheit offenbar wird. Der Braun'schen Definition zufolge kann man es aber prinzipiell für möglich halten, daß in und trotz Krankheit, Sterben und Tod der Bezug der persönlichen (»beschädigten«) Existenz zur Transzendenz nicht abbricht. Schon hier sei vorweggenommen, was in der Folge noch häufiger anklingen wird: Vielleicht läßt sich die Sinnfrage – wenn überhaupt – für eine unheilbare Erkrankung nur so beantworten, daß gerade in Krankheit, Sterben und Tod das menschliche Leben seiner persönlichen (glaubenden, ungezwungenen) Beziehung zur Transzendenz nicht verlustig geht.[449] Natürlich weiß ich sehr wohl, daß der Ausdruck »Beziehung zur Transzendenz« im Blick auf das Proprium des christlichen Glaubens sehr unspezifisch ist. Auch viele sog. edle Menschen mit einer reifen Lebenseinstellung – wiewohl glaubenslos – haben schließlich irgendwie noch eine Beziehung zur Transzendenz. Zumeist ist sie jedoch ehrfurchtsvoll-distanziert. Gemeint ist hier

447 Zappe, H.A. und Mattern, Hj: »Das Philosophische und die praktische Medizin«, S. 234

448 »Pädagogik – eine Wissenschaft?«, S. 91

449 Z.B. schwören manche Christen Gott ab, wenn sie erfahren, daß sie auf den Tod erkrankt sind. Dadurch, daß ihre Krankheit sie für die Transzendenz Gottes blind macht, verlieren sie nach einem möglicherweise langen theonom bestimmten Leben am Ende doch noch ihren Glauben. Sie sind das genaue Gegenstück zu jenen Menschen, die in schwerer Krankheit erst kurz vor ihrem Tode glaubend werden (vgl. Kap. VI, 3, b »Patientsein als psychologisch- und theologisch-hermeneutisches Problem«).

natürlich die persönliche glaubende Begegnung mit der Transzendenz Gottes im Lebensvollzug. Und zumindest Kranksein und Sterben gehören auf ihre je besondere Weise ja noch zum Vollzug des Lebens, der erst mit dem definitiven Todeseintritt beendet ist.

2. Die Wahrheit am Krankenbett

Die Basis für das eben Gesagte bildet zunächst einmal ein *ungenormtes*, offenes und wahrheitsorientiertes Miteinander zwischen dem Kranken und seinen Mitmenschen, zu denen in der Regel auch der behandelnde Arzt gehört. Die Wahrheit am Krankenbett spielt dabei eine zentrale Rolle. In Anlehnung an Schönauer möchte ich hier das Ausmaß, in dem die Wahrheit einem Kranken von seinem Arzt oder seinen Angehörigen mitgeteilt werden sollte, nach sechs Gruppen (Schweregraden) von Krankheiten staffeln:[450]

a) Relativ harmlose Erkrankungen
(z. B. eine Angina tonsillaris oder ein Bänderriß am Fuß) Diagnose und Prognose können direkt und vollinhaltlich mitgeteilt werden.

b) Neurosen und verwandte Erkrankungen
(z. B. Angst-Neurosen mit Herzrasen oder passagerer Denkhemmung) Diagnose und Prognose können sachlich klar mitgeteilt und alsdann im Gespräch weiter vertieft werden.

c) Ernsthafte, aber möglicherweise heilbare Erkrankungen
(z. B. Magen-Früh-Carcinom = Early Cancer vom Typ I = Mucosa-Typ; Lymphogranulomatose im Frühstadium I-II) Diagnose und Prognose können schonend und in langsam zunehmender Offenheit dargelegt werden.

d) Unheilbare Krankheiten, die evtl. nach längerer Zeit zum Stillstand kommen können
(z. B. Colitis ulcerosa totalis) Im Rahmen eines langsamen, aber letztendlich schonend-offenen Prozesses sollte über Diagnose und Prognose aufgeklärt werden.

[450] Schönauer, L.: Vortrag in einer Wiener Volkshochschule, S. 502ff.

e) Krankheiten mit ungünstiger Prognose, die nach einigen Jahren sicher tödlich enden
(z. B. Leukämien bestimmter Formen) Die sofortige Wahrheit hilft nicht viel; Diagnose und Prognose sollten aber situationsangepaßt im Laufe einer längeren Zeit mit zunehmender Offenheit unterbreitet werden.

f) Krankheiten mit sicher kurzfristiger Todesfolge
(z. B. ein bei seiner Entdeckung bereits fortgeschrittenes metastasierendes Bauchspeicheldrüsencarcinom) Art und Form der Wahrheitsvermittlung hängen vom *weltanschaulichen* Fundament des Patienten und des Arztes ab. Hier ist von Fall zu Fall (tastend und einfühlsam) jeweils neu zu entscheiden.

Wenn sich im Verlauf einer Erkrankung herausstellt, daß die destruktiven Kräfte stärker sind als die regenerativen, dann ist es keinesfalls empfehlenswert, den Patienten mit der Hiobsbotschaft der Unheilbarkeit oder der Todesnähe abrupt zu konfrontieren, sagt A. Köberle sinngemäß.[451] Und er fährt fort, und dieser längere Abschnitt sei seiner Wichtigkeit wegen wörtlich zitiert:

»Dann gilt es, ihm die harte Wahrheit in einem fortschreitenden Erkenntnisprozeß so nahezubringen, daß er die Wahrheit schließlich sich selbst zu sagen vermag, so daß er sie annehmen kann, ohne daran zu zerbrechen. Es ist ja ein überaus wohltätiges Grundgesetz unseres menschlichen Lebens, daß wir ungeheuer viel zu verkraften vermögen, wenn man uns nur Zeit läßt, uns mit einer schmerzlichen Tatsache, etwa einer Erblindung oder einer Oberschenkelamputation im Zusammenhang mit aufgetretenem Altersbrand, langsam vertraut zu machen. Sicher ist es einfacher und bequemer, eine Wahrheitsmitteilung auf den Tisch zu knallen. Und doch: Wieviel Unheil ist durch eine solche Weise des Vorgehens schon angerichtet worden! Umgekehrt: Wieviel Schweres ist schon bewältigt worden auf Grund vorbereitender und vorwärtsschreitender Hinführung. Es gibt auch einen Fortgang der Wahrheit, und wir sind aufgefordert, um der Liebe willen diesen behutsamen, wenn gewiß auch mühevollen Weg einzuschlagen. Um der Wahrheit

451 a.a.O., S. 170/171

willen aber sind wir gleichzeitig verpflichtet, diesen Weg auch wirklich zu gehen und ihm nicht auszuweichen, so gewiß es angenehmer wäre, ihn sich ersparen zu können. Den Tod mit keinem Wort zu erwähnen, den Kranken in den Abgrund des Sterbens stürzen zu lassen, ohne ihn darauf vorbereitet zu haben, ist ebenso lieblos wie die im Namen der Wahrhaftigkeit gerühmte rücksichtslose Offenheit. Je nach Wesensnatur und Temperamentsveranlagung mag der eine von uns mehr zum Rigorismus, der andere mehr zur Weichmütigkeit neigen, die jedes Spiel mit aufgedeckten Karten scheut. Es wird jeder von uns guttun, gegen seine Schwäche, gegen seine Versuchlichkeit besonders wach und entschieden anzukämpfen. Der eine muß seine Neigung zum Wahrheitsfanatismus durch Liebesgeistgesinnung ergänzen, der andere seine Liebeszartheit, die bis zur Schwäche des Ausweichens gehen kann, durch Wahrheitsernst auffüllen.«[452]

Die vom Arzt mitgeteilte Diagnose hat für den Schwerkranken den Charakter einer »Existenz-Wahrheit«, der der Arzt selbst nicht verhältnislos gegenüberstehen darf. Er sollte die Wahrheit – wie Eibach richtig betont – in ihrer Bedeutung zunächst für sich selbst verstehen, damit er in der Wahrheit ist, die ihn frei macht, aus der Wahrheit zu reden, um andere in die Wahrheit über ihr Leben einzuführen.[453] Nur derjenige ist in der Wahrheit, der sich selbst seiner eigenen Sterblichkeit bewußt bleibt, und zwar nicht in intellektueller Objektivation, sondern in emotionaler Konfrontation.

Es bedarf keiner besonderen Erklärung, warum vor allem bei den letzten drei Krankheitsgruppen (Schweregrade d-f) die Wahrheits- und Sinnfrage in besonderer Weise miteinander verbunden sind. Aus der graduellen Abstufung wird erkennbar, wie mit wachsender Schwere und Aussichtslosigkeit einer Erkrankung die Mitteilung von Diagnose und Prognose und die Frage nach Sinn und Ziel an Bedeutung gewinnen. Dieser Sachverhalt wird u.a. auch von H.A. Zappe bestätigt, der in gleicher Weise über praktische wie klinische Erfahrung (als Lehrender) verfügt: »Mit der Schwere der Erkrankung aber wächst die Größe der

452 ebda.
453 a.a.O., S. 358

Frage. Letztendlich gipfelt sie in der Frage nach dem Sinn des Ganzen, des Universums und des eigenen Lebens darin.«[454]

Die vorgegebene Auffassung vom Menschen ist das entscheidende Kriterium, an dem sich die Frage nach Sinn und »Zweck« des Leidens entzündet. Viele Wissenschaften – vor allem aber Philosophie und Theologie – haben sich dieses Problems angenommen. Dabei ist immer wieder versucht worden, eine bestimmte Sichtweise des menschlichen Daseins durch spezifische Begründungen logisch verständlich zu machen. Ich bin jedoch der Meinung, daß die persönliche Auffassung von Sinn und Zweck des menschlichen Lebens (und der ihm immanenten Phänomene wie Krankheit, Sterben und Tod) jenseits aller logischen Begründbarkeit liegt. Letztendlich stellt unsere Lebensauffassung im Sinne einer unbeweisbaren Grundannahme ein Bekenntnis des Glaubens dar, das sich in den Wechselfällen unserer Existenz (»in actu«) als tragfähig erweisen muß. Unter dieser Prämisse kann sich gerade der Christ der Ansicht Frankls anschließen, daß der Glaube nicht ein Denken, vermindert um die Realität des Gedachten, ist, sondern ein Denken, vermehrt um die Existentialität des Denkenden.[455]

Der Begriff »Existentialität« beinhaltet – mehr noch als der Terminus »Existenz« – die aktuellen Charakteristika eines Daseins, das sich kontinuierlich in die Zukunft hinein gestaltet. Glauben, Hoffen und Vertrauen gehören zu den wichtigsten Bausteinen der menschlichen Existentialität und richten sich wesentlich auf die Zukunft. Fast könnte man – im physikalischen Sinne – behaupten, daß sich aus Glauben, Hoffen und Vertrauen in besonderer Weise geradezu ein »energetischer Summationsvektor« bilden läßt, der das menschliche Leben prägt. Der Hoffende, Glaubende und Vertrauende riskiert es, daß ihm Enttäuschtwerden – wie H. Gollwitzer betont – »von Seiten der Nicht-Vertrauenden angekündigt wird. Er kann das nicht widerlegen; sein Glaubensakt besteht gerade darin, daß er dem, dem er vertraut, zutraut, er werde das widerlegen; das heißt: Glauben«.[456]

454 Zappe, H.A.: »Vom Sinn des Ganzen«, S. 98
455 Frankl, V.E.: »Der Mensch vor der Frage nach dem Sinn«, S. 274
456 »Krummes Holz – Aufrechter Gang«, S. 188

3. Spirituelle Seelsorge (Bemerkungen zur Hospizbewegung)

Eine wichtige Rolle spielt die Wahrheit am Krankenbett bei einem speziellen Phänomen »paraklinischer Patientenversorgung«, der sog. Hospizbewegung. Es handelt sich hierbei um eine besondere Form von Betreuung »terminal Kranker«, die über ihre ausweglose gesundheitliche Situation informiert sein müssen oder denen die infauste Krankheitsprognose wenigstens zunehmend bewußter wird. Die Hospizbewegung entstand in den frühen 60er Jahren vor allem in England (St. Christopher's Hospiz, London) und in den USA. Sie ist mittlerweile auch in Deutschland heimisch geworden (z. B. in Stuttgart, Hannover, Aachen). In speziellen Einrichtungen werden unheilbar Kranke während der letzten Wochen und Monate ihres Lebens nach einem besonderen Pflegekonzept betreut und in einer Atmosphäre begleitet, die den privaten häuslichen Gegebenheiten soweit wie möglich nahekommt. Bei den »terminal Kranken« handelt es sich in der Regel um Tumor- und Aids-Patienten. Die Landesregierung von Nordrhein-Westfalen hat als eine der ersten in Deutschland die Begleitung Sterbender als Schwerpunkt ihrer Altenpolitik propagiert. Das Konzept der Hospizbewegung ist das einer außerhäuslichen Krankenpflege, die die Lücke zwischen Klinik und Pflegestation ergänzt.[457]

Die Hospize versuchen, der »totalen Verdrängung eines ganzen Lebensabschnitts aus dem täglichen Leben und dem Abschieben hinter die möglichst geschlossenen Türen hoffnungslos überforderter öffentlicher Einrichtungen« entgegenzuwirken. Die in Hospizen tätigen Mitarbeiter sind sozial engagiert und arbeiten völlig uneigennützig. Sie möchten zumeist keine großen »Selbstdarsteller« sein, und sie rücken somit sich selbst und ihre Arbeit selten ins rechte Licht.[458] Es ist eine Notwendigkeit, dieses »Blühen im Verborgenen« einer größeren Öffentlichkeit bekannt zu machen.

Nach einer Untersuchung von Thielemann-Jonen und Pichelmaier ist in Hospizen und hospizähnlichen Palliativstationen von Kliniken fast immer eine zufriedenstellende Symptomen-Kontrolle auch bei starken

457 Nach T. Winandy: »Die Zeit bis zum Tod als lebenswert empfinden«.
458 zitiert nach Wiedemann, R.: Die deutsche Hospizhilfe», S. 202

Beschwerden möglich. Die beiden Autoren – Kliniker an der Universität Köln – haben die Erfahrung gemacht, daß in derartigen Einrichtungen bei den Kranken immer wieder der elementare Wunsch zu leben zu beobachten ist. Die menschliche Zuwendung und das Bemühen, dem Leben doch noch »einige (gute) Tage abzutrotzen«, drängen die Diskussion um aktive Sterbehilfe in den Hintergrund.[459] Diese Erfahrung deckt sich vollständig mit der (im Kapitel »Krankheit als Geschichte eines Leidenden mit seiner Umwelt«) zitierten Aussage P. Sporkens und G. Condraus, daß man durch Solidarität mit dem Sterbenden in vielen Fällen der Bitte um Euthanasie zuvorkommen kann.

Eine entscheidende Rolle spielt in der Hospizhilfe die sog. »spirituelle Seelsorge«, was im Zusammenhang mit dem Thema dieser Arbeit von besonderer Bedeutung ist. Unter spiritueller Seelsorge kann Verschiedenes verstanden werden, wie z. B. Hilfe zu Wachstum und Reife der Persönlichkeit »auch noch im Angesicht des nahen Todes«, oder Hilfe zur Akzeptanz der unheilbaren Krankheit »ohne Resignation und Verzweiflung«, oder Bewältigung der Leidenssituation mit religiösen Mitteln bzw. mit Hilfe sog. »ewiger Wahrheiten« aus dem Fundus philosophischer Systeme.

Spirituelle Seelsorge kann aber auch bedeuten, daß dem Schwerkranken in seinem letzten Lebensabschnitt die Hilfen der christlichen Seelsorge zuteil werden, d. h. konkret: Gebet, Tröstung, Zuspruch aus dem Glauben, die befreiende Wirkung der Beichte und die Möglichkeit, das Heil in Christus trotz nur noch kurzer biologischer Lebenszeit zu erlangen, also in anderem Sinne »heil« zu werden. Vielleicht unterscheidet sich die christliche Seelsorge von der etwas allgemeineren spirituellen Seelsorge dadurch, daß sie die Frage: »Braucht der Mensch Gott zum Sterben?« uneingeschränkt mit »Ja« beantwortet. Es geht mir hier darum, den Entscheidungscharakter christlicher Seelsorge herauszustellen und damit das etwas diffuse Licht der spirituellen Seelsorge auf den zentralen Punkt zu konzentrieren (zu fokussieren). Wenn wir es recht bedenken, braucht der Mensch Gott nicht nur im Sterben. Die Verbindung mit Gott sollte auch im Leben allgemein – insbesondere in den sog.

459 Thielemann-Jonen, I. und Pichelmaier, H.: »Betreuung Krebskranker im Terminalstadium«, S. 187/188

guten Tagen – aufrechterhalten werden (s. die ersten Sätze im Kapitel »Ontischer Paradigmenwechsel«). Der glaubende Arzt wird in bezug auf die Seelsorge innerhalb der Hospizbewegung in diesem Sinne nicht nur seinen medizinischen, sondern irgendwo auch seinen »spirituellen Platz« innehaben.

Dabei darf nun nicht der Fehler gemacht werden, die Situation terminal Kranker mit ihrem Leidensdruck als willkommenen Ackerboden mit dem Pflug missionarischer Indoktrination zu bearbeiten. Ich habe die Erfahrung gemacht, daß unter dem Druck einer leiderfüllten Situation angstvoll gefällte Glaubensentscheidungen häufig keine lebenslängliche Tragfähigkeit besitzen. Hinwendungen zu Gott, die sich in sog. normalen Lebensphasen bewußt, würdevoll und ohne Druck vollziehen, sind in der Regel beständiger und prägender. Das im Kapitel »Arzt und Patient im Geflecht hochspezifischer Beziehungen« unter b) angeführte Beispiel, das uns später noch begegnen wird, sei hier ausgenommen. Die dort erwähnte Patientin hatte ihr »Damaskuserlebnis« einige Wochen vor ihrem Tode in einer gesegneten und ruhigen Stunde völlig ohne Zwang, fast möchte man sagen »wie von selbst«. Hier ist mir das Wort Bonhoeffers eine große Hilfe gewesen: »Christus begegnet aber auch als die Grenze, an der die Unverfügbarkeit der anderen Person aufgeht.«[460]

Zum Schluß sei noch dargelegt, wie die terminal kranken Patienten, also die Betroffenen selbst, die spirituelle Seelsorge verstehen. In einer vor einigen Jahren von V. DeMarinis und S. Murken veröffentlichten amerikanischen Statistik haben sich 634 Hospizpatienten anhand von angebotenen Aussagen zu diesem Thema geäußert. Aus den zwölf vorgeschlagenen Definitionen möchte ich vier Komplexe von Aussagen zur Spiritualität herausgreifen, die einen »christlichen Inhalt« haben:

a) »Spiritualität ist die Ganzheit der Beziehung einer Person zu Gott.« Dieser Feststellung stimmen 51,4 % der Befragten ohne Vorbehalt zu, 42 % nur bedingt.
b) »Spiritualität ist die Bereicherung des Lebens durch privates Gebet, Meditation und privates Lesen der Bibel.« Hier liegt die uneingeschränkte Zustimmung bei 27,3 %, die bedingte bei 50,5 %.

460 »Gemeinsames Leben.« Das Gebetbuch der Bibel, S. 170

c) »Spiritualität ist das Bekenntnis zu dem in den Heiligen Schriften und der Erfahrung offenbarten Gott.« Die völlige Zustimmung liegt hier bei 23,8 %, die eingeschränkte bei 44,9 %.

d) »Spiritualität ist die Bereicherung des menschlichen Geistes durch die Gemeinschaft mit anderen im öffentlichen Gottesdienst.« Uneingeschränkt stimmen hier 18,6 % der Befragten zu, bedingt 45,3 %.[461]

Folgende Bemerkungen lassen sich zur inhaltlichen Akzeptanz dieser vier Aussagekomplexe machen:

Beim Komplex a, der eine relativ allgemeine christliche Feststellung beinhaltet (»Ganzheit der Beziehung einer Person zu Gott«), stimmen immerhin noch gut die Hälfte der Befragten uneingeschränkt zu. Beim Komplex b, in dem es um konkrete Einzelheiten christlichen Lebens wie z. B. Gebet, Meditation und Bibellesen geht, ist die volle Zustimmung bereits auf etwas mehr als ein Viertel gesunken. Ähnlich verhält es sich mit dem Komplex c (»Bekenntnis zu dem in den Heiligen Schriften und der Erfahrung offenbarten Gott«), der von etwas weniger als einem Viertel der befragten Kranken uneingeschränkt bejaht wird. Im Komplex d (»Gemeinschaft mit anderen im öffentlichen Gottesdienst«) liegt die absolute Zustimmung vielleicht deswegen noch niedriger, weil hiernach der Schwerkranke öffentlich in Erscheinung zu treten hätte. Dies könnte angesichts der Überwindung einer hohen Hemmschwelle möglicherweise abschreckend auf ihn wirken.

Zusammenfassend ist festzustellen, daß die spezifisch christlich ausgerichtete Seelsorge leider nur von einem relativ kleinen Teil der befragten Patienten ohne Vorbehalt akzeptiert wird. In der genannten Statistik von DeMarinis und Murken sind es von 634 Todkranken – wenn wir den Komplex a als zu allgemein gehalten einmal außer acht lassen – nur ca. 23 %, also weniger als ein Viertel (146 Patienten). Diese etwas enttäuschende Zahl läßt uns fragen, wodurch eine größere Akzeptanz christlicher Seelsorge im Schatten des Todes herbeigeführt werden kann. Die Antwort darauf besteht letztendlich darin, daß der

461 Zitiert nach DeMarinis, V. und Murken, S.: »Braucht der Mensch Gott zum Sterben?«, S. 2839

Mensch sich rechtzeitig seiner Endlichkeit bewußt wird und sein Verhältnis zu Gott durch eine glaubende Christusbeziehung so früh wie möglich in seinem Leben zu ordnen beginnt.

4. Versuche einer Beantwortung

Die Sinnfrage ist ganz sicher nicht tiefenpsychologisch bzw. psychoanalytisch und auch nicht ausschließlich philosophisch oder gar mit Dichterzitaten zu beantworten. Selbst der Freigeist Rudolf Virchow scheint etwas davon geahnt zu haben, als er zu einem Studenten sagte: »Gehen Sie in den Saal der krebskranken Frauen und versuchen Sie, mit Goethe und Schiller zu trösten.«[462] Wenn wir daran glauben, daß unser Leben über eine teleologisch-finale Qualität verfügt, dann können Sinn und Ziel nicht allein in einer möglichst optimalen Realisierung der Persönlichkeit liegen. Erst recht müssen wir die Behauptung Freuds ablehnen, den Sinn des Lebens gebe es nicht, wer nach dem Sinn des Lebens frage, sei krank; wir machten den Sinn des Lebens.[463]

Unter den Zeitgenossen Freuds wendet sich von philosophischer Seite vor allem Nicolai Hartmann am entschiedensten gegen die Ansicht, daß der Mensch den Sinn des Lebens mache. Kaum ein Philosoph der neueren Zeit hat intensiver über die teleologische Dimension menschlichen Seins nachgedacht als Hartmann. Für ihn ist es unmöglich, daß die Sinngebung nachträglich aus einem Teilgeschehen unserer allgemeinen Weltordnung, nämlich etwa erst durch den Menschen, ins Leben hineinkommt. »Es gibt keine Epigenesis des Sinnes.«[464] Auch wenn die Sinnrealisierung durch den Menschen und nur durch ihn erfolgt, so geht die christliche Theologie doch von einem vorgegebenen Sinn aus, weil die Welt Gottes Schöpfung ist und demzufolge nicht sinnlos sein kann.

Gleichwohl äußert sich Hartmann an anderer Stelle[465] kritisch zu einem übergeordneten und absoluten Wertrealismus mit teleologisch-

462 Zitiert nach Ruthe, R.: o.Titel, S. 83
463 Zitiert nach Mitscherlich, A.: »Das beschädigte Leben«, S. 165
464 Hartmann, N., a.a.O., S. 57
465 a.a.O., S. 114

finaler Qualität. Als etwas Vorgegebenes hindere er den Menschen an der selbsttätigen Sinn- und Wertsetzung als Ausdruck seiner Freiheit. Für den biblisch-theologisch orientierten Christen sind jedoch ihm vorgegebene absolute Werte als »sinnbestimmende Instanz« (Hartmann) durchaus selbstverständlich, da sich in ihnen eine von Gott gesetzte Sinnhaftigkeit ausdrückt. Ihre Realisation ist das Ziel christlicher Existenz bei der Mitarbeit am Reich Gottes, das schon hier und jetzt beginnt und sich im eschatologischen Horizont vollendet. Für den Glaubenden stellt die Autopistie (das Insichgegründetsein der christlichen Wahrheit)[466] den Maßstab dar, an dem sich jede Axiologie (Wertlehre) zu orientieren hat. Unabhängig von allen differenzierten philosophischen Erwägungen sehe ich diese Aussage aus theologischer Sicht als das oberste teleologische Prinzip an.

Genauso abzulehnen wie die Behauptung Freuds ist auch der Gedanke Erich Fromms, daß der Mensch seinem Leben nur durch die Entfaltung seiner eigenen Kräfte Sinn zu geben vermöge, denn wenn er der Wahrheit furchtlos ins Auge sehe, dann erfasse er, »daß sein Leben nur den Sinn hat, den er selbst ihm gibt, indem er seine Kräfte entfaltet, indem er produktiv lebt«.[467] Man könnte diese Art der Sinngebung als »endogen« (aus dem Menschen selbst stammend) bezeichnen. Aber das »metaphysische Bedürfnis« des Menschen nach einer »Garantie des Sinnes« bringt mit sich, daß es für all das, was in die Freiheit des Menschen gestellt ist, keine hinreichende Gewähr gibt. Folglich muß man eine »exogene« (von außerhalb des Menschen kommende) Sinngebung postulieren, die als eine im Weltprozeß enthaltene Zwecktätigkeit aufgefaßt werden kann.[468]

Einen weiteren Gedanken in diese Überlegungen bringt V. E. Frankl hinein in Form der Selbst-Transzendenz menschlicher Existenz, die er als ein fundamental-anthropologisches Phänomen ansieht.[469] Gemeint ist die Tatsache, »daß Menschsein allemal über sich selbst hinausweist auf etwas, das nicht wieder es selbst ist – auf etwas oder auf

466 Dieser u.a. von K. Barth gelegentlich benutzte Begriff findet sich bei Moltmann: »Theologie der Hoffnung«, S. 46.
467 »Psychoanalyse und Ethik«, S. 51
468 Hartmann, a.a.O., S. 56/57
469 »Der Mensch vor der Frage nach dem Sinn«, S. 147

jemanden: auf einen Sinn, den es zu erfüllen gilt, oder auf anderes menschliches Sein, dem wir da liebend begegnen«.[470] An anderer Stelle formuliert Frankl, was besonders für den Kranken gelten kann, daß der Mensch gerade in den Grenzsituationen seines Daseins aufgerufen sei, gleichsam Zeugnis davon abzulegen, wessen er und er allein fähig ist. Das nämlich sei »das Geheimnis der bedingungslosen Sinnträchtigkeit des Lebens«.[471] Hier wird die Entscheidungssituation deutlich, in der der »sinnbedürftige Einzelne« z.B. die Bedeutung seiner besonderen Krankheit erfahren kann.

Auf einen übergeordneten Sinnzusammenhang weist auch Engelmeier hin, wenn er sagt, daß die erschreckende Begegnung mit dem katastrophal Kranken uns lehre, Würde und Sinn des Menschen weder wesentlich im Biologischen noch allein im Intellektuellen noch im Moralischen zu sehen. Es müsse ein »Übergreifendes« geben, das auch den Ruin der Sinnbereiche überdauere. Wer Sterben und Tod eines Kranken erlebt habe, könne für sein eigenes Dasein neuen Sinn gewinnen, indem er sich zur Neugestaltung seines Lebens anregen lasse und dies als Chance und Aufgabe begreife.[472]

Wenn wir nun die Gedanken Pfahlers hier noch einmal aufgreifen, dann läßt sich folgendes sagen: Die zur Wiedergesundung, aber auch die zu Sterben und Tod führenden Leiden können für uns als Betroffene oder Noch-Nicht-Betroffene der Anlaß sein, nach rückwärts wie vorwärts eine geistig-sittliche Neuordnung zu bewirken. Denn häufig erkennen wir Gottes Spuren auf unseren Leidenswegen – wie Zahrnt es ausdrückt – erst im »Rückblick«,[473] also ex post. Dies setzt jedoch voraus, daß wir Gott auf den Spuren bleiben oder – wie in der Vorbemerkung zu diesem Abschnitt etwas allgemeiner formuliert – den Bezug zur Transzendenz nicht verlieren.

470 ebda.
471 a.a.O., S. 47
472 Engelmeier, M.P.: »Hat Krankheit einen Sinn?«, S. 463. R. Joesten hat dies anhand eines praktischen Erlebnisses in einem vorzüglichen Buch dargestellt: »Stark wie der Tod ist die Liebe«, S. 217
473 »Wie kann Gott das zulassen?«, S. 85

a) Hoffnung – anthropologisch

Keinem Menschen – und erst recht keinem Kranken – sollte die Hoffnung genommen werden. Wie in allen anderen Bereichen, so muß auch im klinischen Betrieb immer »ein Stück Beispiel« sein. Es ist nahezu unmöglich, kranken Menschen ihre Angst zu nehmen oder wenigstens zu mindern, indem man diese relativiert oder »hinwegpredigt«. Luban-Plozza hat den Satz geprägt: Nur durch mein Verhalten, das für ihn [den Patienten, d. Verf.] zur Hoffnung wird, kann ich ihn zum Hoffenden machen.[474] Die Anthropologie sieht in der Hoffnung jenes »Übergreifende, das auch den Ruin der Sinnbereiche überdauert« (siehe Engelmeier). Hoffnung ist Wissen um die Erschlossenheit von Zukunft und gehört – um mit Zimmerli zu reden[475] – unabdingbar zu einer vollen Lebensmöglichkeit des Menschen hinzu. Das Wissen um die Erschlossenheit von Zukunft spielt auch in einzelnen Teilbereichen des Lebens keine unbeträchtliche Rolle. »Hoffen muß gelernt werden. Hoffnung ist keine psychologische Kategorie, Hoffnung ist begriffene Hoffnung – docta spes.«[476]

Daß die Hoffnung des Kranken von der Identifikation des Arztes mit dem Schicksal seines Patienten abhängt, ist in jüngster Zeit u.a. auch von Wilmanns besonders erwähnt worden.[477] Allerdings muß bereits hier gefragt werden, ob der Begriff Identifikation der richtige ist, oder ob er nicht besser durch Empathie zu ersetzen wäre, worauf noch später näher eingegangen werden soll (Geisler). Das Phänomen Hoffnung erfährt vor allem bei Ansohn unter Bezug auf fundamentale Aussagen von Arthur Jores, Gabriel Marcel und Emil von Gebsattel eine differenzierte Darstellung.[478] Wir erfahren, wie bedeutsam es für unser Leben ist, zwischen den Hoffnungen und der Hoffnung zu unterscheiden. Hoffnungen sind, bildhaft vorstellbar, auf Ereignisse gerichtet, darauf, daß »etwas« werde, vielleicht sogar, daß »ich« werde, was ich noch nicht

474 Luban-Plozza, B.: »Patient und Arzt im Spannungsfeld zwischen Angst und Vertrauen«, S. 131
475 a.a.O., S. 20
476 Albrecht, H.: »Deutsche Philosophie heute«, S. 120
477 Wilmanns, W.: »Dem Patienten niemals die Hoffnung nehmen«, S. 42
478 a.a.O., S. 115-131

bin. Hoffnungen haben auswechselbare Gehalte und können zur Illusion tendieren, weil sie oft die Wirklichkeit verschleiern und Wunschbildern den Charakter von Wirklichkeit verleihen.

Die »fundamentale Hoffnung«, wie sie unter anderen Plügge darstellt, hält im Gegensatz zu den Hoffnungen die Gegenwart aus und überwindet sie in Geduld.[479] Darum ist auch das Ende beider verschieden. Wenn die »allgemeinen Hoffnungen« sich als unerfüllbar erweisen, gibt es Enttäuschung. Wenn die »fundamentale Hoffnung« zusammenbricht, wird dem Menschen der Boden unter den Füßen weggezogen und es kommt zur völligen Verzweiflung. Sofern der Mensch dieser völligen Verzweiflung und Teilnahmslosigkeit verfällt, wird die fundamentale Hoffnung als Ganzes preisgegeben. Bei Schwerkranken kann dies im Stadium der irreparablen Dekompensation der Fall sein. Landsberg sieht absolut richtig, daß beide Komplexe – die Hoffnung auf etwas und die Hoffnung als Akt der persönlichen Existenz – einen intentionalen Gehalt haben.[480] Jedoch hat die »existentielle bzw. fundamentale Hoffnung« keine unter sich auswechselbaren Inhalte wie die allgemeinen Hoffnungen.

Die fundamentale Hoffnung als tragende Lebensgrundlage des Menschen wird von Bollnow als »metaphysische Hoffnung« bezeichnet.[481] Sie sei wesensmäßig bildlos, stelle aber den Quellgrund für die einzelnen, mehr oder weniger bildhaft vorstellbaren Hoffnungen dar. Um sich von der wirklichen, der metaphysischen Hoffnung tragen zu lassen, müsse der Mensch auf sein natürliches Sicherungsstreben und das darin verwurzelte Bedürfnis nach Vorausberechenbarkeit seiner Zukunft verzichten.[482] Diese Interpretation ist aus allgemein-anthropologischer Sicht sicherlich richtig. Gleichwohl fehlt ihr das, was die fundamentale christliche Hoffnung – obwohl nicht bildhaft vorstellbar – doch aus dem Glauben heraus durchaus konkret beschreiben kann.

479 Plügge, H.: »Wohlbefinden und Mißbefinden«, S. 23
480 Landsberg, P. L.: »Die Erfahrung des Todes«, S. 46ff.
481 Bollnow, O.F.: o. Titel, S. 33
482 a.a.O., S. 34

b) Hoffnung – theologisch

Die Theologie im Allgemeinen und der christliche Glaube im Besonderen vermitteln uns eine fundamentale Hoffnung von grundlegender existentieller Bedeutung. Ihre Qualität, die im Glauben erfahrbar ist, liegt darin, daß sie über das radikale Ende des biologischen Lebens hinausweist und einen transzendenten Bezug hat. Pannenberg deutet diesen an, wenn er schreibt: »Die Hoffnungen der Menschen richten sich ja immer auf etwas, wodurch sie meinen, ihrer Bestimmung näher zu kommen, glücklicher zu werden [...] Selbst wenn es gelingt, das Erhoffte zu verwirklichen oder zu besitzen, ist man oft seiner menschlichen Bestimmung nicht näher als zuvor. Aber das ändert nichts daran, daß der Mensch in seiner Hoffnung – ob er nun in den Inhalten seines Hoffens sich recht versteht oder nicht – auf seine eigentliche Bestimmung aus ist. Wenn nun Jesus durch seine Hingabe an die Zukunft Gottes [...] in seiner Auferweckung von den Toten der wahre Mensch ist, so daß durch die Gemeinschaft mit ihm wahrhaft menschliches Leben möglich wird, dann ist in ihm vorgreifend schon erfüllt, worauf alle menschlichen Hoffnungen zielen.«[483]

Hoffnung kann also bedeuten, daß der Mensch sich in Gott birgt und auf das harrt, was in Jesu Auferweckung vorgreifend schon erfüllt ist. In Sprüche 10,28 lesen wir: »Das Warten der Gerechten wird Freude werden; aber der Gottlosen Hoffnung wird verloren sein.« Bezugnehmend auf dieses Wort unterscheidet Zimmerli zwischen wahrer und falscher Lebenshoffnung.[484] Nur der Gerechte, d. h. nicht der fehlerfreie und souveräne »Alleskönner«, sondern der in seiner Schwachheit bedingungslos auf Gott Vertrauende, hat wahre Hoffnung, die sich zu seiner Freude erfüllen wird. Hingegen muß der Gottlose, der Gott als für sich überflüssig betrachtet, in seiner Lebenserwartung letztendlich scheitern und wird keine Zukunft haben.

Gerade der Kliniker muß sich immer wieder fragen, ob das Zentralproblem jedes Hoffnungsdenkens, der Tod, dieses Denken endgültig begrenzt, oder ob die fundamentale Hoffnung des Glaubens nicht doch

483 Pannenberg, W.: »Jesus – Erfüllung der menschlichen Hoffnung«, S. 60
484 a.a.O., S. 21

über das biologische Ende hinausweist. Wenn Bloch meint, »die Kiefer des Todes zermalmen alles, und der Schlund der Verwesung frißt jede Teleologie«,[485] so muß ihm hier mit aller Entschiedenheit widersprochen werden. Das Hoffnungsdenken der Bloch'schen Philosophie richtet sich ohnehin kaum auf eine metempirisch-transzendent begründete Teleologie. Dies geht u.a. auch aus seiner Bemerkung hervor, daß die Vollkommenheitsgötter hier, die Ideen oder Ideale dort in ihrem illusionären Sein genauso res finitae seien wie die sog. Tatsachen in ihrem empirischen Sein.[486]

Aus Blochs Worten gewinnt man den Eindruck eines unwiederbringlichen, endgültigen, totalen Identitätsverlustes des Menschen im Tode. Zwar nimmt die christliche Hoffnung auf den Gott, der die Toten auferweckt und aus dem Nichts neues Sein schafft, »den Tod in seiner Tödlichkeit radikal wahr«;[487] und gerade der Glaube weiß um die fehlende prinzipielle Immunität jeglichen Lebens gegenüber dem Tode, indem er den unendlichen Gegensatz von Leben und Tod nicht verleugnet. »Auch für das Volk Israel der frühen Zeit bis ins zweite Jahrhundert vor Christus hinein konzentrierte sich alles religiöse Interesse auf das Leben zwischen Geburt und Tod. [...], ein Gedanke an den Tod provoziert nur dazu, das Leben in einem letzten Sinn ernst zu nehmen.«[488] »Methodisch sicher kann nur gefragt werden, was nach dem Tode sei, wenn dieser in seinem vollen ontologischen Wesen begriffen ist«, hat Heidegger einmal geschrieben.[489]

Es gibt aber für den Christen eine Identität, die sich durch den Gegensatz von Leben und Tod nicht beirren läßt. Sie ist in der Auferstehung des Gottessohnes verheißen, oder anders ausgedrückt: Im »dialektischen Umschlagspunkt der Auferstehung des gekreuzigten Christus«[490] wird sie dem Glaubenden erhoffbar. Der Tod kann den glaubenden Menschen nicht im Kern vernichten, da er weiß, daß Gott als creator ex nihilo die im Tod vordergründig erloschene Identität seines

485 Bloch, E.: »Das Prinzip Hoffnung«, S. 1301
486 a.a.O., S. 6
487 Moltmann, J.: »Theologie der Hoffnung«, S. 329
488 Wilckens, a.a.O., S. 103
489 Heidegger, M.: »Sein und Zeit«, S. 248
490 Moltmann, a.a.O., S. 329

Geschöpfes nicht verlorengibt, sondern zu Neuem Leben erschafft. Hier darf nicht der Fehler gemacht werden, eine »materielle Identität des Bestandes« anzunehmen; es ist eher an so etwas wie eine »innere Identität des Ebenbildes« zu denken. Der Auferstehungs-Leib mag gestaltgleich mit unserem irdischen Leib sein, nicht aber bestandsgleich im biologisch-materiellen Sinne.[491]

Demzufolge bedeutet auch die Spende eines oder mehrerer Organe nach Eintritt des Todes – das sei aus der Sicht des Klinikers hier kurz angemerkt – in diesem theologischen Kontext keine Zerstörung der Identität, sofern man nicht von einer materiellen Bestandsidentität ausgeht. Wer seinen Körper nicht als Absolutwert erlebt bzw. [trotz allen Bemühens um Gesunderhaltung, d. Verf.] ihn nicht zum überwertigen Gut macht,[492] wird dies ohne weiteres einsehen. Es ist also durchaus möglich, Jüngel zuzustimmen, der die Erlösung des diesseitigen endlichen und sterblichen Wesens des Menschen allein in der Offenbarung der in Jesus Christus vollendeten Erlösung erhofft.[493] Wenn ich richtig sehe, deutet sich hier an, daß trotz biologischen Erlöschens eben »etwas Neues« werden kann.

Es ist möglich, sich dieses »Neue« mit Zahrnt folgendermaßen »vorzustellen«: In dem Augenblick, in dem der Mensch gestorben ist, also »im Tode aufhört, sich zu sich selbst und zur Welt verhalten zu können, verhält sich Gott weiterhin zu ihm«[494]. Die Beziehung Gottes zu uns, die unser Personsein begründet, bleibt auch im Tode bestehen, womit der Tod zu einem »Gottesphänomen«[495] wird und gerade nicht – so könnten wir jetzt ergänzen – zu jenem so oft beschworenen abgrundtiefen »Nichtsmehr« (»Nihilismusphänomen«). Ich möchte hier meiner Freude darüber Ausdruck gegen, daß mir in der theologischen Literatur selten eine schönere und tröstlichere Formulierung im Zusammenhang mit dem Todesproblem begegnet ist als diese.

491 Vgl. hierzu auch L. Coenen, »Auferstehung«. In: Theologisches Begriffslexikon, S. 49.

492 Pflanz, E.: »Weniger als fünf Prozent haben einen Organspenderausweis«, S. 10

493 a.a.O., S. 154

494 »Gott kann nicht sterben«, S. 313

495 a.a.O., S. 315

Ganz ähnlich äußert sich auch Bürkle.[496] Für ihn liegt, sehr treffend formuliert, die »neutestamentliche Wahrheit« zwischen einem mechanisch-verrechnenden Endgericht und einer alles Gewesene ignorierenden Permissivität einer verfälschten Gnadenhaftigkeit am Ende der Welt. »Der Gott, der im Sohn sein ›Du‹ zu uns gesprochen hat, uns beim Namen ins Leben gerufen hat« und aus ihm abberuft, beendet dieses personale Verhältnis zum Menschen nicht im Tode. Die Wirklichkeit danach ist nicht weniger durch Gott bestimmt, als es schon in diesem Leben durch die vielfältigen Ausdrucksweisen des Glaubens geschieht.[497] Im Glauben an Gott gewinnt der Christ durch die Auferstehung des Gottessohnes seine wahre Bestimmung neu, zugegebenermaßen nicht in der Kontinuität einer ungebrochen auch post mortem sich fortsetzenden, sondern in der Schöpfung einer ganz neuen Identität. Nicht mehr Seiendes wird in neues Sein gerufen.[498] J. M. Pohier benennt es noch konkreter, wenn er von der »Umwälzung der Ordnung der Dinge« spricht.[499] Hierdurch kommt die »Neue Schöpfung« noch stärker zum Ausdruck, durch die unser tastender und wagender Glaube zu einem hoffnungsfrohen und getrösteten wird.

Die eine Wesentlichkeit des Menschen ist seine in der biologischen Existenz auf Gott bezogene Individualität. Die andere Wesentlichkeit des Menschen ist seine auch im unbiologischen Sein in Gott ruhende Identität. Schlicht gesagt – und gerade für den Todkranken kann man es nicht einfach genug ausdrücken – in der Ewigkeit ist der Mensch nicht nur ganz neu bei Gott, sondern auch ganz neu (»im Kern«) wieder er selbst. Durch die Auferstehung Jesu bekommt der Mensch seine wahre Identität in der Wirklichkeit des lebendigen Gottes neu geschenkt. In der Auferstehung, so drückt es E. Thurneysen aus, »stehen wir vor der Mitte unseres Glaubens«.[500] Die Theologie dechiffriert mit der Auferstehung das Rätsel des Todes und gibt den Menschen jenen Ausblick nach

496 Bürkle, H.: »Todeserfahrung und Todesbewältigung in anderen Religionen als Frage an die Christen«, S. 73

497 ebda.

498 Jüngel, a.a.O., S. 137

499 »Tod, Natur und Kontingenz.« Anthropologische Überlegungen zu der Möglichkeit, den Tod medizinisch hinauszuzögern, S. 269

500 a.a.O., S. 267/268

vorwärts, jene Hoffnung genau an der Stelle, wo, psychologisch und biologisch gesehen, jede Hoffnung zu Ende ist.

W. Pannenberg hat sich als systematischer Theologe mit der Auferstehung der Toten unter Bezugnahme auf das nicaenisch-konstantinopolitanische Glaubensbekenntnis auseinandergesetzt. Er weist zu Recht darauf hin, daß das Leben in der zukünftigen Welt nicht die Wiederaufnahme und endlose Fortsetzung des jetzigen Lebens auf derselben Zeitlinie ist.[501] Im gleichen Zusammenhang nimmt Pannenberg Stellung zum sozialpolitisch-hedonistischen Verständnis einer klassenlosen Zukunftsgesellschaft und der Vollendung der humanen Menschheits-Bestimmung in der klassischen christlichen Lehre von der gemeinsamen Auferstehung aller Toten. »Ohne allgemeine Totenauferstehung und Endgericht und also ohne Beteiligung aller Individuen kein Gottesreich, keine Vollendung der Menschheit.«[502]

Die Ambivalenz dieser Aussage ist nicht zu übersehen. Sie ist richtig und fragwürdig zugleich. Der Problemorientierung dieser Arbeit entsprechend muß trotz der beschränkten Kompetenz des theologischen Laien hier doch nachgefragt werden. Wird bei einer »quasi obligaten« Auferstehung aller Toten (aller Menschen) der Auftrag der Kirche, für den Glauben des einzelnen schon zu dessen Lebzeiten zu werben, nicht seines persönlich motivierenden, beflügelnden Hoffnungscharakters entkleidet? Warum soll die Kirche dann zu all der Angefochtenheit, Gewißheit, »Schönheit«, Verzweiflung, Sieghaftigkeit, Leiderfahrung, Tröstung, Bodenlosigkeit, Erfüllung, kurz: der Dynamik eines wahrlich nicht immer auf Rosen gebetteten, aber dennoch erfüllenden persönlichen Glaubenslebens, schon hier und jetzt ermuntern, wenn letztendlich doch alle Toten auferstehen? Oder im schlichten Gemeindejargon formuliert: wenn doch alle Menschen »selig« werden? Durch die »Apokatastasis panton« würde sich vor allem aber für den Patienten die Möglichkeit relativieren, in der Krankheit auch seine persönliche, schon jetzt zur Entscheidung auffordernde Glaubensgeschichte mit Gott sehen zu können.

501 »Das Glaubensbekenntnis«, S. 182
502 a.a.O., S. 184

Auch K. Barth hat meines Wissens die Ansicht vertreten, daß grundsätzlich alle Menschen (Glaubende wie Nichtglaubende) für sich in Anspruch nehmen können, durch Christus erlöst zu sein. Der Unterschied zwischen Christen und Nichtchristen besteht lediglich darin, daß Christen darum wissen, also einen noëtischen (erkenntnismäßigen) »Vorsprung« haben, nicht aber einen ontischen (seins-wirklichen) »Vorsprung« vor den Nicht-Christen. D.h. nach Barth werden ontisch bzw. seins-wirklich oder besser noch »faktisch« alle Menschen erlöst, mit dem kleinen Unterschied, daß die Christen unter ihnen sich dieses »Faktums« bewußt sind. Auch hier wieder ist zu fragen: Warum dann noch unter den Menschen möglichst frühzeitig in ihrem Leben für eine Hinwendung zum Glauben, für eine Umkehr (Metanoia) werben bzw. dem Missionsauftrag Christi nachkommen? Wenn ich recht sehe, dann ist die Auferstehung der Beginn der Erneuerung von Himmel und Erde, an der all die Menschen teilhaben werden, die Jesus Christus als ihren Herrn anerkennen und bekennen.

Die kritische Einstellung zur allgemeinen Totenauferstehung hindert mich nicht daran, an der Heilshoffnung, die Gott für alle Menschen ohne Ausnahme hegt, festzuhalten. Es ist G. Greshake darin voll zuzustimmen, daß wir diese Hoffnung zu leben und zu vollziehen haben in der »Gemeinschaft der Hoffenden«, die keinen von der Erwartung des Heils ausschließt. In der Solidarität der Hoffnung sind wirklich alle miteinander auf dem Weg zum endgültigen Heil.[503] Doch es muß – ohne Überheblichkeit und unter Einschluß der eigenen Person – immer wieder nachgefragt werden, ob auch alle realiter »ankommen«. Diese Frage bezieht sich vor allem auf jene in unserer Zeit immer größer werdende Schar von Menschen, die gar nicht »ankommen« wollen. Sie weisen den Glauben schon hier und jetzt weit von sich und stellen sich damit bewußt außerhalb der »Solidargemeinschaft der Hoffenden«.[504]

Der auf dem Wege befindliche und wirklich »ankommen wollende« Christ darf gleichwohl darauf hoffen, daß alles Zeitliche, wie es aus dem Ewigen kommt, in das Ewige zurückkehrt, so daß – wie Paulus

503 »Stärker als der Tod«, S. 87
504 vgl. hierzu auch Matth. 7, 21-23 und Matth. 22, 1-14

sagt – Gott sein wird alles in allem.[505] Die Frage Wynekens, »wer glaubt, in sich Substanz genug zu haben, um eine Ewigkeit durchzuhalten?« und seine Aussage, daß der Glaube an das »Ewige Leben« eine religiöse Verfallserscheinung sei,[506] halte ich für blanken Zynismus und Blasphemie. Das Neue Sein in Gott (s. a. das Kapitel »Ontischer Paradigmenwechsel«), das der Mensch glaubend erhofft, ja, in das er schon zu Lebzeiten eintreten kann, steht in radikalem Gegensatz zum Nicht-Sein. Aus diesem Grunde kann der glaubende Mensch – der gesunde wie der kranke – in seiner Selbstbejahung nicht mehr demontiert werden. Entsprechend den drei von Tillich erwähnten Typen der Angst[507] können wir positiv formulieren: Der auf eine neue Zukunft in Gott hoffende Christ kann in seiner Selbstbejahung weder ontisch (durch die Angst vor Schicksal und Tod) noch sittlich (durch die Angst vor Schuld und Verdammnis) noch geistig (durch die Angst vor der Leere und Sinnlosigkeit) bedroht werden. In der unmittelbaren Wirklichkeit Gottes ist der Zusammenhang der Zeitabschnitte unseres Lebens in einer höheren Verfügung aufgehoben. Jüngel sagt es anders, aber nicht weniger treffend: »Der Tod hat seinen Stachel, das Instrument seiner Herrschaft, im Leben Gottes zurücklassen müssen.«[508]

c) Zusammenfassung

Aus dem bisher Dargelegten ist unschwer zu entnehmen, daß ich erst in zweiter Linie vom sog. biologischen Konzept ausgehe. In erster Linie wähle ich für gewöhnlich bei meiner klinischen Arbeit aufgrund persönlicher Überzeugung den anthropologischen Ansatz. Die Bedenken, die biologische Orientierung (mit ihrer Verpflichtung zu wissenschaftlich sauberer Arbeit, Fort- und Ausbildung) müsse dabei zu kurz kommen, sind leicht zu zerstreuen. Bei der täglichen Arbeit in Klinik und Praxis läßt sich aus meiner Sicht eine positive, glaubensstarke und hoffnungs-

505 Tillich, P.: »Hoffnung«, S. 36
506 a.a.O., S. 240/241
507 zitiert nach Zahrnt, H.: »Die Sache mit Gott«, S. 418
508 a.a.O., S. 142

erfüllte Anthropologie zwar nur im Kontext christlicher Theologie realisieren, jedoch ausschließlich auf der Basis einer soliden biologischen Erfahrung. Hier gilt durchaus das Wort von Billings: »Anteilnahme und Hingabe bewirken viel, aber sie können das Wissen nicht ersetzen.«[509]

Wenn allerdings die letzte Wegstrecke der gemeinsamen Wanderung mit einem Schwerkranken erreicht und die Medizin an ihr Ende gekommen ist, kann nur noch das anthropologische Konzept praktiziert (»gelebt«) werden. In Klinik und Praxis sollte der Arzt vor dieser schweren und gelegentlich zeitraubenden, aber zur inneren Reife führenden Aufgabe nicht zurückscheuen. Für den »theo-anthropo-biologisch« orientierten Arzt stellt der Rückzug vom sog. *austherapierten Patienten* – nach Ausschöpfung aller biologischen (medizinischen) Möglichkeiten – keine Lösung dar. Die nach beendeter medizinischer Therapie ausschließlich anthropologisch bestimmte Wegstrecke sollte vom Arzt nicht gemieden werden.

Im Gegensatz dazu sei in diesem Zusammenhang die Bemerkung Schadewaldts eingefügt, daß es in der Antike an der Tagesordnung war, dem unheilbar Kranken auszuweichen, »zumal, wenn man eine annehmbare Ausflucht hatte«.[510] Das heißt, daß der Arzt die Behandlung eines Kranken, wenn er ihn bei der ersten Vorstellung bereits als unheilbar erkannte, gar nicht erst übernahm. Die Frage nach dem Sinn von Krankheit, Sterben und Tod muß u.a. in Relation zu Schwere und Prognose einer Erkrankung erörtert werden. Eine Antwort auf die Sinnfrage ist in der Regel vom Leidensdruck und der dadurch hervorgerufenen Erschütterung der menschlichen Existenz abhängig. Dabei gehen wir davon aus, daß

> einige Kranke (nicht alle) umso intensiver nach ihrer Zukunft fragen, je weniger biologische Zukunft sie haben, und
>
> einige Kranke (nicht alle) durchaus nicht in einen passiven Fatalismus verfallen, sondern die Herausforderung (das »Signal Gottes« [nach Müller-Schwefe]) in ihrer »krankheitsbedingten anderen Existenz« annehmen.

509 zitiert nach Gross, R.: »Krank, was ist das eigentlich?« S. 7
510 »Aktuelle Aspekte der Ethik in der Medizin«, S. 52

Wenn wir uns an der Einteilung von Schönauer orientieren, so dürfte sich die Sinnfrage mit letzter existentieller Deutlichkeit erst für die Gruppen d, e, f stellen, wobei die Gruppe c (»ernsthafte, aber möglicherweise heilbare Erkrankungen«) in einem gewissen Übergangsbereich liegen könnte.

Aus der Erfahrung des Klinikers ist es immer nur eine relativ kleine Zahl von Patienten, die nach Mitteilung einer über kurz oder lang tödlichen Krankheit das offene Gespräch sucht und konkret nach Sinn und Zweck des weiteren Daseins fragt. Häufiger schon wird bei den Visiten am Krankenbett die Frage nach dem Sinn der menschlichen Existenz überhaupt gestellt. Es ist eine Utopie zu erwarten, das teleologische Problem für Kranke und Sterbende mit einer »aus dem Ärmel geschüttelten Antwort« lösen zu können. Ich habe wiederholt erlebt, daß auch glaubende Menschen in schwerer Krankheit nahe daran waren, ihre in sog. guten Tagen durchgehaltene Überzeugung aufzugeben oder gänzlich zu verzweifeln. H. Höhler hat wohl recht mit seinem Zugeständnis, »daß es Menschen gibt, die in ihrem Glauben zu scheitern drohen, weil sie ihr Schicksal nicht mehr mit der Barmherzigkeit Gottes zusammendenken können«.[511]

Die Beantwortung der Sinnfrage ist in existentiellen Grenzsituationen (schwere Krankheit, Siechtum, bevorstehender Tod) – wenn überhaupt – nur näherungsweise möglich. Sie muß in stetem Miteinander erarbeitet werden, indem sich beide – Patient und Arzt – führen lassen. Es liegt geradezu auf der Hand, daß sich dieser Prozeß über Wochen und Monate erstrecken kann und – seien wir ehrlich – im Grunde nie ganz zu Ende kommt. Die vorstehenden Darlegungen zum Problem der sog. Sinnfrage können kein Rezept sein, wie es ein rein biologisch orientierter Therapeut über Medikamente ausstellen würde. Piper gibt zur Problematik der Sinnfrage zu verstehen, daß Gebete, Trostworte aus der Bibel und theologische Argumente dann nicht nur wenig hilfreich seien, sondern den Verarbeitungsprozeß sogar zu blockieren vermöchten, weshalb sich Menschen in dieser Situation auch heftig dagegen zur Wehr setzen könnten. So bleibe dem Seelsorger nur das eine: in

511 Höhler, H.: »Die Bibel – unser Trostbuch«, S. 3

großer eigener Hilflosigkeit bei einem Menschen in dieser Phase auszuharren.[512] Im Gegensatz zu dieser prinzipiell sicher richtigen und wichtigen Feststellung Pipers habe ich gelegentlich aber auch anderes erlebt. So sind mir zwar wenige – aber doch einige – Patienten begegnet, die, durch theologische Denkanstöße und durch Aussagen der Bibel (Psalmen!) getröstet, ihr Leiden akzeptierten.

Was über viele Berufsjahre in Gesprächen mit schwer Leidenden – oft genug in unsentimentaler Kürze – am Krankenbett und auch in privatem Kreis »erarbeitet« wurde, zwang mich häufig zu eigenem Nachdenken und zur Vertiefung in Gesprächen inner- und außerhalb der Klinikmauern. Es möge als persönliches Bekenntnis gelten, daß ich dabei – auch als potentiell selbst Betroffener – mich nicht distanzieren kann und will von einer sinnübergreifenden Interpretation dieses Daseins. Die Frage nach dem Lauf der Welt und dem in ihr vorhandenen Leid kann kaum dadurch beantwortet werden, daß Gott dem Menschen das Leid bewußt zufüge. Im christlichen Glauben wird diese Antwort, wie Zahrnt sagt, »überholt von der Zusage, daß Gott sich selbst ins Leid der Menschen schickt«. In Jesus Christus »steht Gott selbst bei den Menschen im Leiden«. Diese Antwort ist nach Zahrnt als die »christlich-sympathische« (im Gegensatz zur »christlich-apathischen«) zu bezeichnen.[513] Da Gott sich im Leben Jesu Christi reflektiert, beantwortet Jesu Leben und Handeln unsere Frage nach der Gegenwart Gottes in dieser Welt, nach dem Sinn des Lebens und nach der Zukunft des Menschen.

Nicht wir machen den Sinn des Lebens, wie Freud meint, sondern der Sinn des Lebens wird uns durch die Kenosis Gottes (Entleerung, Entäußerung) im Leben, Sterben und Auferstehen seines Sohnes glaubend erleb- und erkennbar. Was die Theologie als die Kenosis Gottes bezeichnet, ist die Ermöglichung der hypostatischen Union von göttlicher und menschlicher Natur in Jesus Christus.[514] In der Kenosis realisiert sich jene über-unendliche Macht, die, wie von Balthasar feststellt, »zugleich Freiheit und Liebe ist und die es Gott ermöglicht, durch eine unendliche Sehnsucht nach dem Menschen selbst in aller Wahrheit und

[512] Piper, H. Ch.: »Kranksein – Erleiden und Erleben«, S. 38
[513] »Wie kann Gott das zulassen?«, S. 69
[514] von Stockhausen, a.a.O., S. 74

physisch der Gegenstand seines Begehrens zu werden«.[515] Der Sinn von Krankheit und Leid kann darin liegen, auch in *reduzierter biologischer Existenzweise* ein ganz neu und wahrhaft nach Gott Fragender (Suchender) zu werden. Die leere Hülse der Sinnlosigkeit wird im teleologischen Denken N. Hartmanns als »das Neutrale, das von uns nichts will«, bezeichnet.[516] Sinnlosigkeit, die Hartmann begriffslogisch ausdrücklich von der Sinnwidrigkeit zu unterscheiden empfiehlt, läßt sich als an sich leere Hülse schon ein stückweit füllen, wenn der Mensch in Krankheit und Not zu einem nach Gott Fragenden wird. Dabei ist im Kontext des christlichen Glaubens zu berücksichtigen, daß auch Gott sich auf den Weg macht, dem Fragenden zu begegnen und sich von ihm finden zu lassen, ja vielmehr ihn selbst finden und gleichsam an die Hand nehmen möchte.

Ein zentrales Problem jedes Hoffnungsdenkens ist der Tod. Seine Janusköpfigkeit besteht darin, daß er dem Leben radikal entgegensteht, obwohl er zugleich, wie Heidegger mit Recht sagt, eine Weise zu sein ist, die das Dasein übernimmt, »sobald es ist«, also in der Struktur alles Lebendigen wesenhaft gegenwärtig ist.[517] Gegen den Tod gibt es zwar keine biologische Immunität, umso mehr aber eine verheißene »Identität in der Wirklichkeit Gottes«, nach der nie genug gefragt und auf die nie genug gehofft werden kann. Kranken und Sterbenden – und sich selbst! – die Sinnfrage schlüssig beantworten zu wollen, ist ein müßiges Unterfangen. Wir können uns, um es geometrisch auszudrücken, ihr lediglich in der Art immer enger um denselben Mittelpunkt gezirkelter konzentrischer Kreise nähern, sie also im wahrsten Sinne »einkreisen«.

Im Mittelpunkt selbst steht das neue Leben, unsere »im Kern« ganz neu erstandene Identität. Im Glauben – vom Geist Gottes bewirkt – erschauen wir durch die langsam sich lichtenden Nebel unseres unruhigen und fragenden Herzens hindurch die Ewigkeit als »Telos unseres Seins«, wo wir in Gott sind und Gott alles in allem ist. Wenn es ein »überpolares Sein« gibt, dann »kommt die Bewegung [...] in ihm zur Ruhe. Gott ist das Ur-Du, an dem jedes Ich sich selbst findet, indem es

515 Balthasar, H.U. von: »Kosmische Liturgie. Das Weltbild Maximus, des Bekenners«, S. 256/257

516 a.a.O., S. 128/129

517 a.a.O., S. 245

ihm sein Leben hingibt«. So hat es Karl Heim formuliert.[518] Die Gegenwart ist unsere wirkliche Zeit, d. h. die Zeit, wo wir wirken können, wo wir die tiefe Freude empfinden können, die uns ganz erfüllen soll, wo wir das Kreuz auf uns nehmen, das uns Jesus anbietet zugleich mit seiner Gemeinschaft.

Wenn wir diesem Augenblick in dieser unserer Zeit gehorsam sind, dann ist sie auch Gottes Zeit, dann ist sie Ewigkeit. Im gegenwärtigen Augenblick zerrinnt die Zeit des selbstsüchtigen Menschen; für den Gehorsamen fließen dagegen im Augenblick Zeit und Ewigkeit zusammen [...] Dann ist sie [die Zukunft, d. Verf.] nicht mehr das bange Fragezeichen, [...] die stete Bedrohung, hinter der schließlich der Tod steht; sondern die Zukunft ist der Weg ins Ewige Leben, belegt mit erfüllten Augenblicken.[519] Im Lichte des theologischen Hoffnungsprinzips und durch das neue Sein im »dialektischen Umschlagspunkt der Auferstehung des gekreuzigten Christus« (Moltmann) ist eine Teleologie schon hier und jetzt glaubend erfahrbar, die nicht »vom Schlund der Verwesung gefressen wird« (Bloch).

Hier nun, so meine ich, ist es an der Zeit, als Antwort auf den Bloch'schen »Schlund der Verwesung« den in dieser Arbeit häufiger vorkommenden Begriff »Ewigkeit« zu interpretieren. Ewigkeit ist das Gegenteil von Zeit und also kein unendliches Fortbestehen von etwas auf derselben Zeitschiene im Sinne von Unsterblichkeit oder ewigem Lebendigsein. Dem menschlichen Verstande ist es unmöglich, sich aus dem Denken in den Begriffen Raum und Zeit zu lösen. Alles Erleben vollzieht sich *in der Zeit*, alles Leben *hat seine Zeit*. Ewigkeit hat nichts zu tun mit dem »mechanischen« Zeitablauf bzw. dem physikalischen Zeitbegriff. Es handelt sich nicht um ein »Milliarden-Jahre-Schauspiel« als Projekt Gottes mit einem dummen Aus und Vorbei am Ende (T. Giesen)[520]. In der Theologie versteht man unter Ewigkeit das Eingehen in bzw. die Teilhabe an der »Zukunft Gottes«. Ewiges Leben ist erfülltes Leben durch die stete Präsenz Gottes, »Erfüllung von Leben und Zeit in der offenbaren Herrlichkeit Gottes« (J. Moltmann)[521]. Ewigkeit ist das

518 »Glaube und Denken«, S. 206
519 Bovet, a.a.O., S. 46/47
520 »Das kannst du glauben«, S. 92
521 »Ewigkeit«, S. 102

Leben der zukünftigen Welt, das »seine Dynamik schon jetzt durch ein Wachstum in die Tiefendimension unseres gegenwärtigen Lebens entfaltet« (Pannenberg).[522] Mithin kann Ewigkeit schon hier und jetzt in unserem Leben beginnen, wenn wir sie nur glaubend hereinlassen. Im ewigen Leben haben wir teil an der Art und Weise, wie Gott lebt. Durch Aufhebung der zeitlichen Triade »Vergangenheit – Gegenwart – Zukunft« bedeutet Ewigkeit die »reine Gegenwärtigkeit vollkommenen Daseins« (R. Guardini),[523] was für den Christen in der neuen Welt Gottes am Ende aller Zeiten der Fall sein wird. Hier ergeben sich Anklänge an das »Überpolare Ur-Sein Gottes« (nach K. Heim) in der Form, daß man zusätzlich nun vom »Überzeitlichen Ur-Sein Gottes« sprechen kann. In Anlehnung an die Coincidentia oppositorum (Zusammenfall aller Gegensätze nach N. von Cues) könnte man im Blick auf die Ewigkeit auch den Begriff »Aufhebung der Zeit in der Zeitlosigkeit« einführen.

Die Ewigkeit läßt den Zusammenhang der Zeitabschnitte »in die höhere Verfügung« (Pfahler) und Zeitlosigkeit Gottes eingehen. Durch diese Erkenntnis kann Ewigkeit, wenn sie ihre Dynamik durch Wachstum in »die Tiefendimension unseres gegenwärtigen Lebens entfaltet« (Pannenberg), als sozusagen zeitloses Phänomen schon hier und jetzt wirksam und erlebbar werden. Ein Beispiel mag dies verdeutlichen: In Analogie zur philosophischen Kategorienlehre (z. B. des Aristoteles) könnte der Begriff Ewigkeit geradezu als »Kategorie eines christlichen Existenzverständnisses« gelten. In der Tiefendimension unseres gegenwärtigen Lebens ist diese Kategorie etwa in Form der »Erlösung« (besser noch: »Erlösungsgewißheit«) erfahrbar. D. h., daß wir im Glauben an die Gnade Gottes (in Gestalt von Kreuz und Auferstehung Jesu Christi) unser Leben im überzeitlichen und überpolaren Ur-Sein unseres Schöpfers und Erlösers für jetzt und alle Zeit aufgehoben (eingebettet) wissen können. Diese Gewißheit vermag unsere Existenz zutiefst umzugestalten, d. h. ihr eine neue Erlebnisqualität zu verleihen (ontischer Paradigmenwechsel).

Ein weiteres, der Erlösung vergleichbares Phänomen ist die Liebe Gottes.[524] Diese gewinnt Ewigkeitsqualität, wenn wir ihr die Möglich-

522 »Das Glaubensbekenntnis«, S. 182
523 »Die letzten Dinge«, S. 114
524 s. EKG 232: … alles Ding währt seine Zeit, Gottes Lieb in Ewigkeit.

keit geben, durch glaubende Akzeptanz unser Leben »tiefendimensional« neu zu formen mit allen sich daraus ergebenden Konsequenzen für eine Umgestaltung unserer inneren und äußeren Lebensweise. Diese existentielle Um- oder Neugestaltung kann durch Krankheit und Leid nicht rückgängig gemacht werden, wenn der Mensch im Glauben an Jesus Christus sein Leben »total an Gott verloren gibt«. Dieser »totale Lebensverlust an Gott« mag dann etwas von der reinen Gegenwärtigkeit vollkommenen Daseins (R. Guardini) erahnen lassen.

Gott als das Ur-Du und sein überpolares Sein veranlassen mich, an das »Überpolare Ur-Sein Gottes« in Anlehnung an K. Heim noch einmal anzuknüpfen. In der Philosophie (z. B. in Form des »Hyperusion«, des Überseienden der Neuplatoniker) ist dieser Begriff – wie wir im Kapitel »Polarität als Phänomen des Lebens« gesehen haben – nicht unbekannt. Für die Philosophie hat eines ihrer Anliegen ja seit jeher darin bestanden, sich mit dem Gottesbegriff auseinanderzusetzen. Das »Überpolare Ur-Sein« Gottes begegnet uns – wie gesagt – in der »Coincidentia oppositorum« wie auch auf andere Art in Hegels »Absolutem Geist« als dem einzigen »principium essendi et cognoscendi«. Der Absolute Geist verkörpert die Harmonisierung ursprünglich polarer Prinzipien wie z. B. Subjekt und Objekt, Sein und Denken, Realität und Idealität. Bei Hegel begegnet uns Gott mithin als Transzendenz in Immanenz (immanente Transzendenz).[525] In der Ära der spekulativ-idealistischen Philosophie wird auch von Schelling Gott als ein einheitliches Prinzip gesehen, in dem alle Gegensätze aufgehoben sind, wie z. B. Ich und Nicht-Ich, Subjekt und Objekt, Natur und Geist. Allerdings ist für Schelling Gott nichts als die »Totale Indifferenz«. Über eine derartige Interpretation konnte Schellings Zeitgenosse Hegel hinwiederum nicht genug Spott ausgießen, obwohl er prinzipiell der gleichen Richtung angehörte.[526] Der Gott Heims unterscheidet sich insofern jedoch fundamental vom Gottesbegriff der Hegel'schen und Schelling'schen Philosophie, als unter der Vorstellung einer »persönlichen dimensionalen Beziehungswirklichkeit« das »Überpolare Ur-Sein« Gottes nach Heim sehr wohl in einer immanenzüberschreitenden Transzendenz gesehen wer-

525 Vgl. hierzu H. Küng, »Existiert Gott?«, S. 171 - 179, und H. Zahrnt, »Gott kann nicht sterben«, S. 161 - 168

526 In Anlehnung an W. Weischedel: »Die philosophische Hintertreppe«, S. 206

den kann, mit der eine im Glauben erfahrbare persönliche Kommunikation möglich ist.

Den Begriff der »immanenten Transzendenz« möchte ich somit nicht vorbehaltlos akzeptieren. Man muß ihn dahingehend erweitern, daß man von einer »immanenzüberschreitenden Transzendenz« sprechen sollte. Der zugegebenermaßen etwas monströse Begriff der »metaimmanenten Transzendenz« drückt meiner Meinung nach all das besser aus, was uns Gott einerseits in dieser realen Welt erfahrbar macht, was Gott andererseits aber auch größer als unser Verstand und unsere diesseitige Welt-Wirklichkeit sein läßt. H. Zahrnt scheint mir auf seine Weise einen Brückenschlag vorzunehmen, indem er für den immanenten Teil der so verstandenen Transzendenz den Begriff der »immanenten Transparenz« prägt.[527] In der Tat: wo anders sollte Gott erfahrbar, also transparent werden, wenn nicht in der erlebbaren Welt-Wirklichkeit?

Gleichwohl lernt die Wissenschaft heute wieder neu, daß es jenseits der erfahrbaren Welt der mittleren Dimension (Mesokosmos nach G. Vollmer, Näheres dazu in der Schlußbetrachtung dieser Arbeit) noch eine unerfahrbare Wirklichkeit gibt, die unanschaulich ist und unsere Vorstellungen transzendiert, aber aus der wir Gott deshalb nicht verbannen können. Dies unternimmt z. B. der seinerzeit suspendierte Hamburger Theologe P. Schulz auf fatale Weise in »Weltliche Predigten«, indem er »kritisch« feststellt: »Redet der Mensch von Gott, dann redet der Mensch von sich selbst.«[528] Damit liegt er völlig auf der Linie des Atheisten L. Feuerbach, der allen Ernstes behauptet hat, daß das Wissen von Gott das Wissen des Menschen von sich, von seinem eigenen Wesen sei.[529]

Auch aus dieser »jenseitigen« (zweiten, anderen) Wirklichkeit wirkt Gott in unsere »diesseitige«, erfahrbare hinein; wie – das können wir nicht sagen; die Tatsache, daß – können wir an den Spuren ihrer Wirkung in unserem persönlichen Leben erkennen. Daß hieraus ein dem Neo-Thomismus verwandtes Denken spricht, merke ich durchaus. Gleichwohl läßt mich genau dies auch weiterhin die Möglichkeit eines direkten Eingreifens Gottes sozusagen »von oben« nicht ausschlie-

527 »Gott kann nicht sterben«, S. 163
528 »Weltliche Predigten«, S. 84
529 Nach W. Weischedel, a.a.O., S. 245. Weischedel überschreibt das Kapitel über Feuerbach mit »Der Mensch als Schöpfer Gottes«.

ßen. Nicht daran zu glauben heißt, Gott mesokosmisch einzuengen, ihn also aus dem auch Jenseits-Wirklichen zu eliminieren und ans nur Diesseits-Wirkliche zu ketten. Ich sehe somit den Supranaturalismus – nicht überweltlich-extramundan, sondern als eine besondere vernunftüberschreitende dimensionale Wirklichkeit im Sinne K. Heims verstanden – für den Glauben noch keineswegs als erledigt an. Im Gebet ist es möglich, mit Gott auch in dieser transzendenten Wirklichkeit zu kommunizieren, d.h. in eine personale Beziehung zu treten, deren Wirkung sich an ihren Spuren innerhalb der realen (immanenten) Lebenswirlichkeit ablesen läßt.[530]

Dabei muß ich wohl den Vorwurf einer spekulativen »Zwei-Sphären-Theorie« in Kauf nehmen, den mir neben anderen möglicherweise auch F. Austeda machen würde: mich mit der reinen diesseits-wirklichen Empirie nicht zufrieden geben zu wollen und über den epistemologischen Relativismus hinaus zum Absolutismus einer metempirisch gültigen Wirklichkeit vorzudringen. Daß metempirisches Denken zum Mystizismus führe, kann ich nicht nachvollziehen, ebensowenig wie die Behauptung, daß das Suchen nach absoluter Gewißheit auf lediglich persönlichen Überzeugungen basiere und somit das Subjektivste vom Subjektiven sei.[531]

Ich sage all dies natürlich unter der Voraussetzung (s.o.), daß die epistemologisch unzugängliche (zweite, andere) metempirische Wirklichkeit dimensional (im Sinne Heims) gedacht werden muß. Sie ist also für mich insofern relevant, als sie eine Beziehungswirklichkeit darstellt, die an ihren Spuren erlebbar wird, vergleichbar z. B. dem »Phänomen« Liebe in all seinen Variationen, das in keiner Weise »zu fassen«, insofern zugleich immanent und transzendent und nur anhand seiner Spuren (Auswirkungen) erkenn- und erfahrbar ist. Der christliche Glaube, von dem in dieser Arbeit in vielfacher Hinsicht und auch in Beziehung zu Krankheit und Heilung die Rede ist, mag zwar immer ein kleines Stück subjektiver Metempirie beinhalten, auch dann, wenn er sich auf göttliche Offenbarung stützt. Aber der in Jesus Christus geoffenbarte Gott

530 Vgl. hierzu auch K. Heim, »Glaube und Denken«, S 172 ff. (Kap. 31 »Das Erleben der Jenseitigkeit Gottes im Gebet«).

531 Austeda, F.: »Moderne Philosophie«, S. 46/47. Zum Verhältnis von Wissen und Glauben s. dort S. 38/39

ist in beiderlei Hinsicht eine von der subjektiven Einschätzung unabhängige Wirklichkeit. Einmal, weil er als Jesus empirische, zum andern weil er als auferstandener Christus metempirische »Qualität« hat.[532] Das Phänomen der Auferstehung, das unser empirisches Denken transzendiert, ist als gültiges und unbezweifelbares Faktum eine absolute Gewißheit, unabhängig von unserer persönlichen Überzeugung und aus diesem Grunde keinesfalls »das Subjektivste vom Subjektiven«.

5. Das Gebet in der Not

Für den glaubenden Menschen ist das Gebet weniger eine »Sonderaktion« als vielmehr eine selbstverständliche Grundhaltung des Lebens. Es ist die dialogische Grundsituation des Menschen vor Gott.[533] Das Gebet sollte in guten wie in schlechten Tagen eine – wie schön, wenn es immer so wäre – elementare Äußerung in der »Auseinandersetzung mit Gott« darstellen. Natürlich ist es verständlich, wenn das Gebet in notvoller Situation eine besondere existentielle Bedeutung erhält. Dabei kann auf zweierlei Weise gebetet werden:

a) Man kann Gott bitten, eine ausweglos erscheinende Situation (Krankheit) fundamental zu ändern, obwohl nach naturgesetzlichem Verständnis der Verlauf nicht aufzuhalten ist;

b) man kann Gott bitten, in einer nach »naturgesetzlichem Dafürhalten« praktisch unabänderlichen Situation uns an der Seite zu stehen bzw. uns Menschen an die Seite zu geben, so daß wir umsorgt, getröstet und gestärkt werden und das Gefühl des Alleinseins uns somit nicht völlig überwältigt.

Die zweite Version eines möglichen Gebetsinhalts wird von dem amerikanischen Rabbi Kushner vertreten.[534] Er macht seine Ansicht deutlich

532 Vgl. hierzu S. 251, »Metempirie und Heilung« (Zur »ontologischen Metamorphose«).
533 Ott, H.: »Das Reden vom ›Unsagbaren‹«, S. 124
534 Kushner, H.S.: »When Bad Things Happen To Good People«, S. 124/125. Übersetzungen s. am Ende der Fremd- und Fachworterklärungen.

am Beispiel von Menschen, die – um Wunder betend – für gewöhnlich ihre Wunderhoffnungen nicht »ad hoc« (auf gleichsam mirakulöse Weise) erfüllt bekommen; genausowenig wie Kinder – wenn sie um Fahrräder, gute Schulnoten oder Freunde beten – diese gleichsam als ein »Gebets-Resultat« schlagartig von Gott erhalten. Die Menschen aber, so meint Kushner, die für den Mut und die Stärke beten, das Untragbare tragen zu können, bekommen oft Hilfe in ihrer schweren Situation und Antwort auf ihre solchermaßen vorgetragenen Gebete. Die Menschen, die so beten, entdecken dann häufig, daß sie im Grunde über mehr Mut, Kraft und Stärke verfügen, als sie sich eigentlich zugetraut hatten. Man kann sich des Eindrucks nicht erwehren, daß Gott – ironisch ausgedrückt – hier überwiegend die Rolle eines »Händchenhalters« in einem auch von ihm leider nicht veränderbaren naturgesetzlich-konsequent ablaufenden Geschehen beigemessen wird.

Die erste Version eines möglichen Gebetsinhaltes (Gott um die fundamentale Änderung einer naturgesetzlich ausweglos erscheinenden Situation zu bitten) wird von Kushner abgelehnt mit den Worten: »Prayer is not primarily a matter of asking God to change things.«[535] Angesichts des Elends, der vielen Verbrechen, der schlimmen Krankheiten und Katastrophen jeder Art, die die Menschen dieser Erde immer wieder heimsuchen, macht Kushner eine bedeutsame Unterscheidung. Er differenziert zwischen Schicksal (»Fate, not God, sends us the problem«[536] bzw. »I recognize His limitations«[537] bzw. »God can't do everything but He can do some important things«[538] bzw. »[...] can you learn to love and forgive Him despite His limitations«[539]) und dem eigentlichen Wirken Gottes. Letzteres könne zwar fatale Situationen nicht fundamental umkehren, jedoch während ihres unabänderlichen Verlaufs die Betroffenen stärken, trösten und sie den »Glauben an das Leben« nicht verlieren lassen.

Was nun sollen wir unseren Patienten antworten, die uns nach der »rechten Art« zu beten bzw. nach dem »angemessenen Gebetsinhalt«

535 a.a.O., S. 122
536 a.a.O., S. 129
537 a.a.O., S. 134
538 a.a.O., S. 113
539 a.a.O., S. 148

fragen? Ganz sicher durchwaltet Gott für den Glaubenden das Leben in all seinen Gesetzen, vielfältigen Variationen, natürlichen und widernatürlichen Abläufen zu jeder Zeit und Stunde ohne Trennung in verschiedene Zuständigkeitsbereiche. Entweder geschieht im Leben eines Christen alles in Beziehung zum allmächtigen Gott (d.h. von Gott her und zu Gott hin) oder gar nichts. Damit, daß wir Gott gewisse Bereiche unseres Lebens mit all ihren dazugehörigen Ereignissen und Vorgängen »zuweisen« bzw. andere völlig losgelöst von ihm als lediglich naturgesetzlich-schicksalsgelenkt betrachten, degradieren wir den allmächtigen, universalen Gott zu einem regionalen Akteur, dem seine Begrenztheit von uns (welche Blasphemie!) verziehen werden muß. Aus diesem Grunde kann der Christ – der Gesunde wie der Kranke – getrost um eine fundamentale Situationsänderung beten, allerdings in der demütigen Hingabe der definitiven Entscheidung an Gott. Es ist durchaus möglich und aus den tiefsten Gründen des frohen oder verzagenden und klagenden Herzens auch ganz verständlich, beide Versionen eines Gebetsinhaltes (fundamentale Änderung und Beistand in möglicherweise doch unabänderlich verlaufender Situation) in einem Gebet zu vereinigen. In Matthäus 26, 39 betet Jesus ganz konkret: »Mein Vater, ist's möglich, so gehe dieser Kelch an mir vorüber; doch nicht wie ich will, sondern wie du willst.«

Noch ein anderer Gedanke am Ende dieses Kapitels! Was heißt es eigentlich, wenn wir von einer schweren Krankheit sagen, sie verlaufe nach naturgesetzlich-kausalen Regeln unabänderlich, bzw. der Tod des Patienten sei nach den Gesetzen der Biochemie und Pathophysiologie nicht mehr aufzuhalten? Nach Kushner wäre es dann zwecklos, um eine fundamentale Wende (Gesundung oder wenigstens Stillstand) zu bitten. Um Beistand in der Not zu beten, wäre hier, wie wir hörten, wohl realistischer. Dieses Argument ist jedoch zu erschüttern, wenn wir uns an die Formulierung Köberles von »den Gesetzen der menschlichen Berechenbarkeit« erinnern. Wogen nicht gerade im Falle einer schweren Krankheit die Fronten des Kampfes hin und her, so daß wir hier im Gewande vermeintlicher naturgesetzlicher Kausalitäten im Grunde eher die Gesetze der (fehlbaren) menschlichen Berechenbarkeit in unserer Prognostik zur Anwendung bringen möchten? Auch aus diesem Grunde kann durchaus in schwerer Krankheit um eine fundamentale Änderung gebetet werden, in Abwandlung des Wortes aus Matthäus 26 jetzt vielleicht besser: »...doch nicht wie ich denke (es mir vorstelle), sondern wie du denkst (es dir vorstellst)«.

Zusammenfassend ist festzustellen, daß die Einladung zum Gebet aus der Dialektik von Freiheit, Selbsttätigkeit, Verantwortung einerseits und von Abhängigkeit, Unverfügbarkeit, Angewiesensein auf Gnade andererseits resultiert. Das Gebet hat eine unser ganzes Leben durchwaltende und zugleich eine über unsere biologische Existenz hinausgreifende Funktion. Es ist eben keine Schwäche, deren sich ein höherer Mensch schämt, weil sie unter seiner Menschenwürde ist, wie Kant meint.[540] Beten ist ein Gesamtzustand glaubenden Lebens, der, wenn er einmal da ist, nie wieder verlorengehen kann.[541]

Bezogen auf unser tätiges Leben ist das Gebet von Bedeutung für Anfang, Mitte und Ende. Es hat seinen Platz

a) am Anfang unseres Tuns als Dank für unser Können;
b) in der Mitte als Bitte um das Weiter-Können wegen der uns nun zunehmend bewußter werdenden Diskrepanz zwischen Sollen und Können;
c) an der Grenze unserer Möglichkeiten (hier sind vor allem Leiden, Sterben und Tod zu nennen) als Hilfeschrei nach den immer noch größeren Möglichkeiten Gottes;
d) am Ende all unseres Tuns als Bitte um den Segen angesichts der Unverfügbarkeit des Gelingens und der »Wirkungen unseres Wirkens«: in der Erfahrung des Scheiterns als Bitte um Vergebung und Tröstung durch Gottes Bessermachen, in der Erfahrung des Erfolgs als Dank, der den Hochmut verhindert und Freude ohne Angst ermöglicht.[542]

Für den Patienten bedeutet – eingestandener- oder uneingestandenermaßen – die Erfahrung des Scheiterns (z.B. zum Tode führende Erkrankung) oder die Erfahrung des Erfolges (Krankheits-Stillstand oder Wiedergesundung) wohl die größte existentielle Erschütterung.

540 Zitiert nach K. Heim: »Zeit und Ewigkeit«, S. 168
541 Zitiert in Anlehnung an K. Heim, a.a.O., S. 170
542 Gollwitzer, a.a.O., S. 367/368

Beim glaubenden Menschen hinterläßt sie – so oder so – ihre Spuren und führt zu einer Umprägung der Persönlichkeit innerhalb der noch verbleibenden Lebenszeit, wie lange diese auch immer währen mag.[543]

6. Der liebende Gott und das Leid der Welt (Zur Theodizee-Frage)[544]

Im Zusammenhang mit dem Gebet ist es angebracht, die immer wieder – gerade auch von religiös unentschiedenen Kranken – vorgebrachte Frage: »Wie kann Gott das zulassen?« zu erörtern[545]. Warum müssen die Menschen dieser Erde unter der Knute von Verbrechen, Katastrophen, Elend, Leid, Krankheit, Sterben und Tod leben, wenn es doch einen gerechten, gnädigen, liebenden Gott gibt?

Obwohl es einer längeren Überlegung wert wäre, soll hier nicht versucht werden, die Frage andersherum zu stellen und darüber nachzudenken, was wohl wäre, wenn es kein Leiden und keine Schmerzen im menschlichen Leben gäbe. Die Philosophie hat sich darüber in allen

543 Bei meiner klinischen Tätigkeit überrascht es mich allerdings immer wieder, wie relativ wenige Patienten z. B. durch eine glückliche Wiedergesundung nach schwerer Krankheit in ihrer Persönlichkeit geprägt (besser: umgeprägt) werden. Gesundheit im Sinne von »wiedergewonnener Gesundheit« hat offensichtlich bei den meisten keinen neukonstituierenden Wert.

544 Vgl. hierzu die interessante Ansicht K. Kindts: »Bewegen wir uns hin auf das Kleinste, die letzten Elemente der Welt, treiben wir Monadologie; bewegen wir uns hin auf das Größte, den letzten Weltzusammenhang, treiben wir Theodizee. Das sind die beiden Richtungen des Leibniz'schen Denkens.« A.a. O., S. 201. Theodizee wird von Leibniz hier nicht als Rechtfertigung Gottes (deren Gott nicht bedarf) angesichts des Elends der Welt verstanden, sondern als Aufdeckung der Gerechtigkeit Gottes, die unsere »blöden« Augen nicht immer zu sehen vermögen. Kindt, a.a.O., S. 204.

545 Zum Problem von »Determinismus und Freiheit«, dessen Besprechung sehr interessant wäre, das aber aus Gründen der Beschränkung in diesem Kapitel nicht diskutiert werden kann, vgl. die Bücher des bekannten amerikanischen Philosophen D.C. Dennet (Tufts-University), darunter vor allem »Ellenbogenfreiheit«. Dennet – erklärter Anti-Metaphysiker – setzt sich mit der Frage der Existenz eines »freien Willens« in seinen Schriften und Vorlesungen (vor allem in seiner Oxforder Zeit) bewußt ohne theologischen Bezug auseinander. Er hält z. B. den Begriff der »Schuld vor Gott« für absolutistisch und lehnt ihn daher ab (»Ellenbogenfreiheit», S. 211).

Epochen Gedanken gemacht. Aus neuerer Zeit sei hier stellvertretend die Ansicht Max Schelers wiedergegeben. Gäbe es keine Leiden und keinen Schmerz – so Scheler –, dann hätte der Mensch niemals Veranlassung, aus der Unbedenklichkeit und Gedankenlosigkeit des bloßen Dahinlebens zu erwachen, aus dem Traum des sog. »metaphysischen Leichtsinns«[546]. Leid- und schmerzfrei leben zu wollen, entspräche einem utopischen Eudämonismus. Der Traum des »metaphysischen Leichtsinns« geht von Leid- und Schmerzfreiheit aus oder betrachtet Leid und Schmerz allenfalls nur in seiner kausalen, nicht aber in seiner finalen Qualität. Er vergißt, daß es auch eine meta-biologische Ontologie gibt und daß »Leid erfahrungsgemäß auch eine produktive Kraft sein kann, oder – umgekehrt – völliger Leidensunwille jede lebendige Leidenschaft tötet«.[547]

Warum – vielleicht sind das die quälendsten fünf Buchstaben, die es überhaupt gibt, meint P. Hahne.[548] Warum verhindert Gott das Übel auf dieser Welt nicht? Dies ist die ewig gleiche Frage, die sich von Epikur über den neuzeitlichen Rationalisten Pierre Bayle[549] bis heute nicht verändert hat.

Aus philosophischer Perspektive kann »die ewig gleiche Frage« in diesem Zusammenhang bedeuten, daß sich hinter dem Fragen nach dem »Warum« (Kausalität) im Grunde das Fragen nach dem »Wozu« (Finalität) verbirgt. Hier vermag ich durchaus der Feststellung N. Hartmanns zu folgen, der eines der Motive des Teleologismus in der historischen Bedingtheit unseres Denkens sieht und an erster Stelle das naive, sozusagen ursprüngliche Bewußtsein anführt. Dieses ist nach Hartmann in erster Linie final interessiert und bevorzugt die Frage nach dem Zweck (also nach dem »Wozu«). Die Prägungen der Sprache stammen alle aus der Zeit des noch eindeutig finalen Denkens. Das Fragen nach dem reinen »Woher« oder »Wodurch« (Kausalität) kommt erst relativ

546 Zitiert nach G. Siegmund, a.a.O., S. 301
547 Zahrnt, H.: »Warum ich glaube«, S. 317
548 Hahne, P.: »Leid«, S. 11
549 Bekannt durch sein »Dictionnaire historique et critique«, das Leibniz mit der damaligen preußischen Königin in Charlottenburg durchging und das in seiner Frivolität Voltaires späterer Verhöhnung des christlichen Glaubens vorgearbeitet hat (nach K. Kindt, a.a.O., S. 208/209).

spät auf.[550] Demnach ist also auch in der Entwicklungsgeschichte von Umfang und Intensität unseres Bewußtseins das finale »Wozu-Fragen« früher anzusetzen als das kausale »Warum- oder Woher-Fragen«.

Aus theologischer Sicht kann man »die ewig gleiche Frage« nach dem Ausbleiben einer günstigen Wendung schlimmen »Schicksals« folgendermaßen aufschlüsseln: Entweder Gott kann nicht, dann ist er nicht allmächtig. Oder Gott will nicht, dann ist er weder heilig noch gut noch gerecht. Oder beides (negativ formuliert): Gott kann und will nicht, dann ist er machtlos und mißgünstig zugleich. Oder schließlich beides (positiv formuliert): er kann und will, warum dann aber all das Elend, all die Schlechtigkeit, all das Leid in dieser Welt?[551] Allerdings bringt uns diese Art des – sozusagen frivol-dialektischen – Fragens auch keinen Schritt weiter bei der Suche nach einer Erklärung oder Antwort auf die quälendsten fünf Buchstaben, die es überhaupt gibt.

Bei der Auseinandersetzung mit diesem komplexen Problem betont der amerikanische Rabbiner H.S. Kushner, daß bei der Beantwortung dieser Frage Antwort sowohl *response* (Erwiderung) als auch *explanation* (Erklärung, Erläuterung) heißen könne.[552] Er entscheidet sich für *response,* also für die Erwiderung, d.h. Reaktion unsererseits auf all das Elend in dieser Welt. Unsere Antwort geben wir nach Kushner,

a) indem wir Gott verzeihen, daß er keine bessere Welt geschaffen hat;
b) indem wir trotzdem weiterleben wollen;
c) indem wir unseren Mitmenschen vergeben und sie auch dann lieben, wenn sie uns verletzt und gekränkt haben;
d) indem wir uns befähigen, Gott zu vergeben und zu lieben, auch wenn wir feststellen, daß er nicht perfekt ist;
e) indem wir ihn lieben, auch wenn er uns immer wieder damit enttäuscht, daß er Unglück, Krankheit und Grausamkeit in seiner Welt zuläßt;
f) indem wir lernen, ihn zu lieben und ihm zu vergeben, trotz oder gerade wegen seiner Begrenztheit.[553]

550 N. Hartmann: »Teleologisches Denken«, S. 12/13
551 formuliert nach Küng, »Gott und das Leid«, S. 346
552 a.a.O., S. 147
553 a.a.O., S. 147/148

Die Fähigkeit zu vergeben und zu lieben sind die Waffen, die Gott uns an die Hand gibt, ein ausgefülltes, tapfer sich bewährendes und sinnvolles Leben in dieser keineswegs vollkommenen Welt zu führen. Abgesehen von der unzulässigen – weil biblisch unrichtigen – willkürlichen Begrenzung des allmächtigen Gottes durch den Menschen ist die »Antwort« Kushners bestenfalls als religiöser Fatalismus zu interpretieren.

Noch einmal: »Warum all das Elend – und in unserem Falle besonders Krankheit und Leid – in dieser Welt?« Vielleicht, weil der Mensch in seiner Hybris der ursprünglichen göttlichen Schöpfung noch die Welt der zweiten Schöpfung hinzugefügt hat![554] Hier kommt Gott nicht mehr vor, hier erfährt er [der Mensch, Anm. d. Verf.] durch alles, was er entwickelt, veranlaßt und »geschaffen« hat, allein sich selbst als den Urheber seiner Realität und damit freilich auch seiner Leiden, wie Link sagt.[555] Krankheit und Leid, Grausamkeiten und Katastrophen sind das Resultat des losgelöst von Gott schaffenden und wie Gott sein wollenden Menschen nach dem Sündenfall. Als dieser hat er mit seinem autonomen (vermeintlich freien) »Schöpfungswerk« als Urheber seiner selbst »die Geschichtskontinuität zwischen Schöpfung und Konstruktion, erster und zweiter Realität, durchschnitten«.[556]

In der Theologie Heims kommt über den in eigener Regie auftretenden *homo constructor* der Rausch der Selbstvergötterung. Die Auflehnung gegen Gott reißt den Menschen los vom Quell aller Kraft und stürzt ihn in eine Ohnmacht, die sich wieder zur satanischen Stärke wandelt. In ihr liegt eine unheimliche Verführungsmacht, aus der z. B. ganze Weltreiche hervorgehen können. Die Bibel kennt nach Heim darum als Gegenstück zu den Wundern Gottes die Wunder des Satans, wie sie z. B. der Antichrist verrichten wird, um die Welt zu verführen (s. Offenbarung 13, 11ff.). Es ist ein undurchdringliches Geheimnis, daß der Teufel seine Macht von Gott hat, also vom Raub an Gott lebt (vgl. in diesem Zusammenhang auch B. Weissmahr: »Das Übel ist der Parasit des Guten«)[557]. Wie Prometheus hat er [der Teufel, der Verf.] sich das

554 Gremmels, zitiert nach Link, Chr.: »Die Erfahrung der Welt als Schöpfung«, S. 75

555 ebda.

556 ebda.

557 Weissmahr, B.: »Philosophische Gotteslehre«, S. 151

göttliche Feuer angeeignet, um damit Gott zu trotzen. Er nimmt teil an Gottes Allmacht; sie enthält jedoch bei ihm ein widergöttliches Vorzeichen. In diesem Gegeneinander von göttlichem und satanischem Machtgebrauch liegt die ganze, für unser Denken undurchdringliche Antinomie des Göttlichen und Satanischen. Gott handelt im Satan, andernfalls wäre die Allmacht Gottes verkürzt, und wir könnten in keiner schweren Lage unbedingt auf Gott vertrauen. Und doch darf der Tatsache nichts abgebrochen werden, daß die satanische Macht der Todfeind Gottes ist, also nicht bloß das Durchgangsstadium zum göttlichen Weltziel, sondern das schlechthin Böse, gegen das mit letztem Ernst gekämpft werden muß. Das abgrundtiefe Widereinander dieser beiden Wahrheiten macht die Weltgeschichte, in der sich göttliche und dämonische Machtbildungen in furchtbarem Ringkampf umklammert halten, zu einem für unser menschliches Denken undurchdringlichen Geheimnis. Der unlösbare Widerstreit zwischen göttlicher und dämonischer Machtbildung ist, wie Heim sagt, das flammende Schwert des Cherubs, das dem Denken des gefallenen Menschen den Zugang zum letzten Geheimnis des Weltgeschehens verbietet.[558]

Das theologische Interpretationsmodell Heims läßt sich in dem Satz zusamenfassen: Krankheit und Leid und all die vielen Grausamkeiten gibt es in dieser Welt, weil der Diabolos zwar »entrechtet«, aber noch nicht »entmächtigt« ist. Freilich langt auch diese in sich durchaus konsistente Erklärung nicht aus, z. B. Naturkatastrophen mit Tausenden von Toten (Erdbeben, Dürreperioden, Überschwemmungen, Feuersbrünste), sofern der Mensch an ihnen unschuldig ist, zu verstehen. Im Gegensatz zu R. Gross, der verschuldetes Leid (Mord, Folter u.a.) und Naturkatastrophen [also auch die vom Menschen unverschuldeten, d. Verf.] in einen Topf wirft,[559] differenziert Zahrnt wesentlich genauer. Er sagt zu Recht, daß Naturkatastrophen, an denen der Mensch unschuldig ist, »verursacht« sind. Nur dann, wenn der Mensch sie »verursacht« hat, sind sie »verschuldet«.[560] In dem von Zahrnt gebrauchten Terminus der

558 »Jesus der Weltvollender«, S. 42/43 (Dualismen, wie z. B. der von göttlicher und satanischer Macht, sind zugegebenermaßen »gnosisverdächtig«. Allerdings liegen solche Vorstellungen dieser Arbeit völlig fern).

559 »Der Arzt und die Theodizee«, S. 21

560 Zahrnt, H.: »Wie kann Gott das zulassen«, S. 59/60

»christlich-sympathischen Antwort« auf die Frage nach dem Lauf und Leid der Welt drückt sich Gottes Sympathie mit den Menschen aus.[561] Diese Antwort birgt jedoch eine unerträgliche Spannung in sich. Es ist die Spannung zwischen dem Gott Hiobs, der die Welt schafft und erhält, und dem Vater Jesu von Nazareth, der das Heil der Welt wirkt und sie erlösen will. Diese Spannung ist nicht die zwischen Gott und Teufel, sondern sie ist in Gott selbst angelegt. Es ist ein und derselbe Gott, der zugleich schafft und erlöst.[562] Damit scheidet für Zahrnt jede dualistische Lösung des Leidensproblems, wie Heim sie liefert, aus.

Zum letzten Mal darum die Frage: Warum all das Elend in dieser Welt, wenn Gott doch ein gerechter, liebender, erbarmender, allmächtiger ist? Für das durch Menschen über Menschen kommende Elend und für das Leid, das der einzelne sich selbst zufügt, mag die Welt der »zweiten Schöpfung« aus dem Quellgrund der von Gott losgelösten menschlichen Hybris eine leidlich zureichende Erklärung sein. Ebenso ist es durch den zwar entrechteten, aber noch nicht entmächtigten Diabolos zu verstehen, wenn Menschen aufeinander losgehen (Kriege, Haß, Streit, Mord, Totschlag). Wenn wir Krankheit und Leid nicht damit begründen wollen und dürfen, daß Gott seine Liebe durch besondere Züchtigung dokumentiert (Straftheologie), bleibt die Frage ungeklärt, warum ein Gottesfürchtiger oftmals mehr leidet als ein Gottesverächter. Eine einleuchtende theologische, geschweige denn medizinische oder sonstwie geartete Antwort läßt sich kaum finden. Wir können nur feststellen, daß die »Persistenz der Unbeantwortbarkeit« dieser Frage bis in unsere Zeit und darüber hinaus den Widerstreit zwischen göttlicher und dämonischer Macht widerspiegelt. Dieser Widerstreit verwehrt es wie das flammende Schwert des Cherubs dem erkennenden Denken, in das letzte Geheimnis des Weltgeschehens einzudringen.

Die Besonderheit in der Feststellung Zahrnts liegt darin, daß er – obwohl es ein und derselbe Gott ist, der schafft und erlöst – doch den Gott Hiobs und den Vater Jesu von Nazareth in einer unverkennbaren Spannung zueinander stehen läßt, auch wenn keine »personale Trennung« erfolgt. Wenn jedoch im von Ewigkeit her selben Gott sowohl der

561 a.a.O., S. 69
562 a.a.O., S. 78

Gott Hiobs als auch der Vater Jesu von Nazareth von vornherein »angelegt« ist, muß diese Spannung als *a priori* nicht existent verworfen werden. Dies ist für mich ein entscheidender Grund, eher am dualistischen Prinzip festzuhalten. Es verliert erst dann »seine Eigengesetzlichkeit« und hört erst dann auf, »das Maß aller Dinge zu sein«,[563] wenn das hier und jetzt schon angebrochene Reich Gottes in seiner letztgültigen Relevanz am Ende der Geschichte offenbar wird.

Erst dann wird uns der im Leben so häufig und schmerzlich zu erfahrende »Deus absconditus« als »Deus revelatus« begegnen. Auf genau diese Glaubensaussage zielt wohl auch das, was die sog. Gemeindefrömmigkeit in so mancher Todesanzeige zwar in schlichter, aber in theologisch durchaus angemessener Diktion als »Vom-Glauben-zum-Schauen-gelangen« bezeichnet.

Wir hatten oben gesehen, daß Zahrnt im Hinblick auf Lauf und Leid der Welt (anhand der Hiobsgeschichte) das Übel in »verursachtes« und »verschuldetes« einteilt. Eine andere, nicht weniger bedenkenswerte Differenzierung findet sich bei B. Weissmahr, der das physische Übel vom moralischen unterscheidet. Physisches (oder relatives) Übel liegt darin, daß ein Mangel an dem besteht, was zur naturhaften Vollständigkeit des Seienden gehört. Hiernach wäre physisches Übel (Krankheit, Schmerz) »Mangel an gesollter Vollkommenheit«. Moralisches (oder absolutes) Übel liegt dann vor, wenn die von einem zur Selbstbestimmung fähigen Subjekt freigewählte Handlung nicht mit dem Sittengesetz übereinstimmt. Dieser Definition gemäß resultiert moralisches Übel also aus der Diskrepanz zwischen menschlicher Freiheit und sittlicher Forderung, zwischen Wollen und Sollen. Gott könnte – so meint Weissmahr –, wenn er unbedingt wollte, das Böse, das Übel in der Welt verhindern, sofern er aufhören würde, endliche Wesen zu erschaffen, die sich bis ins letzte frei bestimmen können.[564] Gott läßt jedoch von der Erschaffung freier, zur Selbstbestimmung fähiger Menschen nicht ab. Daraus wird mit geradezu logischer Konsequenz die Intensität der Liebe Gottes zum Menschen erkennbar. Sie ist so groß, daß Gott eher das Übel in der Welt in Kauf nimmt, als auf die Erschaffung der Menschen

563 formuliert in Anlehnung an W. Vorländer, a.a.O., S. 71
564 a.a.O., S. 151 – 153

(seiner Kinder) zu verzichten. Dies ist ein wesentlicher Grund dafür, warum die Liebe Gottes über das Böse triumphiert.

Es ist unverkennbar, daß uns die »Warum-Frage« letztendlich zum Problem der Theodizee führt. Wie wir gesehen haben, wird dieses Problem durch den Widerspruch zwischen der christlichen Gottesaussage und der Erfahrung der Lebenswirklichkeit hervorgerufen. In seinem »Gebet um Verzweiflung« läßt der Dichter Manfred Hausmann etwas von dieser Gegensätzlichkeit anklingen:

> Warum erschaffst du mich nach deinem Bilde
> und willst mich dennoch mit gebundnen Händen
> und bar der Würde unter deinem Fuß?
> Warum wirfst du den nichtenden Dämonen
> die morgendliche Welt als Beute hin?
> Warum begabst du mich, wiewohl du weißt
> was sein wird, mit der Willkür meiner Sünde?
> Warum muß auch das Tier, das ohne Schuld
> und Wissen ist, mit namenlosem Leid
> den Abfall büßen, den der Mensch getan?
> Gib Antwort, wenn du bist. – Ich höre nichts.[565]

Man sollte hier nun anhand der Zahrnt'schen Einteilung noch etwas genauer zu differenzieren versuchen. Für das »verursachte Übel«, an dem der Mensch nicht schuldig ist (und hier beziehe ich auch Krankheit trotz gesundheitsbewußter Lebensweise u.a. mit ein), stellt sich ohne Zweifel die Frage der »Theodizee« (Rechtfertigung Gottes). Im Hinblick auf das »verschuldete Übel« (und hierher gehören auch Krankheiten durch Aufnahme schädigender Nahrungs- und Genußmittel wider besseres Wissen) stellt sich eher die Frage der »Anthropodizee« (Rechtfertigung des Menschen). Denn steht nicht statt Gott im Grunde »nun der Mensch unter der Anklage, ein Täter von Untaten zu sein und damit unter dem Zwang der Rechtfertigung«?[566]

Der klinisch und praktisch tätige Arzt hat sich dem Problem der Theodizee im Umgang mit seinen schwerkranken und sterbenden Patienten fast täglich direkt oder indirekt zu stellen. Immer wieder hört man von den Kranken, daß, wenn man das unendliche Leid der Welt

565 aus: »Jahre des Lebens«
566 nach Küng, »Gott und Leid«, S. 347

anschaue, man nicht glauben könne, es gebe einen Gott. Küng fragt, ob sich derartige Formulierungen nicht umdrehen ließen. Denn nur dann, wenn es einen Gott gebe, könne man das unendliche Leid der Welt anschauen. »Nur im Glauben an den unbegreiflichen, immer größeren Gott kann der Mensch in begründeter Hoffnung jenen breiten tiefen Fluß durchschreiten...«[567]

Obwohl mir das dualistische Prinzip K. Heims eine große Hilfe bietet, ist hier anzumerken, daß es nicht allein im Sinne einer »futurischen Eschatologie« als Verweis auf die Zukunft (Überwindung aller Gegensätzlichkeit dermaleinst im überpolaren Ursein Gottes) verstanden werden darf. Damit das »Überpolare Ursein Gottes« nicht zu einer unbrauchbaren Vertröstung auf später wird bzw. daraus keine unerquickliche theoretische Eschatologie entsteht, muß die Interpretation Heims zuallererst im Sinne einer »präsentischen Eschatologie« gedeutet werden. In ihr fallen alle Gegensätzlichkeiten und Unvereinbarkeiten im Glauben an die zeitlos-gegenwärtige Gottesgemeinschaft schon jetzt zusammen. Gott steht gegen das Böse als das schlechthin von Gott nicht Gewollte, Verneinte und zu Verneinende. Dieser Grundsatz biblischen Denkens verhindert die Auffassung des Bösen als eines bleibenden Prinzips innerhalb der Weltwirklichkeit. Gott kündigt die Überwindung des Bösen schon hier und jetzt an, indem er dem Bösen Zeit, aber nicht die Ewigkeit läßt, um es in Anlehnung an H. Gollwitzer auszudrücken.[568] Wir können es auch anders formulieren, indem wir sagen, daß sich Theodizee und Anthropodizee ausgleichen, ja ineinander aufgehen werden und so ihre ursprüngliche Gegensätzlichkeit verlieren.

Die Überwindung der belastenden Janusköpfigkeit des Lebens zugunsten einer befreienden Einheitlichkeit im »Überpolaren Ursein Gottes« beginnt somit nicht dermaleinst, sondern schon hier und jetzt. Im Schatten der Zeit ist die Existenz des Glaubenden eine eschatologische. Sie sieht sich ausgespannt zwischen dem »Schon-Jetzt« und dem »Noch-Nicht« des Reiches Gottes.[569] Die Verheißung, daß unsere von der Liebe Gottes und der Macht des Bösen flankierte Existenz in der

567 a.a.O., S. 350
568 a.a.O., S. 378
569 zitiert nach Kolbe, Chr., a.a.O., S. 256

Offenbarung des Sieges Christi ihre Vollendung findet, ist unlösbar mit der Aufforderung an uns verbunden, bereits jetzt am Gegensatz Gottes gegen das Böse kämpfend teilzunehmen.[570] P. Lenz mißt den Bibelabschnitten, die von den kommenden Dingen sprechen, einen seelsorgerlichen Charakter zu, weil sie zur Wachsamkeit aufrufen. »Sie wollen Freude wecken, nicht bedrückt in die Zukunft zu schauen, sondern zuversichtlich in der Hoffnung auf die Vollendung des Reiches Gottes hin zu leben und zu wirken.«[571] Meines Erachtens deckt sich dies vollkommen mit der Gollwitzer'schen Feststellung.

Die »Warum-Frage« wird dann zwar weiterbestehen und uns als Frage nach der *prima causa* von Gegenstand zu Gegenstand verweisen,[572] was man in der Sprache der Philosophie einen »infiniten Regreß« (Rückschritt ohne Ende) nennt. Aber sie wird nicht bis in alle Ewigkeit unbeantwortet bleiben. Die »Persistenz der Unbeantwortbarkeit«, von der wir oben sprachen, muß nun unter dem Aspekt »präsentischer Eschatologie« durch die Hoffnung auf einen schon jetzt gegen alle Vernunft beginnenden »Prozeß der Antwortfindung« relativiert werden. Diese Korrektur geschieht im Glauben daran, daß wir allemal – ob wir nun leben oder sterben – in Gott sind und Gott für uns alles in allem ist.

Der schon jetzt beginnende »Prozeß der Antwortfindung« ist mit der Möglichkeit verbunden, daß allein von der geglaubten (wirklichen) Auferstehung Jesu zu neuem Leben mit Gott ein Sinn in dieses sinnlose Leiden und Sterben kommt. »So steht denn der noch immer leidende Mensch in der Dialektik des (naturgemäß gegebenen) Leidens und der (im Glauben geschenkten) Freiheit vom Leiden. Er muß noch leiden und muß noch sterben. Aber weder Leiden noch Sterben kann ihn in Angst um die Hoffnung bringen. *In sich* ist das Leid meist sinnlos. *Im Blick auf den einen Leidenden* ist ein Sinn-Angebot gemacht, das gegen allen Wider-Sinn nur vertrauensvoll ergriffen sein will, um wissen zu können: eine Situation mag noch so trostlos, sinnlos, verzweifelt sein – auch hier ist Gott da.«[573]

570 Gollwitzer, a.a.O., S. 379
571 P. Lenz, :»Seit 2000 Jahren Endzeit«. S 21
572 zitiert nach G. Theißen, a.a.O., S. 68
573 Küng: »Gott und Leid«, S. 353/354

Den Überlegungen dieses Abschnitts ist noch folgende Feststellung hinzuzufügen: Auf unserer manchmal verzweifelten Suche nach dem Sinn oder dem Schatz im Acker ist es im Grunde vielleicht redlicher, unser Bemühen nicht so sehr auf eine schlüssige Beantwortung der »Warum-Frage« zu richten. Theologisch angemessener wäre es, das Schwergewicht darauf zu legen, daß wir über der bohrenden »Warum-Frage« irgendwann einmal zur Ruhe kommen und getröstet werden. Offenbar hat H. Thielicke genau dies im Sinn, wenn er schreibt, daß die schwersten Fragen des Lebens eigentlich niemals zu lösen sind. Aber es ist schon viel erreicht, wenn wir von der zerstörerischen Gewalt dieser Fragen »erlöst« werden.[574] Diese zerstörerische Gewalt drückt sich in erster Linie in Verzweiflung aus, die »eine Krankheit zum Tode« ist. Kiergegaard sagt zu Recht, daß der Mensch, der meint, über etwas Irdisches zu verzweifeln, letztendlich am Ewigen zweifle.[575]

Das Fazit aus der Erörterung der »Warum-Frage« (im Kontext unseres Themas genauer: der Frage nach Krankheit, Leid und Tod) muß also lauten, daß auch die christliche Theologie keine endgültige Lösung bieten bzw. keine schlüssige Antwort geben kann. Gleichwohl lehrt sie uns: Obwohl die Fragen unbeantwortet persistieren, obwohl Sinn und Absicht dessen oft rätselhaft bleiben, was Gott uns widerfahren läßt, sollte uns nun keine »Panik« mehr überfallen, sollten wir nun nicht mehr an Gottes Liebe irre werden können[576] [verzweifeln, d. Verf.], vorausgesetzt, wir lassen in letzter Glaubens-Radikalität Gott als Ursprung und Ziel unseres Lebens »alles in allem sein«.

Soweit – so gut! Gleichwohl ist aus der Erfahrung im Umgang mit Patienten (aus der Perspektive sog. klinischer Schicksale) hier doch noch folgendes anzumerken. Wie radikal (das kann auch heißen: schwer zu bewahren) der Glaube an das »Alles-in-allem-Sein« Gottes zuweilen schon sein muß, zeigt das Beispiel einer älteren, vor einiger Zeit in unse-

574 »Und wenn Gott wäre … Reden über die Frage nach Gott«, S. 256

575 Kierkegaard präzisiert: »Denn dies, daß er dem Irdischen so großen Wert beilegt, oder, weiter ausgeführt dies, daß er etwas Irdischem so großen Wert beilegt, oder daß er zuerst etwas Irdisches zu allem Irdischen macht, und alsdann dem Irdischen so großen Wert beilegt, heißt ja eben, am Ewigen verzweifeln.« »Die Krankheit zum Tode«, S. 66

576 Formuliert in Anlehnung an Thielicke, a.a.O., S. 257

rer Klinik wegen rezidivierender Hirnembolien behandelten Patientin. Ihr Mann war noch kurz vor Kriegsende gefallen. In den späten sechziger Jahren waren ihre vier Söhne, zwischen 1936 und 1944 geboren und unter großer Selbstaufopferung erzogen, »auf einen Schlag« bei einem Autounfall ums Leben gekommen, den allein ein anderer Verkehrsteilnehmer verursacht hatte. In derartigen Situationen stehen wir – wie die Patientin – an der äußersten Grenze des Erträglichen, wo das »Schicksal« einen Menschen geradezu anspringt und bereits das bloße Stellen der Sinnfrage zur Farce werden kann.

Trotz größter Glaubens-Radikalität ist angesichts mancher kaum erträglicher Nackenschläge des Lebens eine ein für allemal erfolgte Bestandssicherung des Glaubens kaum möglich, wenn wir ehrlich sind. Im medizinischen Bereich ist dies z. B. aus der Psychoanalyse bekannt, etwa bei der Therapie schwerer, langjährig fixierter Neurosen. Wenn der Schutt der persönlichen Vergangenheit bei der Analyse durchleuchtet und abgeräumt wird, erlahmt gelegentlich die Glaubenskraft mancher Patienten, weil ihnen bewußt wird, daß ihr Glaube überwiegend aus infantilen, libidinösen, atavistischen oder archetypischen[577] Motiven lebte. Fest bleibt der christliche Glaube in solchen Situationen nur dann, wenn er auf bewährten – weniger emotionalen als rationalen – Fundamenten ruht. Ähnliches ist u.a. auch von A. Görres berichtet worden.[578]

Wir sollten also jene Menschen nicht vorschnell verurteilen, die ihr »Schicksal« irgendwann einmal nicht mehr mit der Barmherzigkeit Gottes zusammendenken können. Die Patientin, von der wir gerade sprachen, hat nach einer längeren Phase der Glaubens-Erschütterung und Sprachlosigkeit letztendlich doch über der bohrenden »Warum-Frage« wieder zur Ruhe kommen und zum Glauben an Gott zurückfinden können, und zwar – wie sie erzählte – im ermutigenden Mitein-

577 Archetypen = Urbilder der menschlichen Vorstellungsmuster, nach C.G. Jung, die sich irgendwie bei allen Kulturen und Völkern finden (z. B. der Archetypus des göttlichen Kindes, des großen Vaters, des Helden); vgl. hierzu Seifert, Th.: »Archetypen«, S. 72 und 78.

578 »Kennt die Psychologie den Menschen?«, S. 93. Vgl. hierzu auch die Aussage von John Henry Newman: »Der Glaube muß sich schließlich auf Einsicht und Vernunft zurückführen lassen, wenn wir es nicht mit den Phantasten halten wollen.« Zitiert nach Görres, a.a.O., S. 121.

ander der christlichen Gemeinde.[579] Ihre Geschichte erinnert uns in mancher Beziehung an das Buch Hiob, das in besonders beeindruckender Weise einen Weg aufzeigt, wie ein jeder von seiner Verbitterung geheilt werden kann.[580] Selbst wenn eine echte Heilung von Verbitterung nicht möglich ist, so vermag die Hiobgeschichte doch wenigstens einen Ausweg aufzuzeigen.

VI. Heilung

1. Theologische Begriffserklärung

Wenn wir uns gegen Ende dieser Arbeit auf das weite Feld dessen hinauswagen, was Heilung bedeutet, so gilt es zunächst, zwischen *kurieren* und *heilen* zu unterscheiden. (Zur Definition des griechischen Begriffs s. Einleitung). Ein Mensch (z. B. ein Magen-Ulcus-Kranker) kann durchaus in wenigen Wochen von seinem Geschwür kuriert werden. Ihn von seinem Ulcusleiden zu heilen, bedarf es anderer Methoden als nur der Verordnung von Ruhe, Medikamenten und Diät oder auch Operation.[581] Kurieren (von lat. *cura* = Sorge, Pflege) ist auf ein Krankheitsbild bezogen. Heilen bzw. Sanieren (von lat. *sanatio* = Heilung) hingegen umfaßt immer den ganzen Menschen. Kurieren konzentriert sich auf die körperlichen Leiden (Krankheiten) eines Menschen, bedient sich medizinischer Mittel und ist also auf das biologische Substrat ausgerichtet. Sanieren oder Heilen umfaßt neben dem rein medizinischen Instru-

579 In diesem Zusammenhang sei – wenngleich unter anderem Vorzeichen – an den bekannten französischen Dichter Charles Péguy erinnert, der für lange Jahre mit dem christlichen Glauben gebrochen hatte. Nicht die Wucht der Schicksalsschläge veranlaßte ihn dazu, sondern eine sozusagen »elitäre Glaubenseinstellung«. Er meinte, die christliche Glaubensgemeinschaft habe sich zu schnell mit der Tatsache abgefunden, daß Menschen auf ewig verlorengehen können bzw. auch werden. Dies war für ihn ein unchristlicher Egoismus. Erst 1908 fand er einen neuen Weg zurück, indem er dazu aufrief: »Wir müssen uns alle zusammen retten! Zusammen beim lieben Gott ankommen! Zusammen vor ihn treten. Wir dürfen nicht die einen ohne die anderen zu ihm kommen ... !« Zitiert nach G. Greshake, a.a.O. S. 86.

580 vgl. H. Brandenburg, »Das Buch Hiob«, S. 203

581 siehe nächste Seite

mentarium auch die Möglichkeiten der Anthropologie. Derjenige, der heilen will, sollte sich deshalb mit der Gesamtpersönlichkeit des Kranken beschäftigen und neben der biologisch entscheidenden Therapie auch die heilsentscheidende Perspektive berücksichtigen. Denn Leben ist in seinem umfassenden Sinn mehr als nur *biologisches Lebendigsein.* Man kann Leben zerstören, ohne es biologisch zu vernichten. Das Leben ist dem Gold vergleichbar, hinter dem sich mehr als nur ein Metall mit physikalisch-chemischen Eigenschaften verbirgt. Gold ist von umfassenderer Bedeutung, d.h. es hat einen höheren als nur den »physiko-chemischen« Wert und kann Menschen unermeßlich arm oder reich machen.

Krankheiten sind als Leiden grundsätzlich von dem Leid zu unterscheiden, das nach F. Rest ein Existential menschlichen Lebens ist.[582] Auch bei den weiteren Ausführungen wollen wir uns an die bedenkenswerten Überlegungen Rests[583] anlehnen. Leiden gibt es viele, grammatisch spricht man von ihnen im Plural, sie sind also zählbar. Leiden (Krankheiten) sind immer etwas von außen Kommendes, Zugefügtes. Der »Leidende« ist immer Opfer. Von Leid hingegen existiert kein Plural. Als Merkmal unseres Lebens ist es unzählbar und unteilbar. Es bleibt immer heiligster Besitz des Menschen wie sein Sterben. Das Leid zu teilen, wäre eine Verletzung der Person. Deshalb kann Rest auch sagen, daß wir als Menschen in gewisser Weise Leid sind.[584] Zur Beherrschung unseres Leids gelangen wir durch Tatherrschaft, indem wir wirklich Mensch sind und ernst machen mit unserem »Leid-Sein«. Von daher

581 Diese Feststellung gilt auch angesichts der in den letzten Jahren sehr rege geführten Diskussion um den Keim »Helicobacter pylori«, mit dessen endgültiger Elimination aus der Magenschleimhaut man Ulcus-Kranke zu heilen hofft (neuerdings durch Kombination der Stoffe Omeprazol oder Lansoprazol mit Antibiotika). Der Aussage z. B. von J. Labenz, »die meisten peptischen Ulcera sind als Infektionskrankheiten zu betrachten« (Helicobacter-pylori-Eradikation zur Rezidivblutungsprophylaxe, S. 350), kann ich mich durchaus anschließen. Trotzdem meine ich, daß zusätzlich immer noch eine persönlichkeitstypische Disposition besteht, deren Behandlung in das Konzept einer umfassenden Heilung einbezogen werden muß.

582 Rest, F.: »Vom Handeln im Angesicht des Unausweichlichen«, S. 282

583 ebda., S. 282/283

584 ebda.

könnte Leid auch als *ontisches Existential* bezeichnet werden. Während der Leidende immer Opfer ist, ist der Leidvolle immer Täter. Es ist ein Unterschied, ob ich etwas leide oder an etwas leide, ob ich an bzw. unter einer Krankheit leide oder ob ich die Krankheit leiden will. Das eine Wort macht aus mir ein Opfer, das andere hebt mich in die Aktivität, befreit mich von der Ohnmacht. Wenn eine schwere Krankheit in die Sterbephase mündet, so kann gegen die damit verbundenen Leiden medizinisch angegangen werden. Das Leid des Sterbens jedoch entzieht sich unserem therapeutischen Zugriff. Rest sagt wörtlich: »Da gibt es also (vereinfacht ausgedrückt) das »Leid«, einmalig nur dem Einzelmenschen gehörend, voller Persönlichkeit und Individualität, ein Teil des Ich, welches vervollkommnet und befreit, Sterben und Tod zu »leiden«, im Bejahen dessen, was unausweichlich ist, zu bestehen. Da gibt es aber auch das »Leiden«, das mir zugefügt wird in vielfältiger Form, das sich meiner Beeinflussung entziehen will, das mich in Ohnmacht treibt, das ich immer nur haben, niemals aber sein kann (und will), worunter ich leiden muß, unfrei, passiv und vielleicht als verlorenes Opfer.«[585] Zwei Kapitel später formuliert Rest: »Leidvoll erlebte Einsamkeit gibt dem Menschen seine leibhaftige Einheit zurück. Diese kommt in der Auferstehung der Toten zur Vollendung, nicht in der Unsterblichkeit der Seele«.[586] Unser Nachdenken über das Leid muß stets das Nebeneinander des Kampfes gegen die uns zugefügten Leiden und der Akzeptanz, ja der aktiven Gestaltung des Leids im Blick behalten. Das gilt erst recht, wenn wir gerade infolge einer Kehrtwendung in unserem Leben (Damaskus-Erlebnis) in eine besondere Leid-Situation hineingestellt werden.[587]

Begründet liegt das Leid des Sterbens (etwa nach langer Krankheit) in seiner Unausweichlichkeit, die wir jedoch nicht mit Endgültigkeit verwechseln dürfen. Der Unausweichlichkeit des Sterbens können wir nichts entgegensetzen als dies: in voller Persönlichkeit und Individualität das eigene Leid durch aktive Tatherrschaft zu bestehen (durchzuhalten). Der Endgültigkeit des Todes kann der Christ in der getrosten Hoff-

585 a.a.O., S. 283
586 a.a.O., S. 285
587 formuliert in Anlehnung an F. Rest, »Kehrtwendung im Menschenleben«, S. 132

nung auf eine »Teilhabe befristeter Lebenszeit an Gottes Ewigkeit«[588] glaubend entgegentreten.

Nach dieser Einleitung sind nun die Begriffe Heilung und Heil unter biblisch-theologischen Aspekten zu klären. Aus alttestamentlicher Sicht sind Heilung und Heil wesensverschieden, obwohl die christliche Theologie immer wieder versucht hat, eine enge Verbindung zwischen beiden herzustellen. Westermann weist darauf hin, daß Heilung in den Zusammenhang des »Segens-Wirkens« Gottes (in und aus der Schöpfung begründet) gehörte.[589] Das gesegnete Menschenleben umfaßte in seinem »Daseinsbogen«[590] die Zeitspanne zwischen Zeugung (und Geburt), Wachsen (und Reifen), Altwerden (und Sterben). Von Gott gesegnet war ein Mensch in der Entfaltung seiner körperlichen und geistigen Gaben. Zum Segen gehören Frieden, Gedeihen und »körperliches Heilsein«. In der Bibel Alten Testaments ist in jeder Heilung die Kraft Gottes am Werk, die jeder Genesende erfahren kann. Israel sah den Gesamtablauf seines Lebens so sehr von der Führung Gottes abhängig, daß natürliche Heilung und Heilung durch »ein wunderbares Eingreifen« weitgehend in eins gesetzt werden konnten. Denn in jedem Falle – hier wie dort – war Gott der eigentlich Heilende. Der Vorgang der Genesung kann im Alten Testament in keiner Weise als vom Wirken Gottes losgelöst gesehen werden. Genesung (intransitiv) ist immer Heilung (transitiv). Im Volk Israel mußte man nicht erst an Gott glauben, um dann Gott für seine Heilung danken zu können. Dadurch, daß er geheilt wurde, erfuhr der Israelit das heilende Wirken Gottes. Vom Glauben war das unabhängig. Die intensive Erfahrung einer Gesundung zeigte sich darin, daß sie einen *Nachhall* im Dasein des Geheilten bekam. In ihrer Intensität war sie ein Ereignis, das Kreise zog. Deswegen ging etwas davon im Leben des Gesundgewordenen weiter.[591]

Im Gegensatz dazu wird das »Heil« nicht jeweils von einem einzelnen Menschen ergriffen, sondern der Einzelne hat an dem Heilsgeschehen, an den Heilstaten Gottes, nur in seiner Zugehörigkeit zum Ganzen,

588 Jüngel, a.a.O., S. 152
589 »Heilung und Heil in der Gemeinde aus der Sicht des Alten Testaments«, S. 6
590 ebda.
591 a.a.O., S. 9

zum Gottesvolk, teil. Anteil am Heil Gottes gibt es also für den Einzelnen nur im Zusammenhang der Geschichte. Was wir Heil nennen, ist im Alten Testament Gottes rettendes Wirken. Es ist in erster Linie ein Handeln am Volk Gottes, an Israel. Die Geschichte dieser rettenden Taten Gottes ist die Heilsgeschichte. Wenn wir oben Heilung als Segenswirken Gottes verstanden haben, so können wir nun Heil als Rettungswirken Jahwes bezeichnen. Neben anderen ist es das Verdienst Westermanns, diesen Unterschied besonders herausgearbeitet zu haben.[592]

Aus neutestamentlicher Sicht gestaltet sich die Interpretation von Heilung und Heil anders. Im Neuen Testament stellen für Jesu vollmächtiges Handeln Heilen und Sündenvergebung eine Einheit dar. Dort, wo Jesus heilt, erfolgt Vergebung der Sünden. F. Hahn betont anhand einiger neutestamentlicher Erzählungen, daß Jesus nichts anderes tun kann, als schlicht zu bezeugen, daß er im Auftrag und in der Vollmacht des »Stärkeren«, der dem Bösen seine Macht genommen hat, heilt.[593] In neutestamentlicher Sicht ist Heilung als Ausdruck der Zuwendung des Heils zu verstehen. Für das Neue Testament ist eine Heilung immer Ausdruck dafür, daß es um das Heil für den ganzen Menschen geht. Die Ganzheit des Menschen darf nicht aus den Augen verlorengehen. Heilung kann Zeichen sein für den Zugang zum Vater.[594] Auch derjenige, der leiden (und ohne Genesung in seiner Krankheit bis zum bitteren Ende verbleiben) muß, kann Gottes Zuwendung erfahren. Es darf zwar durchaus gesagt werden, daß überall dort, wo es dem Menschen gutgeht oder er in gefährlichen Situationen bewahrt wurde, ihm Gottes Hilfe und Beistand erfahrbar geworden ist. Aber es muß im gleichen Zusammenhang auch mitbedacht werden, daß gerade dort, wo der Mensch in eine schwere, ausweglose Situation gerät (in der er nicht behütet zu sein scheint), er durchaus des Beistandes Gottes teilhaftig sein kann, wie Hahn zu Recht formuliert.[595] Der Bonhoeffer'sche Begriff der Gleichgestaltung mit dem Leben und Sterben Jesu Christi mag hier noch einmal in Erinnerung gerufen werden.

592 a.a.O., S. 13
593 Hahn, F.: »Heilung und Heil aus der Sicht des Neuen Testaments«, S. 17
594 a.a.O., S. 19
595 a.a.O., S. 17

2. Krankheit als Selbstheilung und Selbstoffenbarung

Vor allem bei nicht lebensgefährlichen Erkrankungen (in Ausnahmefällen aber auch bei tödlichen) hat man in der Psychotherapie die Erfahrung gemacht, daß körperliche Leiden oftmals ein seelischer Heilungsversuch sein können. In den letzten Jahren war es vor allem D. Beck, der auf dieses Phänomen hingewiesen hat.[596] Daß durch ein körperliches Leiden einem Patienten ein Moratorium (Aufschub) gewährt werden kann, ist u.a. von A. Mitscherlich nachgewiesen worden.[597] Nicht immer, aber doch recht häufig, ist ein psychosomatischer Zusammenhang zwischen einer Krankheit des Körpers und einer Heilung (oder wenigstens Stabilisierung) des »inneren Menschen« zu beobachten, die das übliche Maß überschreitet, mithin besonders augenfällig ist. Es ist richtig, daß es für die meisten Ärzte und Helfer immer noch eine Krise bedeutet, wenn die Progredienz einer Erkrankung nicht aufgehalten werden kann. Wir sollten uns jedoch angesichts einer derartigen Situation immer fragen, inwieweit die Progredienz eines bestimmten Leidens und die damit verbundene Regression eine seelische Neustrukturierung des Patienten zustande bringen kann. Beck weist darauf hin, daß Körperkrankheiten erstens der emotionalen Ich-Erweiterung, zweitens der Verarbeitung eines Verlustes, drittens der Sühne und viertens der »narzistischen Reparation« dienen können.[598]

Was die zweite Aussage (Verarbeitung eines Verlustes) betrifft, so ist hier die folgende Erkenntnis einzuflechten: Wenn etwa zwischen verstorbenem und hinterbliebenem Ehepartner eine starke Abhängigkeit bestanden hat, gelingt es dem hinterbliebenen Partner oftmals nicht, den Tod des Lebensgefährten zu verarbeiten. Der Trauernde reproduziert dann unbewußt – wie in Klinik und Praxis gelegentlich zu beobachten ist – die ehemaligen Krankheitssymptome des Verstorbenen gewissermaßen am eigenen Leibe. Dadurch glaubt er, die abgebrochene Beziehung wieder neu erstehen lassen zu können. Dies ist u.a auch von A. Haag beobachtet und eindrucksvoll dargestellt worden.[599]

596 a.a.O., S. 11

597 »Krankheit als Konflikt«, zitiert nach Beck, D., a.a.O., S. 16

598 a.a.O., S. 18

599 Referat auf der 31. Arbeitstagung des Dt. Kollegiums für psychosomat. Medizin in Gießen.

Nach der heute wohl kaum noch zu bezweifelnden Meinung der psychosomatischen Medizin ist die Ausbildung einer physiologischen Ich-Stärke in der frühen Kindheit ein entscheidender Faktor für die spätere Persönlichkeitsentwicklung. In Abwandlung bzw. Ergänzung der Feststellung Völkels ist hier anzumerken, daß das lebensnotwendige und -erhaltende Selbstbewußtsein im Menschen u.a. dann zustande kommt, wenn er über ein integriertes Selbstbild und eine integrierte Objektbeziehung verfügt. Widerspruch in sich selbst und bei Mitmenschen zu ertragen und die Ambivalenz des Lebens zu tolerieren (»Ambivalenz-Toleranz«) zeichnen die ich-starke Persönlichkeit aus.[600]

Krankheiten, wie z. B. eine rezidivierende Migräne oder ein chronisches Magenulcusleiden, können einen Patienten durchaus vordergründig in seinem Selbstwertgefühl verletzen, unbewußt (in der Tiefe) jedoch seine »narzistische Homöostase«[601] wiederherstellen. Beck macht weiter darauf aufmerksam, daß die Persistenz einer gewissen körperlichen Symptomatik bei einigen Patienten die einzig mögliche Form sein kann, eine seelische Homöostase zu erreichen oder aufrechtzuerhalten. Bei dieser Erkenntnis stellt sich dem Arzt dann zwangsläufig die Frage, ob es in jedem Falle ratsam erscheint, solche Patienten so aggressiv und so lange zu behandeln, bis auch das letzte Symptom verschwunden ist, oder ob es nicht vielmehr bei gewissen Leiden angeraten sein mag, dem Patienten – wenn nicht anders möglich – eine gelinde Rest-Symptomatik zu belassen, sofern er dadurch vor einer psychischen Desorganisation bewahrt bleibt. Eine gewisse Ausnahme mögen Krankheiten bilden, bei denen ausschließlich der Schmerz als führendes Symptom im Vordergrund steht. Hier kann die Persönlichkeit im Sinne einer »narzistischen Homöostase« nicht stabilisiert, sondern im Sinne einer »narzistischen Einengung«[602] eher labilisiert werden.

Daß es außer körperlichen Erkrankungen noch andere Möglichkeiten gibt, bei psychischen Schäden zu einer narzistischen Stabilisierung zu kommen, hat Margarete Mitscherlich gezeigt. Unter Berufung auf andere Psychoanalytiker (z. B. W.G. Niederland, L.S. Kubie) führt

600 Völkel, H.: Rezension seines Vortrags unter dem Titel »Borderline-Patienten ertragen Widersprüche nicht«, S. 5

601 Beck, a.a.O., S. 48

602 zitiert nach Idris, E.: »Ist Rheuma ein psychosomatisches Leiden?«, S. 3591

sie die Eigenschaft des »kreativen Agierens« an.[603] Dieses besonders bei ingeniösen Menschen anzutreffende unbewußte Bemühen um Heilung ist gekennzeichnet durch eine oft lebenslange und stark betonte schöpferische Produktivität. In solchen Fällen ist es als Heilungsversuch anzusehen, wenn durch ständiges Agieren unbewältigte Konflikte sublimiert werden. Sollten sich dazu noch die Eigenschaften der Pedanterie und des Perfektionismus gesellen, so wäre es unschwer vorstellbar, daß solche Menschen auf ihre Umgebung durchaus wie »Besessene« wirken. Hier hätten wir möglicherweise ein praktisches Beispiel aus der Psychoanalyse für das, was S. Hiltner theologisch unter Besessenheit im heutigen Sinne verstehen möchte: zwanghafte Veranlagung zum seelenlosen Perfektionismus, der leicht in die Nähe einer Gesetzlichkeit gerät, wenn es um die Erfüllung starrer innerer Forderungen geht.

Prinzipell haben viele körperliche Erkrankungen die Funktion eines Stabilisators in seelischen Krisensituationen. Im Zusammenhang unseres Themas soll die sog. innere Reparation aber nicht nur unter psychodynamischen, sondern wesentlich auch unter theologischen Aspekten betrachtet werden. Für beide Sichtweisen gilt das, was Achilles 1974 geschrieben hat: »Wenn das Verhältnis von Leib und Seele als Gestaltkreis beschrieben werden kann, dann sind damit der Therapie gegenüber der naturwissenschaftlichen Medizin ganz neue Möglichkeiten eröffnet: Urteil, Gefühl und Wille des Kranken sind in jeder Therapie der »Vorgang«, der gleichsam als höchste Ebene aller anderen Vorgänge, doch zugleich ihr unterstes Fundament ist, auf dem alle Therapie möglich ist.«[604] Urteil, Gefühl und Wille stellen, wie wir gesehen haben, wichtige Konstituenten der Persönlichkeit dar und sind somit drei wesentliche Säulen, auf deren adäquater Ausprägung eine normale Ich-Stärke (Selbstwertgefühl) ruht. Die von Gestrich mitgeteilte allgemeine Beobachtung, daß ich-starke Menschen weniger dazu neigen, körperlich krank zu werden als ich-schwache,[605] kann ich nicht bestätigen. Ich habe die Erfahrung gemacht, daß beide Gruppen gleichermaßen erkranken, allerdings werden ich-starke Menschen häufig von anderen Krankheiten befallen als ich-schwache.

603 a.a.O., S. 119
604 Achilles, P.: »Krankheit und Naturbegriff bei Viktor von Weizsäcker«, S. 66
605 a.a.O., S. 130

Unter psychosomatischen Aspekten können körperliche Erkrankungen eine Heilung der inneren Persönlichkeit im Sinne einer »narzistischen Reparation« auf psychodynamischem Wege bewirken. Unter theologischen Aspekten können somatische Krankheiten darüber hinaus zu einer Heilung der inneren Persönlichkeit führen, und zwar durch eine Neuordnung der Existenz auf dem Wege einer vertieften Glaubensbeziehung. Diese vermag zu der Einsicht zu verhelfen, daß Gebundenheit und Verfallenheit nicht die letzte Lebenswirklichkeit sind (Baldermann). Gestrich erblickt die Aufgaben und Ziele des Krankenhausseelsorgers (von der Pastoralpsychologie aus gesehen) unter anderem darin, »die Botschaft des Leibes an die Seele« dem Kranken übersetzen zu helfen.[606] Dies sollte in Grenzen ebensogut für den Arzt gelten, der seine Tätigkeit – abgesehen von der biologischen Basis – seiner eigenen Überzeugung gemäß auch auf ein anthropologisches Fundament im Kontext christlicher Theologie zu stellen bemüht ist. Dann kann es durchaus – zwar nicht in jedem Falle, aber doch zuweilen – zu einer Heilung durch Einsicht, Umkehr und Neuorientierung kommen.

Ganz besonders der Arzt muß sich dabei vor einer »dogmatisierenden Verkündigung« hüten, die in der Regel »wie alle an den Kopf gerichtete Belehrung das Herz nicht erreicht«.[607] Genau wie für den Seelsorger muß für den anthropologisch ausgerichteten Arzt die »Arbeit an und mit dem Patienten« eingebettet sein in den beziehungsstiftenden Rahmen von Situationsbezogenheit, Kongruenz und Echtheit. Wenn sie die drei Säulen der Persönlichkeit (Urteil, Gefühl und Wille) in diesen beziehungsstiftenden Rahmen eingespannt sieht, ist die Tätigkeit des glaubenden Arztes wie keine andere dazu prädestiniert, durch gesprächsbegleitetes Handeln dem Patienten in seiner krankheitsbedingten Grenzsituation die Möglichkeit anzubieten: in seinem »Jetzt«, in seiner zwischen Vergangenheit und Zukunft ausgespannten leiderfüllten Gegenwart Teilhaber einer letzten Bindung und Freiheit zugleich werden zu können und dabei dem selber zu begegnen, der ihm das Rüstzeug für sein Leben geschaffen hat, was von Pfahler[608] mit »Gott-Innigkeit« bezeichnet wird.

[606] a.a.O., S. 165
[607] Gestrich, a.a.O., S. 25
[608] »Der Mensch und seine Vergangenheit«, S. 30

3. Arzt und Patient im Geflecht hochspezifischer Beziehungen

In diesem Kapitel soll dargelegt werden, daß auch im medizinischen Bereich Erfahrung im Sinne einer allgemeinen Erkenntnistheorie vor allem »innere Erfahrung« bedeuten kann. Diese nimmt seelisches Erleben wahr und bewertet es »mit Hilfe einer mehr qualifizierenden und hermeneutischen als quantifizierenden und experimentellen Methodologie und vor dem Hintergrund eines mehr organismischen als mechanistischen Erklärungsmodells« (Bühring und Kühn).[609] Bei der Diagnosestellung bzw. beim therapeutischen Handeln befinden sich Arzt und Patient in einem Geflecht hochspezifischer Beziehungen. Sie sehen sich beide dabei zugleich einer hermeneutischen Aufgabe gegenüber.

Wenn der Arzt in Praxis oder Klinik einen Patienten behandelt, so ist zumeist ein Spannungsfeld vorhanden, durch das zwei Pole miteinander in Verbindung stehen. Zunächst gelten für die Begegnung zwischen Arzt und Krankem die allgemein menschlichen Gesetzmäßigkeiten, die kaum einer poetischer und zugleich zutreffender charakterisiert hat als Manfred Hausmann in einer seiner letzten Schriften vor seinem Tode.[610] Nur Menschen, die verschieden geartet sind und aus verschiedenen Bereichen kommen (wie es in der Regel bei Arzt und Patient der Fall ist), und nur Menschen, die sich trotz oder gerade wegen dieser Verschiedenheit voneinander angezogen fühlen, können sich wahrhaft begegnen. Zu einer Begegnung gehört in der strengen Bedeutung des Wortes eine geheime oder offenbare, unbewußte oder bewußte Sympathie, was Hausmann anhand des griechischen Wortes *sympathein* zutreffend als »miteinander leiden« (am Leid der Welt, an der Gebrochenheit und Unversöhnbarkeit, am Riß des Lebens) interpretiert.[611]

a) Arztsein als psychologisch- und theologisch-hermeneutisches Problem

Wir müssen jedoch über diese allgemeinen Charakteristika hinausgehen, wenn wir die Besonderheiten der Interaktion zwischen Arzt und

609 a.a.O., S. 60
610 Hausmann, M.: »Kleine Begegnungen mit großen Leuten«, S. 9/10
611 ebda.

Patient anhand der bisher gemachten Ausführungen kurz untersuchen wollen. Ich habe dabei keineswegs die Absicht, die Tätigkeit des klinisch oder praktisch arbeitenden Arztes im Vergleich zu anderen Berufen über Gebühr hochzustilisieren. Man muß aber klar erkennen, daß es hier wie in kaum einer anderen Disziplin teils zu besonders beglückenden, teils zu normalen, teils zu bedrückenden und gar nicht so selten sogar zu hochdramatischen biologisch-existentiellen und damit zugleich auch seelisch belastenden Vorgängen kommt. Der anthropologisch orientierte Arzt wird bei derartigen *spezifisch vernetzten* Beziehungen eine empathische Haltung einnehmen, um zu einem positiven Miteinander mit dem Patienten zu kommen, das von gegenseitiger innerer Akzeptanz getragen wird.

A. Finzen hat zwar recht mit seiner Meinung, daß das Arzt-Patienten-Verhältnis durch Sachlichkeit, Zweckgebundenheit, fachliche Kompetenz und uneingeschränkte Bereitschaft zur Hilfeleistung gegenüber allen Menschen gekennzeichnet sein sollte. Die Verpflichtung zur affektiven Neutralität, die von Finzen zum quasi obersten Gebot in der Arzt-Patienten-Beziehung erhoben wird,[612] lehne ich jedoch ab. Der Arzt kann sich durchaus in begrenztem Umfang (und unter Beachtung eines gewissen Selbstschutzes) in die Leidenssituation eines Patienten affektiv-emotional involvieren lassen.

In einer systematischen Untersuchung hat Geisler den Unterschied zwischen Empathie und Identifikation mit Hilfe anderer Autoren herausgearbeitet.[613] Empathie ist demnach als das einfühlende Verstehen einer Patienten-Situation anzusehen, um den inneren Bezugsrahmen eines anderen unter Einschluß der gefühlsmäßigen Komponenten wahrzunehmen. Geht der Arzt völlig in der Situation des Kranken auf – was wohl kaum ein Berufsleben lang schadlos zu verkraften wäre –, so handelt es sich um eine Identifikation. Durch diese aber wird die freie Kommunikation zwischen Arzt und Patient eher erschwert als gefördert. Vorbehaltloses Mitleiden des Arztes trübt den klar-nüchternen Blick, der für eine angemessene Diagnostik bzw. Therapie zum Wohle des Kranken vonnöten ist. Auch dies muß einmal in aller Deutlichkeit gesagt

612 a.a.O., S. 93/94
613 Geisler, L.: »Arzt und Patient im Gespräch«, S. 46/47

werden. Eibach weist in diesem Sinne zu Recht darauf hin, daß erst bei Beherrschung des Gemütszustandes »Mitleid« ein »Mit-Leiden« möglich ist, das dem Kranken Hilfe bringt. Mit-Leiden und Liebe sind als Charakteristika einer Beziehung zu und einer Bewegung auf den Mitmenschen hin zu verstehen, durch die diesem Hilfe zuteil wird.[614]

Aus theologischer Sicht stellt Bonhoeffer fest, daß wir das Leiden anderer Menschen nur in ganz begrenztem Umfange wirklich mitleiden. »Wir sind nicht Christus, aber wenn wir Christen sein wollen, so bedeutet das, daß wir an der Weite des Herzens Christi teilbekommen sollen in verantwortlicher Tat, die in Freiheit die Stunde ergreift und sich der Gefahr stellt, und in echtem Mitleiden, das nicht aus der Angst, sondern aus der befreienden und erlösenden Liebe Christi zu allen Leidenden quillt.«[615]

Kein Arzt, der einem Patienten helfen will, kommt bei seiner Tätigkeit ohne ein gewisses Maß an Menschenkenntnis aus. Die Frage: »Wer sitzt mir da gegenüber, was für ein Mensch ist das?« verlangt im Interesse einer ausführlichen und erfüllenden Behandlung eine Antwort. Hilfreich ist hier eine Besinnung auf die Art und Weise, wie der gegenwärtige Kranke sein Krankwerden und Kranksein erfährt, ein Hinhören auf das, was er uns darüber mitteilt, welche Vorstellungen über seinen Zustand ihn bewegen und wodurch, wofür und von wem er sich Hilfe erhofft. Je mehr wir von solchen anthropologischen Mustern der Krankheitsverarbeitung wissen, desto humaner und damit wirksamer können wir Hilfe leisten.[616] Aus eigener Erfahrung möchte ich hier ergänzen, daß eine ärztliche Behandlung durchaus auf Grund unabänderlicher medizinischer Sachzwänge biologisch erfolglos, aber für den Patienten und auch den Arzt – bedingt durch gemeinsame Krankheitsverarbeitung – doch erfüllend sein kann. Auf diesem Wege dürfen wir das nicht unberücksichtigt lassen, was von G. Ebbrecht als »ethische Souveränität« bezeichnet wird.[617] Sie konstituiert sich schlicht und einfach durch die drei von Ebbrecht sehr einleuchtend erklärten Gütezeichen einer engagierten Menschlichkeit, nämlich

614 a.a.O., S. 202
615 »Widerstand und Ergebung«, S. 28
616 Böker, a.a.O., S. 9
617 Ebbrecht, G.: »Als Jesus das Volk sah, jammerte es ihn«, S. 17

- Generosität (Fähigkeit zur Großzügigkeit),
- Herzlichkeit (Fähigkeit, absichtslos zu lieben) und
- Integrität (Fähigkeit zu verläßlichem Verhalten).

Will sich der Arzt einem Kranken – ihn über Wochen und Monate oder gar Jahre begleitend – an die Seite stellen, so bedarf es aus der Sicht des Klinikers aber eines tieferen als nur des psychologischen oder physiologischen Durchblicks und eines weitergehenden als nur des engagiert-menschlichen Verhaltens. Unser Studium der biblisch-theologischen Zusammenhänge hat uns erkennen lassen, wie eng ärztliches Handeln und Glaube an Gott – der Intention unseres Themas gemäß – zusammengeschaut werden sollten –, im Bewußtsein beider, des Arztes und des Patienten. Daß die Menschen des alten Bundes in Krankheit und Not zunächst Jahwe anriefen und sich dann erst den Ärzten (von denen manchmal recht wenig gehalten wurde) anvertrauten, sollte uns eine nicht unwichtige Information sein. Obwohl wir heute ganz gewiß vieles anders sehen wollen und müssen, ist für den Christen unverkennbar, daß ärztliches Handeln aus der Sicht christlicher Anthropologie defizitär sein muß, wenn es ohne den Glauben an die in Gott ruhende Vergangenheit, Gegenwart und Zukunft des Menschen geschieht. Selbst wenn wir die Trias der menschlichen Lebensabschnitte nicht im Kontext des christlichen Glaubens sehen wollen, so müssen wir doch zugestehen, daß allein schon unter psychologischen Aspekten sich bei unseren Kranken besonders die Beziehungen zur Zukunft in spezieller Weise gestalten. So ist bekannt, daß mangelnder Lebensmut und reduzierte Zukunftshoffnung bei Patienten zusätzliche Risikofaktoren darstellen, die tatsächlich z. B. bei Operationen Einfluß auf die Überlebenswahrscheinlichkeit nehmen.[618]

Bei jedem Menschen befinden sich – wenn wir tiefer zu schauen gewillt sind – die vier Ängste (Angst vor Selbsthingabe, Angst vor Selbstwerdung, Angst vor Wandlung, Angst vor Beständigkeit) in einer lebenslänglichen Auseinandersetzung. Die Ursache für dieses Gefecht liegt darin, daß jeder von uns im Grunde ein Mensch in mehr oder weniger starker Unordnung ist. Dadurch werden wir letztendlich immer

618 Peseschkian, a.a.O., S. 112

wieder zu Gefangenen unseres Ich, arm an Liebe über uns selbst hinaus (Pfahler). Als Ärzte sind wir genauso wie unsere Patienten – ja wie alle Menschen – in der Spannung zwischen Sozialisation und Individuation aufgewachsen, in einem Reifeprozeß also, der sich »im Kern« glücklicherweise zumeist jenseits von Einkommen und Wohlstand vollzieht. So muß auch manchen früheren Gesellschaftstheorien hier entgegengesetzt werden, daß eine Veränderung der Gesellschaftsstrukturen nicht unbedingt einen veränderten und besseren Menschen hervorzubringen vermag.[619] Unser Leben ist darüber hinaus – wie dargelegt – durch polare Prinzipien geprägt, vor allem hinsichtlich unserer biologischen Funktionen. Aber auch in tiefenpsychologischer Hinsicht ist unsere innere Struktur durch Polaritäten charakterisiert (z. B. Moral und Triebe, Drang nach Geltung und ihr entgegenstehende Hindernisse), was wir alle eher halbbewußt empfinden als vollbewußt aktualisieren. All dies muß nicht nur gewußt werden, sondern es bedarf auch der lebhaft reflektierten Verarbeitung im Kontext mit unseren Patienten.

Es mag hier noch einmal ins Gedächtnis gerufen werden, was wir mit Pfahler erkannt haben, daß Sinn und Zweck des Lebens u.a. in einer steten rückwärts wie vorwärts gerichteten geistig-sittlichen Neuordnung bestehen. Wir wollen uns in unserem Leben ja nicht nur sozio-kulturell, sondern auch allgemein als Mensch und darüber hinaus individuell als Persönlichkeit weiterentwickeln. Wie sagte schon Schiller in seiner akademischen Antrittsrede in Jena? »Eine Bestimmung teilen Sie alle auf die gleiche Weise miteinander, diejenige, welche Sie auf diese Welt mitgebracht haben: sich als Menschen auszubilden.«[620] Es handelt sich dabei um einen dynamischen Prozeß, der das Schwungrad unseres Lebens in Bewegung hält. Keine bildende (erzieherische), seelsorgende (theologische) und heilende (ärztliche) Tätigkeit kommt ohne diese Einsicht aus. Es bedarf schon einer gewissen Anstrengung, die »Maske nach innen abzulegen«.[621] Wenn wir das Verständnis dafür bei unseren Patienten (und uns selbst!) über die rein medizinische Therapie hinaus zu fördern vermögen, so können wir zur Heilung – vielleicht nicht

619 vgl. Evangelischer Erwachsenenkatechismus, S. 265

620 vgl. hierzu die Betrachtungen und Essays von O. Heuschele in: »Das Unzerstörbare«, S. 61-63

621 Vinçon, H.: »Unterwegs zur Hoffnung«, S. 19

immer der Krankheit, aber gelegentlich doch des Lebensgefüges – einen, wenn auch nur kleinen, Beitrag leisten. Denn – wie wir hörten – ist Leben in seinem umfassenden Sinn ja mehr als nur biologisches Existieren. Wenn dem rein biologischen Dasein durch eine tödliche Erkrankung Grenzen gesetzt sind, so kann der Arzt dennoch für das Leben des Patienten wirken. Genau hier liegt die Linie, wo sich Arzt und Seelsorger begegnen und, wie wir nun hoffen wollen, verständnisvoll die Hand reichen. »Für das Leben tätig zu sein«, sehe ich in einem übergeordneten Zusammenhang, der sehr wesentlich von den in dieser Arbeit wiedergegebenen theologischen Aussagen geprägt ist. Heilung des Lebens – trotz fortschreitender und biologisch letztendlich mit dem Tode endender Erkrankung – kann in diesem Sinne der gewonnene Glaube an die Verewigung dieses gelebten menschlichen Lebens in Gott sein, »auf daß Gott sei alles in allem«. Vielleicht vermögen wir dann von ferne zu ahnen, wie der Gegensatz von »anthropologisch verspürtem Lebensdrang« und »biologisch nicht aufzuhaltender Regression« im »überpolaren Sein Gottes« (Heim) zur Ruhe kommen kann.

b) Patientsein als psychologisch- und theologisch-hermeneutisches Problem

Jede Gesundung nach schwerer Krankheit ist über die rein biologische Therapie hinaus erst dann zu einer wirklichen Heilung geworden, wenn sie als intensive Erfahrung »einen Nachhall im Leben des Geheilten« bekommt (Westermann). Dieser Nachhall kann darin bestehen, daß der Gesundgewordene erstens sein Leben – falls erforderlich – biologisch anders einrichtet und führt, zweitens aber auch einen »neuen Zugang zum Vater« findet und drittens, daß er neue und reifere Beziehungen zu seinen Mitmenschen entwickelt. So können Krankheiten in jeder Hinsicht »Wachstumsschübe auslösen«, zur Auseinandersetzung »mit transzendenten Wirklichkeiten« anregen und als »Herausforderung der Vergangenheit zur Neugestaltung von Beziehungen in der Zukunft« veranlassen, wie der bekannte Heidelberger Kliniker Ernst Petzold treffend formuliert.[622]

622 »Krankheit als Herausforderung«, S. 169/170

In diesem Sinne kann Heilung in umfassender Weise den Menschen immer im Koordinatensystem des Lebens zurechtrücken. Abgesehen von der biologischen Revision heißt dies, daß das Verhältnis zu Gott (Ordinate) und zu den Menschen (Abszisse) eine Neuordnung erfährt. Dabei kann weder das eine noch das andere für sich allein existieren. Daß etwas Bleibendes im Leben eines wahrhaft Geheilten erkennbar sein sollte, umschreibt von Heymann folgendermaßen: »Gesundheit kann ebensowenig beansprucht werden wie Heilung. Wo in den biblischen Wundergeschichten Menschen Jesus begegnen und Gesundung erfahren, werden Ansprüche gegen dankbares Lob eingetauscht.«[623] Wenn man eine Krise durchgemacht (eine Krankheit überstanden) hat, legt man seinem weiteren Leben andere Maßstäbe zugrunde. Diese Tatsache sollte daran zu erkennen sein, daß sich das Leben des Gesundgewordenen verändert und sich sein Bewußtsein erweitert hat.[624]

Ich möchte mich hier nicht mit der »Ethischen Grundentscheidung« begnügen, die P. Sporken darin erblickt, daß man sein Leben auf die Realisierung eines wahren Menschseins und auf die Humanisierung der menschlichen Lebenswelt ausrichtet.[625] Über diese sicher richtige Einstellung hinausgehend, kann der von schwerer Krankheit Genesende eine gereiftere Lebensschau bekommen. Lob, Dank und eine größere persönliche Nähe zu Gott werden dann als Konstituenten weniger einer ethischen Grundentscheidung als einer neuen Glaubensentscheidung verstanden werden müssen.

Aber auch wenn ein körperliches Leiden unaufhaltsam bis zum Tode fortschreitet, die biologische Genesung also ausbleibt, vermag ein Kranker innerlich heil zu werden, indem er zu Gott und zu sich selbst zurückfindet. Unter diesem Aspekt können auch tödliche körperliche Leiden einen »Selbstheilungsversuch« ermöglichen. Ja, wir müssen diese Feststellung im theologischen Kontext unserer Heilungsvorstellungen nun abwandeln und anstatt von Selbstheilungsversuch treffender von *Heilungsgeschenk* als Ausdruck des Segenswirkens Gottes an einem

623 Heymann, D. von: »Der Arzt als Christ«, S. 847/848
624 Vgl. hierzu H.J. Maaz, a.a.O., S. 126. Ich denke, daß Maaz sich mit seiner Feststellung nicht nur auf die Psychotherapie, sondern auch auf die somatische Heilung bezieht.
625 Sporken, P.: »Die Sorge um den kranken Menschen«, S. 22

kranken Menschen sprechen. In diesem Sinne kann ein Schwerkranker – so paradox es scheinen mag – noch auf dem Sterbebett im Angesicht seines kurz bevorstehenden biologischen Endes sagen, daß seine Krankheit aus ihm einen ganz neuen Menschen gemacht habe, wie es mir einmal persönlich anvertraut worden ist.

Die Patientin, die dies vor vielen Jahren in der Klinik ausgesprochen hat, liegt längst »unter der Erde«. Sicher hätte sie nichts dagegen einzuwenden, wenn wir ihr Bekenntnis mit dem gebotenen Respekt ein wenig korrigieren und sagen würden, daß Gott die Krankheit zum Anlaß nahm, sie, die schwer Leidende, zu einem ganz neuen Menschen zu bereiten. In der Sprache der Theologie würde sich ein solches Ereignis folgendermaßen formulieren lassen: Es ist durchaus möglich, daß erst im Zusammenhang mit einer Erkrankung die Wirklichkeit Gottes für einen Patienten offenbar wird. Dadurch kann sich mit ihm eine fundamentale Wandlung zu einem Neuen Menschen in Christus ereignen. Nur diese Wandlung allein kann Rettung verbürgen. Analog dazu heißt es in Apg. 4,12: »In keinem anderen ist das Heil, ist auch kein anderer Name den Menschen unter dem Himmel gegeben, darin sie sollen gerettet werden.«

Auch in der Philosophie begegnet uns das Phänomen der »fundamentalen Wandlung« durch Leiden, allerdings unter anderen Vorzeichen. Hier ist vor allem der irrationale Voluntarismus A. Schopenhauers zu nennen. Schopenhauer hat bekanntlich die sog. schönen Seelen der christlichen Asketen und Anachoreten über alles gelobt und in ihnen die wahren Welteroberer gesehen. Neben diesem freiwilligen Weg zur Erlösung gab es für Schopenhauer noch einen zweiten, gewissermaßen aufgezwungenen. Er besteht darin, daß das vom Schicksal über den Menschen verhängte Leiden zu einer völligen Sinnesänderung in Form von Verneinung und Resignation, aber auch in Form von »Heiligkeit« und »höchster Freudigkeit im Tod« führen kann.[626] Der Unterschied zum obenerwähnten fundamentalen Wandel durch eine glaubende Christusbeziehung liegt auf der Hand: Dort Geborgenheit, Trost und Frieden durch die Offenbarung der den Tod überdauernden Wirklichkeit

626 Dieser Gedanke findet sich noch detaillierter ausgeführt bei H. Küng, »Existiert Gott?«, S. 403.

Gottes, hier freudiges, ja geradezu heldenhaftes »Sich-Schicken« in die Unabänderlichkeit völligen Erlöschens durch eine ethisch zweifellos hoch zu bewertende menschliche Eigenleistung (nach dem Motto: »Kopf hoch«).

Wenn nach Luther ein Christ nicht im Gewordensein, sondern immer im Werden lebt – eine Aussage, mit der ich mich vorbehaltlos identifiziere –, dann kann auch kurz vor Eintritt des biologischen Todes ein Sterbenskranker noch zu einem neuen Menschen in Christus »werden«. Im Bereich der niedergelassenen Ärzteschaft ist diese Erfahrung u.a. auch von H. Barth mit einzelnen Patienten gemacht worden.[627] Aus dem Bereich der Klinik sei hier stellvertretend für viele andere R. Siebeck (Medizinische Universitätsklinik Heidelberg) genannt. Auch er konnte mehrfach beobachten, wie Menschen mit mehr und mehr schwindenden Kräften gerade in der letzten Phase ihres Lebens und Leidens aus einer tiefen Glaubenshaltung heraus zu einer beglückenden Vollendung ihres Menschseins gelangten. Sie überwanden darin nicht nur ihre Erkrankung, sondern auch den Tod.[628] Daß nicht wenigen Menschen erst am Ende ihres Lebens die »Sinnfrage« voll zum Bewußtsein kommt, wird im Bereich der Psychologie auch von G. Condrau (Daseinsanalytisches Institut Zürich) eingeräumt. Über solche Patienten könne dann gesagt werden, daß sie im Sterben »gläubig« geworden seien.[629]

Auch von theologischer Seite erhalten wir nicht selten Berichte über Patienten, die als Sterbenskranke buchstäblich wenige Stunden vor ihrem Tode noch zum persönlichen Glauben an Jesus Christus gefunden haben. So erzählt z.B. der bekannte ZDF-Moderator und Theologe Peter Hahne von einer Intensiv-Patientin. Sie bat nach der Lektüre eines seiner Bücher den Pfarrer per Haustelefon noch in der Nacht zu sich und bekannte: »Jetzt weiß ich, daß auch mein Leben, das jetzt zu Ende geht, Sinn und Wert hat. Bitte kommen Sie, ich möchte mit Ihnen beten ...« Am nächsten Tag ist diese Frau gestorben.[630] Im Kapitel

627 »Meine tapferen Patienten«, S. 46-52
628 Zitiert nach Doebert, H.: »Das Charisma der Krankenheilung«, S. 95
629 »Der Mensch und sein Tod«, S. 452
630 Hahne, P.: »Passiert, notiert«, S. 195

»Paradoxe Heilung als therapeutisches Ur-Erlebnis« soll auf dieses Thema noch näher eingegangen werden.

Genau hier nun haben wir die empfindliche Nahtstelle vor uns, an der sich Medizin und Theologie auf das innigste begegnen, andererseits aber auch auf das heftigste Widerspruch, ja Empörung hervorzurufen vermögen. Genau hier wird der Glaube für die einen zum Heil, für die anderen zum Ärgernis (Skandalon).

»Das Wunder ist geschehen, ich bin bereit, ich fürchte mich nicht mehr.«[631] Dieses von Gott schon hier und jetzt »Zu-einem-neuen-Menschen-Bereitetsein« ist letztendlich die Voraussetzung für ein Leben, das für den Christen den biologischen Tod überdauert und als neues Sein in Gott verewigt wird, auf daß – um es noch ein weiteres Mal zu sagen – Gott sei alles in allem. In 2. Korinther 4, 16 lesen wir: »Darum werden wir nicht müde; sondern, wenn auch unser äußerer Mensch verfällt, so wird doch der innere von Tag zu Tag erneuert«. Und in Römer 8, 20 heißt es: »Die Schöpfung ist ja unterworfen der Vergänglichkeit – [...] – doch auf Hoffnung.« Eine beeindruckende Auslegung dieses Wortes, die ich vor einigen Jahren las und die von einem mir unbekannten Autor stammt, sei an den Schluß dieses Kapitels gestellt:[632]

»Zwei Schwerkranke liegen im selben Krankenhaus. Der eine sagt zur Schwester: ›Betten Sie mich um, Schwester, damit ich nicht mehr zum Fenster hinaussehen muß. Ich kann das ewige Blätterfallen nicht ertragen. Jedes erinnert mich an den Tod‹. Der andere sagt derselben Schwester: ›Wie die Blätter fallen, Schwester, eines nach dem anderen, so bereitwillig, so langsam niederschwebend, selbstverständlich. Es muß doch schön sein, so zu sterben‹.[633] Dasselbe Blätterfallen – von zwei Menschen so verschieden erlebt! Das kann unterschiedliche Gründe haben. Der wichtigste wäre, daß der erste Patient nur an sein jetziges

631 s. Kübler-Ross, »Interviews mit Sterbenden«, S. 121

632 Auslegung der Tageslosung vom 12. Nov. 87 in »Licht und Kraft«, Losungskalender

633 Es sei hier die Bemerkung gestattet, daß endgültiges Sterben nur selten die Qualität »schön« verdient. Die Berichte von gelegentlich »schönen Sterbeerlebnissen« wiederbelebter Patienten sollen hier ausgeklammert werden, da diese Kranken ja nicht endgültig starben. Gleichwohl scheint mir das etwas gefühlsbetonte euphorisch-idealisierende Bild der theologisch beachtenswerten Auslegung keinen Abbruch zu tun.

Leben denkt, der andere aber an das, was nicht vergehen wird. Diese grundlegende Verschiedenheit zwischen Menschen zeigt, ob sie Gott und seinem Wort vertrauen oder nicht. Denn ›das Wort unseres Gottes bleibt ewig‹ (1. Petrus 1, 25). Wie soll göttliches Leben überhaupt sterben können? Es kann nur seine Form verändern. Solange es in diesem menschlichen Leben ist, lebt es in der Hülle wie das Kind im Schoß der Mutter. Aber eines Tages durchbricht es die Hülle. Dann kommt es zum selbständigen Dasein. Und diesen Übergang aus der Hülle ins wahre Sein sehen die Menschenaugen als Sterben; aber die Augen des Glaubens sehen ihn als Geburt eines neuen Lebens. Wer glaubt, spürt das aus Gottes Wort geborene Leben schon in sich.«

In diesem Zusammenhang ist auch auf Johannes 12, 24 hinzuweisen:

> Wahrlich, wahrlich, ich sage euch: Wenn das Weizenkorn nicht in die Erde fällt und erstirbt, bleibt es allein; wenn es aber erstirbt, bringt es viel Frucht.

4. Die Gnadengabe der Krankenheilung (Therapeutik)

Dem theologischen Kontext dieser Arbeit entsprechend muß hier auch die Gnadengabe (das Charisma) der Krankenheilung für das therapeutische Gesamtkonzept aufgegriffen werden. Die synoptische Tradition – insbesondere die Evangelien nach Markus (z. B. Mk. 6, 12ff.) und Lukas (z. B. Lk. 9, 1ff. und Lk. 10, 9) – lassen erkennen, daß den Jüngern Jesu bei ihrer Aussendung auch der Auftrag zur Krankenheilung erteilt wird. Weitere, nichtsynoptische Stellen finden sich z. B. bei Jakobus 9, 13ff. und 2. Korinther 12, 12. Überall, wo wir von *semeion tou apostolou* (Zeichen des Apostels) hören, scheint neben dem Predigen und Lehren auch das Heilen gemeint zu sein. Zum Amt der Kirche gehört also sowohl das »recte praedicare« (rechtes Predigen) wie auch das »recte docere« (rechtes Lehren) wie auch das »recte curare« (rechtes Heilen).

Obwohl sich in der neutestamentlichen Sprache die Unterscheidung zwischen priesterlichem Heilen (therapeuein) und ärztlichem Heilen (iasthai) nicht mehr nachweisen läßt, wird die Lehre vom Heilungsdienst in der Gemeinde nach allgemeinem griechischen Sprachgebrauch als »Therapeutik« bezeichnet.[634] Es geht dabei um die Heilung allein aus Gottes Wort, wobei wir es mit dem Wesen der Krankheit zu tun haben. Keine Rolle bei dieser Art von Krankenheilung spielt die klinische Therapie aus naturwissenschaftlicher Sicht, die sich ja in erster Linie mit den Erscheinungen der Krankheit befaßt. Die Therapeutik als Heilung aus Gottes Wort hat ihren eigenen Aufgabenbereich, der gerade von der aus christlicher Einstellung praktizierten Medizin als bedeutungsvoll angesehen werden muß. Weil jedoch die klinische Medizin dieses Gebiet nicht im erforderlichen Umfang auszufüllen vermag, sollte die Therapeutik von Diensten der Gemeinde wahrgenommen werden.

Das heißt nun keinesfalls, sie aus der Klinik zu verbannen. Im Gegenteil! Mehr als bisher ist sie in das gemeinsame Konzept einer möglichst umfassenden »Heilung« des Patienten zu integrieren, wenn insbesondere in unseren konfessionellen Krankenhäusern wenigstens noch ein Hauch christlicher Liebesmotivation erkennbar bleiben soll. Insofern hat die Gabe der Krankenheilung aus und durch Gottes Wort in Form von Zuspruch, Beichtgespräch (Vergebung), Gebet, Segnung und Mahlgemeinschaft für die danach Verlangenden eine sozusagen komplementäre Funktion.

Es ist von äußerster Wichtigkeit, darauf hinzuweisen, daß die Therapeutik als Heilung aus Gottes Wort zunächst das reale biologische (körperliche) Gesundwerden zum Ziel hat, was meistens leider verkannt wird. Ihre Bedeutung aber entfaltet sie auch dann, wenn biologisches Gesundwerden nicht mehr möglich ist und medizinisch unheilbare Patienten erkennbar oder versteckt nach einer Betreuung im Sinne der Therapeutik verlangen. Natürlich müssen sie Kenntnis davon haben, was »Heilung aus Gottes Wort« bedeutet. Auch das soll mit diesen Ausführungen aufgezeigt werden. Es gibt keinen triftigen Grund, Zusage, Verheißung und Beauftragung Jesu, Kranke zu heilen, nicht vollkommen ernst zu nehmen. In Anlehnung an W. J. Bittner[635] nennt W. Vorländer dabei fünf Voraussetzungen, die eine wohldurchdachte, realistische und theologisch saubere Auseinandersetzung mit der Thematik der Krankenheilung erkennen lassen:

634 Doebert, H., a.a.O., S. 96

635 Vorländer bezieht sich auf das Buch: »Heilung – Zeichen der Gottesherrschaft«

1. Es hat um *Zeichen* der Gottesherrschaft zu gehen – also um Zeichen, die nicht das Alltägliche sind.
2. Es hat um Zeichen der *Gottesherrschaft* zu gehen – und nicht um Demonstrationen showbetonter Evangelisationen.
3. Es hat um Zeichen der *Gnade* Gottes zu gehen – und nicht um die Demonstration von Glaubensstärke (und darum auch nicht um die Erklärung, Kleinglauben sei die Ursache für das Scheitern der Heilung).
4. Es hat um den *Kranken* selbst zu gehen – und nicht um Werbedemonstrationen für das Evangelium.
5. Es hat um den Dienst der *Gemeinde* an einem Kranken zu gehen – und nicht um sich selbst berufende Wundertäter.[636]

Theologisch sauber und realistisch möchte ich diese Aussagen deshalb nennen, weil in ihnen jedem christlichen Egoismus abgeschworen wird. Allein der Kranke selbst und die Gnade Gottes haben bei der Therapeutik im Vordergrund zu stehen, nicht einmal die Werbedemonstration für das Evangelium.

Trotz medizinisch-biologischer Unheilbarkeit scheint mir gerade in der Therapeutik die Möglichkeit gegeben zu sein, zu erfahren, wie die Gnade Gottes zu ihrem Ziel kommen kann, obwohl sich der Kranke wie sein Arzt hoffnungslos den anstürmenden Gewalten der Krankheit ausgeliefert sehen. Die tödlich verlaufende Krankheit bekommt dadurch ihren letzten und tiefsten Sinn, daß der Kranke seinen Leib (sozusagen stellvertretend) opfert, damit das Geistig-Seelische in ihm, also seine eigentliche Person, gerettet wird. Allerdings kann dieser nicht eben leichte Weg nur dann beschritten werden, wenn der Patient zu diesem Opfergang seines Leibes sein »Ja« sagt und seine Person ganz und gar unter das heilende Wort Gottes stellt.[637]

Zu Anfang des zweiten Teils dieser Arbeit ist anhand der Stereometrie des Gedankenausdrucks (nach Landsberger) dargestellt worden,

636 a.a.O., S. 226

637 Diese und weitere Gedanken dazu finden sich bei H. Doebert, a.a.O., S. 95/96. Ich bin sicher, daß solche Äußerungen bei den meisten geballten Widerspruch hervorrufen, kann die Möglichkeit geistig-seelischer »Umstrukturierung« aus klinischer Sicht in einzelnen Fällen aber durchaus bestätigen.

daß das Denken des Alten Testaments den Menschen nicht in einen leiblichen Bereich einerseits und eine geistig-seelische Sphäre andererseits trennt. Beides wurde in eins gesetzt und zusammengeschaut. In der Therapeutik nun wird zwangsläufig eine Unterscheidung zwischen leiblich-biologischem *Menschsein* und geistig-seelischem *Personsein* vorgenommen. Ich bin der Meinung, daß im Gegensatz zum alttestamentlichen Denken in der Therapeutik diese Trennung in zwei Bereiche theologisch zulässig, ja sogar vonnöten ist. Wie anders wäre die Rettung des »inneren Menschen« bei tödlich verlaufender körperlicher Krankheit sonst zu verstehen! Im übrigen wird das Wort Gottes zum heilenden Wort erst dann, wenn es neben der »absterbenden Biologie« noch etwas Wirkliches im Menschen gibt, das gesund zu machen bzw. zu heilen bleibt. Auch wenn der Leib zugrunde geht, kann die Person zum Leben gerettet werden. Und was heißt »Rettung zum Leben« in diesem Sinne anderes, als daß der glaubend Gewordene darauf vertraut, daß sein personales Menschsein über den Tod hinaus in Gott ruht.

Als Verfechter einer besonderen – nicht permissiv-pluralistischen, aber doch umfassenden – Sorge um den Patienten und als Arzt, der sein Tun in den Kontext christlicher Theologie eingebunden wissen möchte, würde ich es begrüßen, wenn die Therapeutik als kirchliches Heilungsamt sowohl aus theologischen wie auch aus medizinisch-anthropologischen Gründen in der Klinik wiederentdeckt würde. Von genauso großem Wert wie für die Klinik ist die Therapeutik als krankheitsbezogener Umgang mit dem Wort Gottes auch für die christliche Sterbevorbereitung in der Hospizarbeit.

Verbunden mit einem umfassenderen Gesundheitsverständnis als dem landläufigen möchte ich dieser Arbeit auch einen weiter als üblich gefaßten Krankheitsbegriff zugrundegelegt wissen. Für eine solche erweiterte Krankheitsauffassung wie auch für die einzelnen Krankheiten in sich sind u.a. zwei Momente charakteristisch, die in Anlehnung an V. von Weizsäckers »Pathosophie« hier aufgeführt werden sollen. Erstens: Nicht nur der menschliche Körper kann krank werden, sondern auch alle möglichen Sphären seines Lebens (z. B. Politik, Wirtschaft, Religion, Kunst, Sexualverhalten). Trotz völliger biologischer Gesundheit kann ein Mensch sehr wohl z. B. eine durch und durch kranke Idee haben. Zweitens: Daraus folgt, daß in dieser Sichtweise jede Krankheit letztendlich zu einem »kasuistischen Original« wird und als solches zu behandeln ist.[638]

Als Krankenhausarzt setze ich mich über meine genuin klinische Tätigkeit hinaus in der Sprechstunde, bei den Visiten und bei anderen Gelegenheiten mit meinen Patienten, sofern es angebracht erscheint, auch in theologischer Hinsicht auseinander. Damit ist eine Vorstellung von Ganzheit und Heil verbunden, die nicht nur im biologischen Reparaturmechanismus steckenbleibt. Hier hat bei gegebenem Anlaß auch das unaufdringliche persönliche Glaubensbekenntnis seinen Stellenwert. Gleichwohl verstehe ich dies noch nicht als Therapeutik. Ein so spezieller und umfassender Dienst, wie ihn die Heilung aus Gottes Wort darstellt, ist im klinischen Alltag und auch in der Hospizarbeit bei allem Engagement für ein »transbiologisches Heilwerden« des Patienten, wie ich es nennen möchte, vom Arzt kaum zu leisten. Umso mehr würde ich ihn mir aber von geeigneten Mitarbeitern aus der Gemeinde wünschen, in Anlehnung etwa an die wegweisenden und dogmatisch solide fundierten Darlegungen von H. Doebert.[639]

Noch einmal sei betont, daß es sich bei der Therapeutik um keine kathartische Methode im Sinne der modernen Psychoanalyse, keine Magie, kein Gesundbeten, Besprechen oder sektiererisches Verhalten und erst recht nicht um okkulte Praktiken handelt. Warnend muß gesagt sein, daß die Heilungs-Charismatik aus Gottes Wort in Form und Gestus nicht zu überschwenglich werden darf, um den Patienten nicht in übermäßiger Emotionalität ersticken zu lassen und ihn dadurch in seiner klar-nüchternen Glaubenskonzentration zu hemmen. Gemeint ist die theologisch seriöse, möglichst schlichte und klare, gleichwohl liebevolle Wortheilung, allein an den neutestamentlichen Zusagen orientiert und aus den oben beschriebenen Elementen bestehend. Dann kann es zu einer Gottesbegegnung kommen, die eine Umkehr (Metanoia) unseres ganzen Daseins bewirkt. Wir haben zu lernen, daß der »ontische Paradigmenwechsel«, von dem zu Anfang des zweiten Teiles dieser Arbeit die Rede war, prinzipiell in jeder Lebensphase, also auch noch kurz

638 a.a.O., S. 238

639 Vgl. dazu auch: Hoch, D.:»Heil und Heilung«. Eine Untersuchung zur Frage der Heilungswunder in der Gegenwart.

vor Sterben und Tod, zustande kommen kann. Dies ist ja im vorigen Kapitel gezeigt worden (H. Barth, R. Siebeck, G. Condrau, P. Hahne). Dementsprechend ist aus theologischer Sicht folgendes festzustellen: Einer ernsthaften Hinwendung zu Jesus Christus – selbst wenn sie erst Stunden vor dem Todeseintritt vollzogen wurde – kann bei der Kürze der verbliebenen Lebenszeit zwar keine existenztragende, wohl aber eine heilswirksame Bedeutung beigemessen werden.

Das abschließende Wort möge H. Doebert haben, der damit zugleich den Unterschied zwischen Psychosomatik und Therapeutik herausstellt: »Wir als Christen wollen uns vor einem Überschwang in der Einschätzung der psychosomatischen Medizin hüten. Sie ist und bleibt medizinische Wissenschaft und hat gerade als eine solche ihre Bedeutung. Was sie für uns leistet, ist, daß sie den Trümmerschutt, den das totalitäre wissenschaftliche Denken der Vergangenheit auf geistig-seelischem Gebiet hinterlassen hat, abräumt und damit den Weg freimacht für ein Verständnis auch der Heilungen mit dem Worte Gottes. Diese Heilungen mit dem Worte Gottes sind und bleiben Vorgänge im theologischen Bereich. Das soll nun nicht heißen, daß man sich dagegen wehrt, daß man von seiten der medizinischen Wissenschaft her versucht, sie irgendwie in ihre eigenen Kategorien einzuordnen. Die Mediziner, die das tun, müssen allerdings wissen, was sie sich vorgenommen haben.«[640]

5. Paradoxe Heilung als therapeutisches Ur-Erlebnis

Der in Anlehnung an Doebert im vorangegangenen Kapitel beschriebene Sachverhalt, daß trotz fortschreitender Erkrankung der geistig-seelische Bereich einzelner Patienten neu geprägt und somit gerettet werden kann, ist aus eigener klinischer Erfahrung durchaus zu bestätigen. Es wurde in dieser Arbeit schon einschränkend darauf hingewiesen, daß die Zahl der Patienten allerdings sehr klein ist, die ihre Erkrankung – wie schwer sie auch sei – positiv verarbeiten. H. Doebert, R. Siebeck, H. Barth u.a. haben festgestellt, wie im (sozusagen stellvertre-

[640] a.a.O., S. 99

tenden) Opfer des Leibes das Geistig-Seelische eines Menschen, also seine eigentliche Person, durch das »biologische Schicksal« hindurchgerettet werden kann. Dadurch bekommt eine schwere oder tödlich verlaufende Krankheit erst ihren letzten und tiefsten Sinn.[641] Die hier wiedergegebenen Gedanken und Einsichten sind am ehesten mit »Innere Progression trotz äußerer Regression« zu umschreiben. Bereits im Kapitel »Krankheit als Selbstheilung und Selbstoffenbarung« wurde anhand der Erkenntnisse D. Becks dargelegt, daß die Progredienz einer Krankheit u.U. eine seelische Neustrukturierung des Patienten zu bewirken vermag.

Wir sehen also, wie ein in der Psychotherapie zu beobachtendes »profanes Phänomen« durch Verwurzelung im christlichen Heilsglauben durchaus seine Entsprechung im theologischen Bereich haben kann.[642] Mit gewissen Einschränkungen gehören auch die im Kapitel »Persönliche Lebensgeschichte als existentielles Urphänomen« erwähnten gerontologischen Erkenntnisse von U. Lehr hierher, die sie an alten Menschen in bezug auf erfahrenes Leid gewonnen hat. Manches Leid, an dem ein Mensch in der Jugend oder Blütezeit seines Lebens fast zerbrochen wäre, wird im Alter von ihm als Gewinn begriffen, der reicher und reifer macht. Dies kann – wenn auch wiederum unter profanen (geronto-psychologischen) Aspekten – ebenfalls ein marginales Beispiel für »innere Neustrukturierung« sein.

Heilung des inneren Menschen – oder wenigstens seine Bewahrung – trotz biologisch fortschreitender und tödlich verlaufender Erkrankung ist ein paradoxes Phänomen. Wenn es in Klinik und Praxis beobachtet wird, so bedeutet es für Arzt und Patient immer ein therapeutisches Ur-Erlebnis, das man still-erfreut zur Kenntnis nehmen muß. Jedem Arzt in Klinik und Praxis und auch jedem Angehörigen der sog. pflegenden und sozialen Berufe kann das therapeutische Ur-Erlebnis

641 Ich sehe hier natürlich deutlich, daß die ganzheitliche Menschenschau des Alten Testamentes mit ihrer leib-seelischen Einheit (»Stereometrie des Gedankenausdrucks«) bei derartigen Überlegungen nicht durchzuhalten ist.

642 Vgl. hierzu auch E. Straub, »Durch Gebrechen zur Tugend«. Er beschreibt, wie Ignatius von Loyola nach schwerer körperlicher Krankheit (Zerschmetterung der Beine durch eine Kanonenkugel bei der Belagerung Pamplonas 1521) zu einer vertieften Spiritualität und Gottesbeziehung gelangte.

der paradoxen Heilung unter einer besonderen Bedingung zuteil werden: er muß im Sinne christlicher Anthropologie motiviert sein, auf der Bühne unseres modernen Medizinbetriebs einen Blick hinter die Kulissen zu werfen. Erst hier ist die beglückende Entwicklung einiger kranker und leiderfüllter Menschen in ihren inneren Zusammenhängen zu verfolgen. Durch die wenigen Patienten, deren Leidensweg eine solche beeindruckende Wendung nimmt, wird man entschädigt für die große Zahl von Kranken, deren Leben man trotz aller Bemühungen im Zustand indifferenter Gleichgültigkeit, Inhalts- und Glaubenslosigkeit verdämmern sieht.

Die Reifung des inneren Menschen oder doch wenigstens seine Bewahrung in bzw. trotz Krankheit stellt gleichsam eine »energetische Konversion« dar. So möchte ich hier jene Bewegung nennen, die G. Greshake in Anlehnung an L. Boros als ansteigende Verinnerlichung von Energie und – unlösbar damit verbunden – als absteigenden (entropischen) Verbrauch von äußerer Energie definiert.[643] Die energetische Konversion in Form der paradoxen Heilung läßt etwas erahnen von jener gottgewollten Erlösung im Glauben, die schon vor dem Tode beginnt und durch diesen nicht zunichte gemacht werden kann. Ja, ich möchte hier sogar die Behauptung wagen, daß sich im therapeutischen Ur-Erlebnis der paradoxen Heilung Gott, Patient, Arzt und alle anderen, die »sehend« daran teilhaben wollen, auf höchster Stufe begegnen.

Paradoxe Heilung als therapeutisches Ur-Erlebnis kann im Sinne christlicher Anthropologie letztendlich dann folgendes bedeuten: Durch den in und von einem Menschen erfochtenen oder bewahrten Sieg des Glaubens über die Destruktion biologischer Morbidität ist es möglich, daß am Krankenbett unter Integration des rein medizinischen Handelns sozusagen eine »kleine Gemeinde« entsteht, vorausgesetzt, alle Beteiligten sind fähig und willens, mit den Augen des Glaubens zu schauen. Wie könnte man die so entstandene Gemeinschaft besser bezeichnen als mit dem Terminus »die kleine Gemeinde des Krankenzimmers«. Ich selbst habe sie in all den Jahren meiner klinischen Tätigkeit bisher sechsmal erlebt. Angesichts der Menge bei uns behandelter Patienten ist diese Zahl natürlich verschwindend gering, wenngleich

643 a.a.O., S. 68

nicht unbedeutend. Jedes einzelne Erlebnis hat deutliche Spuren hinterlassen und auf alle Beteiligten prägend gewirkt.

Realistischerweise muß an dieser Stelle darauf hingewiesen werden, daß hinter einem Phänomen, wie es die »kleine Gemeinde des Krankenzimmers« darstellt, nicht die Absicht stecken kann, Medizin und Theologie kongruent zu machen. In einer Klinik haben unzweifelhaft ärztliche und pflegerische Versorgung zu dominieren. Die christliche Gemeinde hingegen – von der Kirche als Gebäude einmal abgesehen – hat kein »festes Haus«. Gemeinde wird überall dort »praktiziert«, wo im Sinne christlicher Anthropologie denkende und handelnde Menschen sich begegnen. Warum also nicht auch im klinischen Bereich, sofern es würdevoll geschieht und sich ganz ungezwungen – fast wie von selbst – ergibt.

6. Metempirie und Heilung (zur sog. ontologischen Metamorphose)

Das metempirische Denken baut auf eine Wirklichkeit jenseits unseres Erkenntnisvermögens. Dieser Bereich ist nicht beweisbar, sondern nur erfahr- und glaubbar. Der kritische Realismus hat dieses Gebiet als Gegenstand der Philosophie zwar geduldet, die Auseinandersetzung damit aber als irrelevant und hypothetisch und im Grunde unergiebig abgetan. Ein nicht unwesentlicher Teil theologischer Arbeit setzt sich jedoch mit metempirischen Fragestellungen auseinander (z. B. »Reich Gottes«, »Christus als Heilsbringer«, »der lebendige Gott«, »Zeit und Ewigkeit«, »Auferstehung« usw.). Für den Glaubenden geht es angesichts der »problematischen Wirklichkeit« metempirischen Denkens letztendlich um die Alternative: Erkennen (Wissen) und Glauben (Vertrauen). Für den Christen ist dem epistemologisch an sich unerschließbaren Bereich der Metempirie im Hinblick auf die Existenz Gottes eine Wirklichkeitsqualität zu eigen, die durch Offenbarung erfahrbar und somit zugänglich wird.

Allerdings ist auch jetzt der Glaube nicht ersetzbar, denn man muß schon daran glauben, daß in der Offenbarung sich Gott selbst uns erschließt. Und der Glaube erkennt dann auch die Spuren der transzendenten Wirklichkeit Gottes in der Immanenz. Es ist meine Erfahrung, daß »geglaubte Wirklichkeitsinhalte« genauso lebenstragend sein können wie ein »gewußtes und unserer empirischen Erkenntnis zugängliches Regelwerk«. Oder wenigstens gehört doch beides zusammen. Und so sind Wissen und Glauben für mich keine persistierenden Gegensätze, sondern stellen eine zur Gesamtwirklichkeit geeinte Polarität dar. Sie sollten zwar vordergründig ihre Spannung nicht verlieren, in einem übergeordneten Sinne aber zur Akzeptanz einer sowohl immanent-transparenten wie auch transzendent-existenten Gotteswirklichkeit führen. (Vgl. den Dimensionsbegriff K. Heims und den Begriff der relationalen bzw. dimensionalen Ontologie am Anfang von Teil B dieser Arbeit.)

Was bedeutet dies für Krankheit und Heilung in der medizinisch-theologischen Synopse? Es bedeutet nichts anderes, als sich die zur Gesamtwirklichkeit geeinte Polarität zu vergegenwärtigen. Das heißt, sich der bewährten medizinischen Mittel zur Behandlung einer Krankheit zu bedienen (Empirie und Wissen) und dabei gleichzeitig dem zu vertrauen, der auch in ausweglos erscheinender Situation zu helfen imstande ist und Wunder tun kann (Metempirie und Glauben). Ihn dabei auf das »Wie« der Hilfe festzulegen, hieße, die Freiheit Gottes zu beschneiden. Ich denke, daß wir an die empirisch-immanente und zugleich metempirisch-transzendente Wirklichkeit Gottes dann eher glauben können, wenn wir sie nicht extramundan-lokalistisch, sondern dimensional-ontisch verstehen lernen. Unter diesem Aspekt »klingen die kognitiven Dissonanzen für den, der sich mit dem Christentum einläßt«, dann gerade nicht schrill.[644] Wer Existenz und Wirksamkeit Gottes – weil angeblich schon rational nicht begründbar – dann auch nicht metempirisch-transzendent gelten läßt, müßte konsequenterweise der intellektuellen Redlichkeit zuliebe »aus dem Bestand seiner Überzeugungen alles aussondern, was nicht empirisch oder philosophisch reflex begründet werden kann.« (Görres)[645]

Gesetzt den Fall, man würde auf die Utopie verfallen, sich den Bereich der Metempirie doch räumlich vorstellen zu wollen, so müßte

644 Görres, »Glauben – wie geht das?«, S. 12
645 »Glauben – wie geht das?«, S. 95

man der Geometrie gemäß von einer n-dimensionalen Beziehung sprechen. Abgesehen von den uns bekannten Dimensionen (eine für die Linie, zwei für die Fläche, drei für den Körper), benötigten die Punkte eines n-dimensionalen Raumes n Koordinaten zu ihrer Beschreibung. Diese Tatsache übersteigt unsere Vorstellung von Wirklichkeit und bleibt unserem Erkenntnisvermögen unzugänglich, ist aber als Möglichkeit durchaus diskutierbar. Wer auf Wirklichkeit baut und an sie glaubt, darf Möglichkeit nicht ungläubig bestreiten. Er sollte epistemologisch die – wie ich es nennen möchte – »ontologische Metamorphose« einer irgendwann zur Wirklichkeit werdenden Möglichkeit nicht gänzlich ausschließen.

Versucht man nun, das Verhältnis von Empirie und Metempirie auf den Punkt zu bringen (zu »fokussieren«), dann muß man redlicherweise folgendes zugeben: Im Laufe der Geschichte hat sich – der naturwissenschaftlichen Erkenntnis zufolge (z. B. DNS-Entschlüsselung, Gentechnologie usw.) – der Bereich der Empirie teils sprunghaft, teils kontinuierlich erweitert. Logischerweise müßte das Terrain, das man z. B. im frühen Mittelalter noch dem metempirischen Bereich zurechnete, sich bis heute und darüber hinaus mehr und mehr verkleinern. Es wäre somit zu folgern, daß in Zukunft durch den sog. »erkenntniswissenschaftlichen Zugewinn« der Bereich der Metempirie bzw. Transzendenz immer kleiner würde, d. h., daß sich die zwar empirisch transparente, aber transzendent (also metempirisch) existente Gotteswirklichkeit sukzessive einengte. Dies wäre die formallogisch richtige und sicherlich nicht zu Unrecht erfolgende Argumentation. Theologie und Glaube haben dieser Begründung jedoch zweierlei entgegenzusetzen, das zwar logisch nicht nachvollziehbar, aber existentiell immer wieder erfahrbar ist:

- wo eine Kluft (empirische Lücke) zugeschüttet worden ist, hat sich bisher über kurz oder lang noch immer eine neue wieder aufgetan;
- analog zur »irgendwie begrenzten Unendlichkeit« des Universums vermag auch eine im heutigen – und zuweilen atemberaubenden – Tempo erfolgende empirische Erkenntnis-Erweiterung den Bereich der Transzendenz Gottes nur um so größer werden zu lassen.[646]

646 siehe nächste Seite

Denn Gott ist uns in dimensionaler Hinsicht immer voraus, oder wie es in der Diktion des Apostels Paulus heißt: »Gott ist [immer noch und immer wieder und für alle Zeit, d.Verf.] höher als all unsere Vernunft.« Wenn Gott unserem Denken, also auch unseren bisherigen Forschungsergebnissen, immer wieder und immer neu voraus ist, warum eigentlich sollten dann z.B. durch ihn gewirkte Heilungswunder unmöglich sein? Anhand seiner beeindruckenden dimensionalen Deutung kommt W. Gitt zu der inhaltlich gleichen Aussage: »Wunder in der niederen (unserer eigenen, d. Verf.) Dimension sind Werke (Gottes, d.Verf.) in der höheren Dimension.«[647] Dadurch, daß das Sein Gottes unser an Raum und Zeit gebundenes Denken übersteigt, kommt ihm die Qualität der Unermeßlichkeit zu. Diese ist zwar in einer über-raumzeitlichen »Seins-Extensität« gegründet. Vielmehr aber noch ist die Unermeßlichkeit Gottes durch die unendliche Fülle einer über-raumzeitlichen »Seins-Intensität« gekennzeichnet.[648] Den zehn aristotelischen Kategorien könnten wir als weitere die »Intensität« hinzufügen. Die Intensität des Seins als sozusagen »göttliche Kategorie« impliziert sowohl logische als auch über-logische bzw. metempirische Abläufe und Zusammenhänge. Auch dies ist für mich – insbesondere im Hinblick auf Krankheit und Heilung – Grund genug, den Glauben an Wunder nicht aufzugeben, auch wenn sie nicht gleich täglich und in Fülle sichtbar werden.

646 Aus naturwissenschaftlicher Sicht und unter säkularen Vorzeichen versucht G. Staguhn sich diesem Zusammenhang »zu nähern«, indem er folgendes konstatiert: »Die langsam sich abzeichnende neue Naturwissenschaft entfernt sich mehr und mehr vom traditionellen Reduktionismus ... Schon längst hat der Begriff des Geistigen Eingang gefunden in die moderne naturwissenschaftliche Diskussion. Erstaunlicherweise sind es gerade die Physiker, speziell die Elementarteilchen-Physiker, die sich immer weiter von rein materialistischen Modellen des Naturgeschehens entfernen und sich nicht mehr scheuen, von einer ›geistigen Dimension des Physikalischen‹ zu sprechen.« Aus: »Zwischen Kunst und Wissenschaft: Auf der Suche nach der verlorenen Medizin«, S. 46.

647 »Horizonte und Dimensionen«, S. 20.

648 Die angeführten Begriffe »Unermeßlichkeit«, »Seins-Extensität« und »-Intensität« finden sich bei H. Beck, a.a.O., S. 96

Schlußbetrachtung

In der vorliegenden Arbeit habe ich versucht, aus der Perspektive des klinisch tätigen Arztes einen Beitrag zur medizinischen Anthropologie im Kontext des christlichen Glaubens zu leisten. Entsprechend der Intention nahm dabei die theologische Besinnung den größeren Raum ein. Durch die Integration von Theologie und Medizin, durch das »Zugleichsein« von oft dringlichem Handeln und Denken einerseits und glaubensvollem Warten und Hoffen andererseits sollte hier die Ganzheit des kranken Menschen als Orientierungsangebot verantwortlich weitergegeben werden. In der Synopse von Medizin und Theologie kann es nicht um ein »Kongruenz-Verständnis« gehen. Das hieße, die Medizin immer theologischer und die Theologie immer medizinischer werden zu lassen, bis sich beide Disziplinen weitgehend decken bzw. ineinander aufgehen. Ein solcher Zustand ist völlig undenkbar und auch gar nicht wünschenswert. Ihren beflügelnden Charakter behalten beide Disziplinen nur dann, wenn sie selbständig bleiben, gleichwohl aber hinüber und herüber voneinander »profitieren« (lernen). Darum wollte ich hier nicht einem utopischen »Kongruenz-Verständnis« das Wort reden, sondern für eine Auffassung im Sinne einer Komplementarität werben.

Ich habe mich bei meinen Darstellungen auf Gespräche mit Kranken gestützt, in denen besonders die in Teil B wiedergegebenen Gedanken – wenigstens ansatzweise – erörtert wurden. Wie schon angedeutet, sind die von den Visiten und aus der Klinik mitgebrachten Überlegungen dann des öfteren in Gesprächskreisen mit Kranken und Gesunden inner- und außerhalb der Klinikmauern, durch eigenes Nachdenken und auch Literaturstudium vertieft worden. Dabei ging es mir immer wieder darum zu verdeutlichen, was ich beinahe täglich erlebe: daß der Arzt über mehr als nur die biologisch entscheidende Therapie verfügen sollte. Denn wie manches Mal kann medizinisch nicht mehr geholfen werden! Es liegt nicht im Sinne eines recht verstandenen Arztseins, den Patienten dann als Fragenden und ratlos Umherirrenden zu entlassen. Man sollte sich als christlich-anthropologisch orientierter Arzt bemühen, auch Hilfen zu einer heilsentscheidenden Perspektive zu bieten. Leider orientieren sich Menschenbild und Lebensverständnis auch heute noch allzusehr am »Maschinenparadigma« der Körpermedizin, der Gesundheitsreligion der WHO (Weltgesundheitsorganisation) und psychoanalytischen Konzepten, ohne daß der spirituelle Kern des Menschen genügend integriert wird.[649]

Richtigerweise hat H.E. Bock zwar klargestellt, daß es nicht der berufliche Auftrag und das mitmenschliche Nahziel des Arztes sein könne, »das Heil« zu verkündigen.[650] In der Tat würde er durch eine solche permanente Heilsverkündigung am Krankenbett sogar mehr als das im Vorwort erwähnte medizinisch-theologische Konglomerat entstehen lassen (s.o. »Kongruenz-Verständnis«). Gleichwohl hat es der Arzt als Christ auch nicht nötig, die persönliche Glaubenshaltung ängstlich zu verbergen. Sein Bemühen um heilsentscheidende Perspektiven im Umgang mit den Patienten ist gewiß nicht dadurch gekennzeichnet, daß er täglich neu in die Rolle des verkündigenden Predigers schlüpft! Er sollte sich aber auch nicht scheuen, bei seinem Umgang mit dem Patienten den eigenen Glauben und die Prinzipien seiner persönlichen Hoffnung im entscheidenden Augenblick zu bekennen. Dies ist jedoch nur möglich, wenn er die hier dargestellten Probleme für und mit sich selbst intensiv durchdacht hat und sich dabei nicht in »stahlharter Sicherheit«, aber doch in »hoffender Gewißheit« auf ein Fundament gestellt weiß. Für mich sind es Bibel, Theologie und Gemeinde und die Hoffnung auf einen auch mich selbst durch schwere Zeiten hindurchtragenden Glauben.

Ein solcher Glaube wird natürlich (wie im Kapitel »Krankheit als Geschichte eines Leidenden mit seinem Gott« dargestellt) z. B. bei unerträglichen Schmerzzuständen und rapidem gesundheitlichem Verfall auf eine besonders harte Probe gestellt. Das sei hier keineswegs verschwiegen oder »fromm hinwegdiskutiert«. Zweifellos ist es schwer, in Krankheitssituationen, wo uns fast die Sinne schwinden, noch ein Signal von Gott oder ein Zeichen seiner Herrschaft zu erblicken. Hier ist im vor-

649 nach: Pflanz, E. »Die Rolle der Medizin und Pflege bei der Sterbebegleitung«, S. 1998

650 Bock, H.E.: »Unser ärztlicher Auftrag – heute«, S. 438

hinein kein Patentrezept auszustellen, sondern auf die gnädige Hilfe Gottes und sein Geleit in der je konkreten Situation zu hoffen bzw. um beides zu ringen und zu beten. Das Gefühl einer krankheitsbedingten rapiden körperlichen »Verelendung« oder eines akuten »infernalischen« Schmerzzustandes (wie z. B. schwerer Herzinfarkt mit Vernichtungsgefühl, Tumorschmerzen, Polytrauma durch Unfall) lassen den glaubenden Menschen nur dann den Weg der »inneren Heilung« weitergehen, wenn das Terrain dafür rechtzeitig im Leben bereitet wurde. Heilung bzw. Heilbleiben kann im Sinne des christlichen Glaubens auch bedeuten, daß die akute oder chronische Morbidität ihren an sich destruktiven Charakter verliert. Dies geschieht dann, wenn wir an der Liebe Gottes nicht irre werden, trotz aller uns bedrängenden Qualen im Frieden mit Gott bleiben und unseren schmerzvollen Lebensweg auch weiterhin mit der Barmherzigkeit Gottes zusammendenken wollen bzw. inständig darum bitten, daß wir es wieder können, wenn es uns einmal nicht mehr gelingen sollte.

Bei der Vermittlung einer solchen hoffenden Einsicht kann man durchaus von einer »ärztlichen Seelsorge« sprechen; allerdings sollte sie über das, was sich V.E. Frankl unter ihr vorstellt, hinausgehen. Für Frankl besteht ärztliche Seelsorge im wesentlichen darin, daß Sinnmöglichkeiten aufgezeigt werden.[651] Die höchste Möglichkeit zur Sinnfindung sieht Frankl im »aufrechten Leiden«,[652] mithin wird durch das »Wie des Leidens« die Frage nach dem »Wozu des Leidens«[653] beantwortet.

Ärztliche Seelsorge wird nach R. Greenleaf u.a. durch eine sog. »Servant leadership« praktiziert.[654] Dieses Motto hat für den glaubenden Arzt wie für alle christlich denkenden Mitarbeiter in den sog. helfenden Berufen eine spezifische Bedeutung. Sie besteht darin, daß die »zum Dienst bereite Führung« kranker Menschen »durch das Tal ihres Leidens« eine Tätigkeit darstellt, die ihre Impulse aus dem Geist Jesu Christi (also im Kontext der Theologie) erhält. Sie unterscheidet sich radikal

651 zitiert nach Kolbe, Chr., a.a.O., S. 241
652 ebda.
653 a.a.O., S. 300
654 zitiert nach Nouwen, H.J.M.: »Seelsorge, die aus dem Herzen kommt«, S. 45

von den üblichen Formen der Menschenführung, wie sie in den verschiedenen rein säkularen Lebensbereichen praktiziert werden. Mithin kommt eine »ärztliche Seelsorge«, die im Lichte christlicher Anthropologie geschieht, nicht daran vorbei, die eschatologische Heilsperspektive zu berücksichtigen und bei gegebenem Anlaß am Krankenbett auch aufzuzeigen und würdevoll zu bekennen.

Über ein in unseren Tagen besonders aktuelles Thema wurde in dieser Arbeit kaum berichtet: die »Sterbevisionen«, wie sie von erfolgreich reanimierten Patienten geschildert werden. Leider habe ich keine derartigen Berichte von so manchem durch meine Kollegen und mich reanimierten Patienten erhalten. Ich muß allerdings gestehen, daß ich von mir aus auch nie bewußt nachgefragt habe, um die Patienten nicht mit der Rekapitulation einer für sie beängstigenden, ja dramatischen Situation nochmals zu belasten. Es sei hier lediglich auf die lesenswerten, kulturell vergleichenden Untersuchungen von Dinzelbacher verwiesen. Dieser kann sich am Schluß seiner Untersuchungen gleichwohl nicht darauf festlegen, ob die von ihm zusammengetragenen Sterbevisionen bzw. -berichte entweder

- eine echte außermenschliche Realität oder
- eine menschengemachte Phantasie oder
- eine nur geistige Wirklichkeit

widerspiegeln. »Wie eh und je stehen wir vor dem Unlösbaren.«[655]

Da die »Irreversibilität« (also die Unumkehrbarkeit) das Charakteristikum des wahren, definitiven Todes ist, sind erfolgreich Reanimierte zwangsläufig nie wirklich und endgültig tot gewesen. Aus diesem Grunde erschien es mir bisher müßig, Überlegungen hinsichtlich der Struktur oder »Erlebensweise« des Jenseits anzustellen. Wie könnte man das auch! Denn wüßten oder ahnten wir bildhaft – und sei es nur in Form von kleinsten Bruchstücken – etwas vom Jenseits (vom »Land, in das wir nach Eintritt des definitiven Todes hinausfahren«), so wäre es ja bereits wieder zu einem Stück »Diesseits« geworden. Allein schon aus Gründen der Begriffslogik ist also das Jenseits nicht einmal ansatzweise durch Sterbevisionen erahnbar. Es ist als eine besondere Dimension, in der wir in einer neuen Wirklichkeit bei Gott sind und Gott für uns alles

655 Dinzelbacher, P.: »An der Schwelle zum Jenseits«, S. 94

in allem ist, offenbarungsgemäß glaubbar. Für den Christen stellt diese jenseitige Welt keinen extraterrestrischen Inhalts- oder Gegenstandsraum in irgendeiner fernen Galaxie dar, sondern einen dimensionalen Beziehungsraum, wie ich es in Anlehnung an K. Heim[656] bezeichnen möchte. Darum können wir uns zu Lebzeiten von erfolgreich Reanimierten nichts berichten lassen, was dem wirklichen und bleibenden »postmortalen Zustand« auch nur annähernd entspräche.

Ich habe mich auf den zurückliegenden Seiten nicht davor gescheut, Fragen aufzuwerfen und Antworten zu versuchen, die das logisch-rationale Denken teilweise übersteigen. Nordhofen sagt sinngemäß, daß die stehengelassenen und an den Grenzen der Vernunft wartenden Rätsel vor allem den Dichter locken.[657] Es war jedoch hier weniger die dichterische Phantasie als vielmehr der christliche Glaube herausgefordert, sich angesichts der dargestellten Problematik inhaltlich zu bekennen. Die Theologie, die in den letzten Jahrhunderten allzusehr auf bloße Dogmatik und moralische Kasuistik verkürzt wurde, ist glücklicherweise in unseren Tagen wieder dabei, die Dimension des Therapeutischen zu entdecken. Somit schickt sie sich an, aus dem christlichen Glauben heraus nicht nur über das Heil zu belehren, sondern das Heile auch zu vergegenwärtigen und – ganz im Sinne des »Christus Medicus« – Heilung zu bewirken, wie Schipperges feststellt.[658]

An anderer Stelle treibt Schipperges diesen Gedanken noch weiter, indem er auf den historischen Tatbestand hinweist, »daß in ihrem Verwurzelungsgrund der ärztliche Eingriff, die sekundären Pflegedienste wie auch die theologischen Ämter aufs engste miteinander verbunden waren. Dafür sprechen schon allein Grundbegriffe wie therapeia, was Pflege heißt, oder epimeleia, was Sorge ist, oder diakonia, womit gleicherweise Dienst gemeint ist, wie auch mit leiturgia – alle insgesamt aber bedeuten »Heilsorge am notleidenden Menschen«.[659] Was aber heißt »Heil-Sorge« anderes, als sich ganzheitlich um den Menschen zu kümmern und die rein biologische Reparation als Teilgeschehen im Zusammenhang mit einem umfassenderen Heilwerden zu bewirken. Selbst in

656 »Glaube und Denken«, S. 71ff.
657 Nordhofen, E.: »Das Argument des Küsters – wortlos«, S. 1
658 Schipperges, H.: »Christus Medicus«, S. 383
659 Ders.: »Die Entwicklung der Cura«, S. 41

der nüchternen Jurisprudenz beschränkt sich die Rechtsnorm nicht auf den Sinnbegriff der »Abheilung«, sondern sie beauftragt ausdrücklich, auch die Wiederherstellung der Funktion und der Persönlichkeit des Verletzten anzustreben.[660]

Wenn ich, wie im Vorwort angedeutet, die sog. aktive Sterbehilfe (Tötung sterbens- und »elendkranker« Menschen auf deren Verlangen oder als Pflicht) nicht ausführlich erörtern will, so hat dies seinen besonderen Grund. Zum einen ist in den Jahren meiner klinischen Tätigkeit dieser Wunsch nur zweimal von Patienten und nur einmal von Angehörigen gezielt an mich herangetragen worden, also in einer recht kleinen Zahl von Fällen. Zum anderen kann den hier dargestellten Gedanken und Überlegungen entnommen werden, daß ich ein kompromißloser Gegner jeder Art von aktiver, gezielter, unmittelbar lebensbeendender Sterbehilfe bin. Daran ändert auch die Tatsache nichts, daß sich heute Theologen beider Konfessionen und Philosophen anschicken, die Tötung »elendkranker« Menschen durch differenzierte Überlegungen in ausgesuchten Fällen zu rechtfertigen.[661] Die erschreckend freizügige Handhabung der aktiven Sterbehilfe, wie sie neuerdings vor allem aus den Niederlanden berichtet wird, halte ich hier für nicht diskussionswürdig.

Als Kliniker, der jeden Tag viele Male theoretische Erörterungen mehr oder weniger schnell in praktisches Handeln umzusetzen hat, sehe ich vor allem die abschreckenden Auswirkungen in der Realität des Krankenhaus-Alltags. Wie bei allen neu eingeführten und »erlaubten Methoden« müßte damit gerechnet werden, daß man die aktive Sterbehilfe zunächst sicherlich vorsichtig handhabt. Im Laufe der Zeit könnte sich jedoch auch hier ein Gewöhnungseffekt und mit ihm eine schleichende Bewußtseinsänderung einstellen. Hinsichtlich neuer »Verfahrensweisen« ist dies aus der Geschichte der Medizin, ja aus dem alltägli-

660 Zitiert nach Hierholzer, G.: »Das berufsgenossenschaftliche Heilverfahren – Gesundheitspolitisches Beispiel gemeinsamer Selbstverwaltung«, S. 425

661 Die Ausführungen des schon zitierten konsequentialistischen Philosophen P. Singer (in »Praktische Ethik«, S. 174-200) rechne ich jedoch nicht hierzu, da sie ihres absolut bindungslosen autonomen Utilitarismus zufolge abschreckend sind. Im Gegensatz zu Singer bin ich z. B. der Meinung, daß sehr wohl ein Unterschied zwischen Töten und Sterbenlassen besteht (S. 206/207).

chen Leben selbst, vielfach belegt worden. Die Bürde der Verantwortung wäre schier unerträglich. So könnte es sich z. B. ergeben (ein schlimmer Gedanke!), daß man u. U. bei ein und demselben Kranken zunächst in guter Hoffnung auf Genesung als Arzt therapiert und bei sich herausstellender Ausweglosigkeit des Leidens später den medikamentösen Todesengel spielt. Eine Umkehrung des »Eßmeyer'schen Prinzips«, also der Heilkundige als Henker! Für mich und meine Vorstellung vom Arztsein wäre diese unselige Doppelrolle nicht zu tolerieren.

Es ist im übrigen unverkennbar, daß hinter der Freigabe der Tötung z. B. apallischer (sog. enthirnter), gelähmter, terminal tumorkranker, altersdementer (schwachsinniger), schwersttraumatisierter (verletzter) Patienten ein gewisses Maß an Hedonismus und Sozial-Darwinismus steckt. Wenn wir uns in die Situation der Patienten versetzen, so würde sich zu der generellen Angst bei Klinik-Einlieferung noch die Furcht gesellen müssen, ein inkurabler und »elender« Fall und damit »tötungsreif« werden zu können. In einer christlichen Anthropologie, zu der ich mich bekenne, sehen die Augen des Glaubens das Leben des Menschen von der Zeugung bis zur Bahre, also in seiner Gesamtheit, als theonom bestimmt an. Leben und Würde sind dem Menschen als Geschöpf Gottes übereignet bzw. verliehen worden, haben ihren Sinn und letzten Verwurzelungsgrund in der Transzendenz Gottes, und auch Sterben und Tod sind unter diesem Aspekt zu betrachten. Durch gezielt manipulierende Sterbelenkung und Tötung macht sich der Mensch zum Richter über Sinn und Wert des Lebens, ein Akt, der einzig und allein Sache Gottes ist.[662]

Abgesehen von dieser dogmatisch-theologischen Position, die den persönlichen Glauben an einen Schöpfer- und Erlösergott voraussetzt, ist die aktive Euthanasie auch aus allgemein-sittlicher Perspektive abzulehnen. Zu beiden Sichtweisen ist jüngst von dem schon zitierten Marburger Theologen C.H. Ratschow in eindrucksvoller Weise Stellung bezogen worden. Unter Berufung auf K.E. Løgstrups Begriff der »In-Obhut-Nahme« fremden Lebens als ethisch-sittlicher Forderung[663]

662 Eine der gründlichsten Durcharbeitungen des Sterbehilfeproblems findet sich bei Eibach, a.a.O., S. 183 – 406.

663 »Die Ethische Forderung«, S. 61

und A. Schweitzers Motto der »Ehrfurcht vor dem Leben« (Ich bin Leben, das leben will inmitten von Leben, das leben will)[664] entfaltet Ratschow die sittliche Bestimmtheit des einzelnen. Sie »ist nicht von sich selbst her, sie empfängt sich vielmehr vom anderen. Was sie aus diesem Empfangen macht, das ist ihre sittliche Aufgabe, der sich jeder selbst zu stellen hat. Jedem Menschen ist aufgegeben, seine unverwechselbare Eigenart und Bestimmtheit zu gestalten, und zwar aus dem, wie er sich vom anderen her empfängt. Und nur so schafft er die Voraussetzung dafür, daß er für den anderen da sein kann, was in allen Existenzstrukturen Grund wie Ziel des sittlichen Lebens ist.«[665] Auch aus dieser (ethisch-sittlichen) Perspektive ist für beide – Arzt und Patient – eine aktive Beendigung sog. lebensunwerten Lebens unvertretbar.[666]

Ich habe mich bewußt und über Gebühr ausführlich mit den Krankheiten des Volkes Israel, seinen Heilungsmitteln und -möglichkeiten und der Stellung des Arztes im Alten Testament befaßt. Dies geschah letztendlich, um zu erklären, wie anders – rationaler! – die Situation von Arzt und Patient heute ist, fern jeden liturgisch-kultischen Beiwerks. Dies geschah aber auch, um vom Volk des Alten Bundes zu lernen, daß die Tätigkeit des Priesters und die des Arztes zwar nicht gleich, aber doch miteinander verwandt sind. Auch heute noch – heute wieder! – sollte es das Bedürfnis jedes hilfesuchenden Kranken sein, sich an Gott und den Arzt zugleich zu wenden. Am Beginn dieser Arbeit haben wir mit H.W. Wolff vom Volk des Alten Bundes gelernt, daß alle Lebensprozesse – und dabei insbesondere Krankheit und Heilung bzw. Leben, Sterben und Tod – nie vom Wirken Gottes (Jahwes) »abstrahiert« werden sollten. Somit ist zu fragen, ob die Zusammenschau von Medizin (im weistesten Sinne) und Theologie nicht letztlich in einer Synopse zweier zeitgleicher Lebensbereiche besteht: der biologisch schlechthin verbrachten Lebenszeit und der individuellen glaubend gestalteten Lebenswirklichkeit.

664 »Kultur und Ethik«, S. 298

665 a.a.O. S. 74

666 Vgl. hierzu die »konsequentialistische Ethik« des australischen Philosophen P. Singer mit ihren teilweise abschreckenden Schlußfolgerungen in »Praktische Ethik«.

Ich bin mir darüber im klaren, daß nach dem rein horizontalen Gottesverständnis Herbert Brauns[667], in dem eine vertikale Gottesbeziehung nicht existiert, diese Aussage völlig untragbar wäre. Für Braun, so muß man zwangsläufig folgern, gibt es keinen in der Geschichte frei handelnden Gott, sondern eher einen, der darin eingesperrt ist.[668] Der direkte (vertikale) Gnadenerweis Gottes existiert für Braun nicht. Er sieht in Gott lediglich den »Ausdruck für das Phänomen des gewissensmäßigen, getrosten, überzeugten Handelnkönnens«, erlebt Gott dort, wo der Augenblick in seiner Gefülltheit genommen und gelebt wird, und leugnet die Existenz einer »Gottheit«, die heute weltanschaulich nicht zu leisten sei.[669] Hier befindet sich Braun in nächster Nähe zu R. Bultmann, der in Gott die Ungesichertheit des nächsten Augenblicks sieht, die der Nichtglaubende als Daseinmüssen, der Glaubende aber als Daseindürfen erfährt. Gott erweist Gnade und Hilfe in Krankheitsnot einzig und allein auf dem Wege, daß Mitmenschen die Rolle des Arztes übernehmen, womit jegliche Gottunmittelbarkeit für nichtig erklärt wird. Bei H. Braun, für den es keinen »Gott per se« gibt (keinen Gott an und für sich),[670] kommt die Auslegung des »Begriffes Gott« einzig durch mitmenschliches Agieren zustande. Im Sinne Brauns ist es daher unmöglich, daß sich ein glaubender, hilfesuchender Patient an Gott und den Arzt zugleich wendet. In der Braun'schen Theologie kann sich ein von Gott Hilfe erbittender Kranker immer nur in einem gleichsam »gestaffelten horizontalen Verständnis« an den helfenden Mitmenschen als professionellen Arzt und damit zugleich an den helfenden Mitmenschen als Realisierung Gottes wenden. In Gestalt dieses ambivalenten Menschen als sachkompetenter Berufsausübender und damit zugleich als Realisierer Gottes wird die Braun'sche Theologie äußerst fragwürdig.

Das »transpersonale Gottesverständnis« Küngs[671] in Form der zugleich personal und apersonal wirklichsten Wirklichkeit hilft uns hier

667 »Jesus, der Mann aus Nazareth, und seine Zeit« S. 128

668 Böhm, H.: »Des Glaubens liebstes Kind«, S. 23

669 Zitiert nach J. Kahl: »Das Elend des Christentums oder Plädoyer für eine Humanität ohne Gott«, S. 95. Hier besteht eine innere Verwandtschaft zu dem Hamburger Theologen P. Schulz. Diese theologische Richtung war es u. a. auch, die die heute viel diskutierte »Theologie ohne Gott« miteingeleitet hat.

670 a.a.O., S. 155

671 »24 Thesen zur Gottesfrage«, S. 83

weiter als die Interpretation Brauns. Gleichwohl läßt uns die transpersonale Gottesauffassung Küngs (Gott als zugleich personale und apersonale Wirklichkeit) nicht ohne weiteres daran denken, daß der Mensch als »Du Gottes« bzw. Gott als das »Du des Menschen« in einer persönlich erfahrbaren dimensionalen Beziehungs-Wirklichkeit interagieren. Doch es gibt eine solche und sie besteht »überall auf Erden« (terrestrisch-global), aber auch zugleich »im Himmel« (kosmisch-universal) und vor allem »ohne zeitliche Grenze« (zeitlos-ewig). Sie geht weit über die »kognitive Nische« des Menschen hinaus, jenen erkenntnistheoretisch von G. Vollmer als Mesokosmos bezeichneten Ausschnitt der wirklichen Welt der uns Menschen zugänglichen »mittleren Dimension«. Zwar ist sie nicht nur durch räumliche Ausdehnungen oder scharf umrissene Grenzen definiert, jedoch liegt ihr eindeutig der Begriff der Anthropozentrizität zugrunde. Das heißt, »daß Sinnesorgane, Wahrnehmungsfähigkeit, Erfahrungsstrukturen, Alltagssprache und elementare Schlußweisen auf diesen Mesokosmos zugeschnitten sind«.[672] Dem dimensionalen Beziehungsraum K. Heims ist weniger der Begriff der Anthropozentrizität angemessen, sondern eher der Begriff der »Gott-Unmittelbarkeit« bzw. der »Gott-Innigkeit«, den G. Pfahler häufig gebraucht. Unabhängig von temporalen, globalen oder gar universalen Denkstrukturen ist Gott im Kontext eines dimensionalen Verhältnisses dem Glaubenden jederzeit unmittelbar und umgekehrt. Zur Wirklichkeit und Erfahrbarkeit der »interpersonalen« Beziehung zwischen Gott und Mensch kann die evolutionäre Erkenntnistheorie keinen Beitrag leisten.

Als Christen wollen wir uns – wie oben angedeutet – vielmehr fragen, ob nicht in jedem Arzt wenigstens in Spuren jenes priesterliche Element vorhanden sein muß, damit die Begegnung mit dem kranken Menschen letztendlich auch zu einer von Gottes Segenswirken begleiteten wird. Es versteht sich von selbst, daß es dabei nicht zu jener von U. Eibach beschriebenen Konstellation kommen darf, in der der Therapeut sein größeres Fachwissen angesichts seiner Patienten als »Herrschaftswissen« hütet und sich damit in seiner »priestergleichen Rolle« gefällt.[673]

672 Vollmer, G.: »Was können wir wissen. Die Natur der Erkenntnis«. S. 77-79
673 a.a.O., S. 43

Auch möchte ich mich von der Wiederbelebung einer ausschließlich religiös bestimmten Heilkunde, wie sie z. B. im Altertum als sog. Priestermedizin, Iatrotheologie oder theurgische Medizin (H. Schott)[674] praktiziert wurde, distanzieren. Was ich hier meine, ist etwas völlig anderes. Es ist die frei von jedem Überlegenheitsgefühl in den Dienst des Kranken gestellte Fach- und Sachkenntnis, und zwar in dem Bewußtsein, daß beide – Arzt und Patient – in eine höhere Verfügungssituation eingebunden sind.

In diesem Zusammenhang ist auf eine weitere Form falsch verstandenen Priestertums, die in gleicher Weise abgelehnt werden muß, aufmerksam zu machen. Wenn Ärzte die Besiegung des Todes – koste es, was es wolle – zum Ziel ihres Handelns erheben und die Unsterblichkeit als herstellbar proklamieren, verkehren sie die Medizin in Pseudo-Religion und lassen Wissenschaft zur erlösenden Kraft werden. Die Verfolgung solcher Ziele macht Ärzte zu falschen Priestern. Sie leisten einer Anschauung Vorschub, in der sich religiöses Vertrauen, Allmachts- und Ewigkeitserwartungen mit dem ärztlichen Beruf verbinden und die Kranken einer fatalen Illusion anheimfallen lassen. »Der pseudoreligiöse Wissenschaftsglaube verkennt, daß das Bemühen der Medizin um Heilung dort ins Gegenteil verkehrt wird, wo es die von Gott gesetzte Grenze der Kreatur nicht mehr anerkennen, den Tod besiegen, den neuen Menschen und ewiges Leben herstellen will.«[675] G. Altner meint genau dies, wenn er von der Heil-Losigkeit der Medizin spricht, die dann entsteht, wenn sie sich als das Heil selbst ausgibt.[676]

»Übertragen auf die Tätigkeit des Klinikers hilft der Glaube dem modernen, die Nachfolge Jesu anstrebenden Arzt ganz wesentlich. Der Glaube ist imstande, den aus der klinischen Situation begründeten Kontakt zum Patienten erheblich zu erweitern und schließlich in den Bereich völliger Aufgeschlossenheit für das gesamte Sein des Kranken zu führen. Der Glaube schafft den Ausgangsort, den man innehaben muß, um im Sinne Jesu seinen Nächsten anzunehmen. Mit dem Glauben an Jesus als den Christus kann das berufliche Wirken des Arztes Verkündigung

674 »Heilkraft der Natur. Zur Ideengeschichte der Naturheilverfahren«, S. 3
675 Eibach, a.a. O., S. 127
676 »Den neuen Menschen planen«, Aspekte für die Zukunft der Biomedizin. S. 265

für das Reich Gottes werden.«[677] In sehr konkreter Weise werden hier Grundhaltung und Ausgestaltung eines christlichen Lebens- und Berufsverständnisses angesprochen, zu dem ich mich – unter obigen Vorzeichen – vollinhaltlich bekennen möchte.

An dieser Stelle möge B. Maurer zitiert werden. Er sagt: »Es gibt einen engen Zusammenhang zwischen Heilung und Heil. Darum übt der heilkundige Arzt eine im weitesten Sinn priesterliche Tätigkeit aus. Es geht in der Therapie nicht nur um sein Wissen und Können, sondern um sein Gewissen. Er engagiert sich in der helfenden Beziehung unter Zurückstellung eigener Bedürfnisse und Interessen, um den Patienten zu helfen, in Krankheit Verantwortung und Freiheit wahrzunehmen.«[678] Das Wort des römischen Dichters Petronius, »Medicus nihil aliud est quam animi consolatio«,[679] bezeichnet das Trösten als integralen Bestandteil ärztlicher Tätigkeit. Dies gilt auch heute noch, obwohl die Aufgaben des Arztes in unserer Zeit weitaus vielfältiger geworden sind. Ein Arzt, der nicht trösten kann, mag ein guter Mediziner sein. Seinen Beruf (seine Berufung) als Arzt hat er verfehlt (s. Einleitung, Fernsehinterview mit einem Herzchirurgen).

Es sei hier eingeflochten, wie das Gewissen eines Arztes in besonderem Maße betroffen sein kann, selbst wenn ihm ein begangener Fehler nicht direkt anzulasten ist. Carl Ludwig Schleich erzählt anhand einer Begebenheit aus dem Berufsleben des berühmten Chirurgen Bernhard von Langenbeck (1810-1887) folgendes:

»Langenbeck hatte am Vormittag eine von ihm ersonnene Methode zur Resektion der Speiseröhre und des Schlundes zum dritten Male an einem Unglücklichen ausgeführt [...]. Der Fall sollte ein Ruhmesblatt in der Geschichte der Medizin werden. Alles war auf das schönste gelungen. Langenbeck aber und die Assistenten hatten in der Ereignisfreude vergessen, der Schwester zu verbieten, dem Mann irgend etwas zu trinken zu geben. Der entsetzliche Durst ließ den Armen den gereichten Becher Milch in gierigen Zügen herunterschlingen. Die Fäden rissen sämtlich durch, die infizierende Flüssigkeit ergoß sich in

677 Hengel a.a.O., S. 359
678 a.a.O., S. 25
679 wörtlich: der Arzt ist nichts als die Tröstung der Seele

den Brustkorb, und der Mann starb schon am Abend. Als wir am nächsten Morgen vor dem Zimmer des Chefs [...] antraten und klopften, kam unser lieber Oberwärter [...] mit Stille gebietender Lippengeste herausgeschlichen, schloß wieder ab und sagte flüsternd: ›Herr Geheimrat haben sich eingeschlossen, Herr Geheimrat sind noch hier, die ganze Nacht! Er liegt vor dem Kruzifix. Er betet in eins weg.‹ Das Bild des Schuldgefühls dieses Genius verließ mich niemals, es wurde mir ein heiliges Testament.«[680]

Wenn wir Krankheit und Sünde in ihrer prinzipiellen Verknüpfung – nicht in einer vermeintlichen Proportionalität – verstanden haben, dann wird uns das Versöhnungswerk Jesu Christi in seiner vollen Bedeutung erschlossen. Dadurch, daß die Sünde im Hinblick auf Sterben und Auferstehen Jesu Christi nicht mehr länger die Oberhand behält, sind Krankheit und Tod zwar nach wie vor biologisch unausweichlich, aber im Sinne christlicher Anthropologie nicht mehr endgültig. Dies scheint mir eine der wichtigsten Aussagen zu sein, die wir nach dem bisher Dargelegten machen können. Auch die neutestamentlichen Heilungsgeschichten Jesu, mit denen wir uns auseinandergesetzt haben, weisen darauf hin, daß es um die Heilung der ganzen menschlichen Existenz geht. Sie zeigen uns einen Weg zur Befreiung des menschlichen Seins, indem sie es in einen christologischen Zusammenhang stellen. In der Bedeutung rangieren Zusage und Annahme der Vergebung vor dem physischen (biologischen) Heilerfolg (s.a. Heilung durch Frieden mit Gott, bzw. »Paradoxe Heilung als therapeutisches Ur-Erlebnis«).

Wenn die Weltgesundheitsorganisation (WHO) Gesundheit so definiert, daß der Mensch in einem Zustand völligen physischen, psychischen und sozialen Wohlbefindens lebt, so sind aus der Sicht theologischer Anthropologie die Mängel dieser Interpretation kaum zu übersehen. »Zudem wird der Medizin hierbei von der Gesellschaft die wahrhaft grenzenlose Aufgabe gestellt, Bedürfnisse, Krisen, Notlagen aller Art nach dem Krankheitsmodell zu strukturieren und zu therapieren«, wie Böker richtig feststellt,[681] und dies kann natürlich nur als absurd bezeichnet werden.

680 Schleich, C.L.: »Besonnte Vergangenheit«, S. 156/157
681 a.a.O., S. 21

Ebenso ist die Ansicht Eduard A. Brechts, der um eine Neugestaltung unserer überzivilisierten Ernährungsweise ehrlich bemüht war, abzulehnen, wenn er sagt, Gesundheit sei das Produkt eines restlos störungsfreien und vollkommen geordneten Lebens.[682] Wessen biologische Existenz ist schon restlos störungsfrei, oder wer vermag – im Sinne Pfahlers – schon von sich zu behaupten, ein vollkommen geordnetes Leben vorweisen zu können? Anhand von unauffälligen Untersuchungsbefunden einem Patienten eine gute, ja womöglich überragende Gesundheit mit hoher Lebenserwartung zu prognostizieren, ist ein Wagnis. Das Studium einer normalen Morphologie und Funktion erlaubt nur näherungsweise Rückschlüsse. Eine Gesundheit, die nach den einschlägigen Regeln der derzeitigen medizinischen Kunst für gut befunden worden ist, kann allenfalls eine relative, keinesfalls aber eine absolute biologische Lebens-Garantie sein. Das hat das in der Einleitung angeführte zweite Beispiel in trauriger Einprägsamkeit bewiesen (Herzinfarkt des für gesund befundenen leitenden Angestellten).

Auch eine besonders gestaltete Lebensweise kann kein Garant für Krankheitsfreiheit bis ins hohe Alter sein. Wiederum ist Eduard A. Brecht keinesfalls zuzustimmen, wenn er behauptet, »mit dem völligen körperlichen Geordnetsein vollzieht sich langsam auch eine seelische Wandlung. Die unterschwellige Angst vor der Krankheit, die uns immer im Nacken saß, ist nun nicht mehr da«.[683] Man hat den Eindruck, daß mit der richtigen Ernährung Gesundheit hier gleichsam »gesichert« werden kann, so daß die Angst vor Krankheit (als lebensimmanentem Phänomen [d. Verf.]) langsam dahinschwinde. Dazu ist kritisch anzumerken, daß auch gesunde Ernährung – so ernst sie zweifellos genommen werden muß – kein Garant für »angstfreies Gesundbleiben« ist. Wir begegnen hier einem praktischen Beispiel für das, was mit M. Probst als Autismus in der Medizin bezeichnet wurde (Heilung durch eine einzige Methode).

Ebensowenig scheint der amerikanische Forscher und Arzt R. G. Jackson zu erkennen, daß Gesundheit bis ins hohe Alter trotz aller persönlichen und ärztlichen Bemühungen letztendlich ein »gnädiges

682 »Deine Ernährung ist dein Schicksal«, S. 5
683 a.a.O., S. 6

Geschenk« ist. Andernfalls hätte er nicht solche unhaltbaren Feststellungen getroffen wie die folgenden: »Ein Leben im Einklang mit den Gesetzen, die Gott deutlich in das offene Buch der Natur eingetragen hat, muß unweigerlich zum Erfolg führen«, bzw. »und sollten wir bereits siebzig Jahre alt sein, wir können mit völliger Sicherheit auf viele weitere Jahre rüstiger und ersprießlicher Tätigkeit rechnen, sobald wir uns vor dem Willen der Natur beugen.«[684]

Es sei an dieser Stelle die Behauptung gewagt, daß in ihrem Grundverständnis Krankheit und Tod in erster Linie eben kein medizinisches, sondern ein theologisches Problem sein sollten. Nach dem in Genesis 1, 1ff. berichteten »Sündenfall« ist diese uns anvertraute, aber so schlecht verwaltete Welt zwar nach wie vor Gottes Eigentum, doch wird es in ihr, solange sie existiert, trotz aller Vorsorge immer wieder Krankheit und Tod geben. Wenn die alten Krankheiten ausgerottet sind, werden neue kommen. Die Dringlichkeit medizinischer Forschung und die Notwendigkeit ärztlichen Handelns sollen damit keinesfalls abgewertet, sondern lediglich in ihrer Funktion korrigiert und zur Theologie in eine besondere Beziehung gesetzt werden. Dadurch kann nicht nur mit der geistlosen Formel von den Ärzten als »Halbgöttern in Weiß« aufgeräumt, sondern vielmehr auch aufgezeigt werden, daß sich Theologie und Medizin in enger Nachbarschaft befinden, ja sogar Schwestern und als solche Kinder eines und desselben »Vaters« sind. In diesem Sinne möchte ich die These des Kirchenvaters Tertullian »medicina soror philosophiae« getrost durch den Zusatz »et theologiae« ergänzen.[685] Die Feststellung dieses Sachverhaltes hat mit einer Retheologisierung der Medizin nichts zu tun.

Wir wollen einen Vergleich von Paul Tillich[686], der das Verhältnis von Philosophie und Theologie betrifft, abwandeln und – das Wort Philosophie durch das Wort Medizin ersetzend – bekennen: »Medizin und Theologie umfassen sich wechselseitig, aber die Theologie hat dabei die kräftigeren Arme.« In der Tat ist es meine Überzeugung, daß die Medizin die biologisch lebensentscheidende Therapie bietet, die Theologie

684 Jackson, R.G.: »Nie mehr krank sein«, S. 206

685 zu deutsch: die Medizin ist eine Schwester der Philosophie und (von mir ergänzt) der Theologie

686 zitiert nach Zahrnt, H.: »Die Sache mit Gott«, S. 418

aber die heilsentscheidende Perspektive eröffnet. In Analogie dazu können wir Proverbien 16,9 zitieren, wo es heißt: »Des Menschen Herz erdenkt sich seinen Weg, aber der Herr allein lenkt seinen Schritt.« Oder Proverbien 3,5 und 6: »Verlaß dich auf den Herrn von ganzem Herzen und verlaß dich nicht auf deinen Verstand, sondern gedenke an ihn in allen deinen Wegen, so wird er dich recht führen.« Einen Beitrag zur medizinischen Anthropologie unter diesem Gesichtspunkt zu leisten, war eines der Anliegen dieser Arbeit.

Ein ehemals Schwerkranker, der wieder gesund geworden ist und dabei gläubige Einsicht in seine revidierte Lebenssituation geschenkt bekommen hat, wird anders über seine neue Gesundheit denken. Für ihn ist die Teilhabe am »Sein Gottes« letztendlich lebenswichtiger und sinnvoller geworden als das im Grunde utopische Streben nach einem Zustand völligen physischen, psychischen und sozialen Wohlbefindens. Das wahre Wunder im Zusammenhang mit Krankheit und Heilung heißt »Gottesbegegnung«, bzw. es ist nach W. J. Bittner ein »Zeichen der Herrschaft Gottes« (so der Titel seines Buches). Ganz in diesem Sinne sieht es auch E. Pasewaldt aus ihrer praktisch-theologischen Gemeindearbeit, wenn sie die aus Jesus Christus kommende Heilung als Überwindung der Entfremdung von Gott bezeichnet und damit das Grundelend menschlicher Existenz anspricht.[687]

Ist aber Heilung so zu bestimmen – und vielleicht können wir es jetzt gar nicht mehr anders –, dann vermag auch ein biologisch tödlich Erkrankter im umfassenderen Sinne seines Menschseins durch seine in diesem Leben schon beginnende Teilhabe am Reich Gottes innerlich geheilt zu werden. Welch eine Paradoxie! Wir haben hier gleichsam den Kulminationspunkt erreicht, in dem Tod und Leben nicht mehr radikale Gegensätze sein müssen, wie z. B. im alten Israel, sondern über die Brücke der inneren Akzeptanz verbunden sein können. Wenn beide sich dadurch selbst verstehen, daß sie einander bedingen, dann kann der Tod am Ende eines wie lange auch immer dauernden Lebens nicht nur hingenommen (s. Aulbert), sondern zustimmend angenommen (s. Kübler-Ross) werden.

687 »Die heilende Kraft des Glaubens«, S. 291

Ja, ich möchte über diese Aussage noch hinausgehen. Für den Christen bedeutet zustimmende Annahme, daß er zum Frieden mit Gott und zur Heilung seiner gestörten Gottesbeziehung kommt. Die Heilung der gestörten Gottbeziehung durch Schuldvergebung nennt der christliche Glaube »Versöhnung«. Im Gegensatz hierzu wird in der liberalistischen Psychotherapie die Schuld durch den Begriff »Konflikt« und die Versöhnung durch den Begriff »Bewältigung« ersetzt. Durch »Bearbeitung« eines Konflikts nach dem triadischen Schema »Erinnern – Wiederholen – Durcharbeiten« wird der Mensch zu einem neuen Verhältnis zu sich selbst und zur Gesellschaft »befreit«, was man in diesem Zusammenhang besser als »Neu-in-Beziehung-gesetzt« bezeichnen sollte. Es gilt hier, diesen Unterschied deutlich herauszustellen.

Letztendlich bedeutet Heilung durch Frieden mit Gott weit mehr als nur Zustimmung nach dem Kübler-Ross'schen Modell. Friede enthält Hoffnung, und zwar die konkrete Hoffnung auf eine persönliche, »anschauende Begegnung« mit Jesus Christus in der Gewißheit, »daß mein Erlöser lebt«. Bei der zustimmenden Annahme nach Kübler-Ross – das muß man kritisch sehen – besteht die große Gefahr, daß der Mensch glaubt, er komme unter Umgehung einer versöhnenden Christusbeziehung »schon irgendwie zu einem guten Ende«. Es heißt hier also, wachsam zu sein und die etwas diffuse »humanistisch gereifte Akzeptanz« des Lebensendes von der friedvollen, erlösungsgewissen Annahme des Todes zu unterscheiden.

Wenn ich bei meiner klinischen Tätigkeit auch die Erfahrung gemacht habe, daß die letzte Phase bei den meisten Sterbenden in Resignation und Apathie mündet, so bilden doch die wenigen Patienten, die ihren Tod nicht nur hinnahmen, sondern im Glauben annahmen, ein weithin leuchtendes Fanal. Auch E. Heim bestätigt diese Erfahrung aus seinem Umgang mit Schwerkranken und Sterbenden.[688] Der Kulminationspunkt, in dem Tod und Leben ihre radikale, sozusagen alttestamentliche Gegensätzlichkeit verlieren, ist prinzipiell voraussetzungslos erfahrbar. Bei dieser Erfahrung handelt es sich glücklicherweise nicht um eine Reife, die vom sozialen Status abhängig ist und durch besondere schulische oder gar universitäre Erziehung erworben wird. Jenseits von

688 a.a.O., S. 105/106

Bildung und Einkommen kann sie jedem zuwachsen, der zu glauben gewillt ist.

In der Zusammenschau von Medizin und Theologie wird die medizinische Anthropologie immer ein Stück weit »Anthropologie aus dem Glauben« sein müssen.[689] »Vor Gott, coram deo, ist der Mensch mehr, als was er ist. Gott sieht sozusagen den Menschen schon mit neuen Augen. Er hält für den alten, den vergehenden, den gerichteten Menschen, den Menschen in der Tiefe seiner scheinbar ausweglosen Tragik, aus Liebe und Menschenfreundlichkeit schon das Kleid und die Form des neuen Menschen bereit. Diesen neuen Menschen darf der Mensch ›anziehen‹, und zwar nicht ein für allemal, sondern je aufs neue in den wechselnden individuellen und politischen Situationen seiner Geschichte.«[690]

So kann denn auch der Arzt von seinen Patienten lernen. Karl Jaspers hat in beeindruckender Weise gezeigt, daß Skepsis, Naturalismus und Glaubenslosigkeit die inneren Gefahren sind, vor denen jeder Arzt irgendwann einmal steht. Aber er muß nicht notwendigerweise ein Skeptiker bleiben, der alles Unheil sieht. Er muß nicht zwangsläufig im Naturalismus verharren, der in der Erbarmungslosigkeit der Natur, in der Unverhofftheit der zufälligen Wendungen und im ständigen Werden und Vergehen nichts als das kausale Naturgeschehen erblickt. Und er muß nicht notgedrungenerweise im Unglauben steckenbleiben, für den es nichts anderes als den endlosen Kreislauf des Elends gibt. Durch die Erfahrungen mit seinen Patienten und durch die vielleicht hier und da gewonnenen Einsichten kann ihm die Energie seines Hoffens durchaus zur Leidenschaft werden. Wenn Jaspers mit Schiller vom Arzt sagt: »Noch am Grabe pflanzt er die Hoffnung auf«, dann geschieht dies im Vertrauen »zu einem unbedingten Grunde«.[691] Gelegentlich vermögen Patienten – und sei es während eines ganzen ärztlichen Berufslebens nur eine an ein oder zwei Händen ablesbare Zahl – uns durch ihre Glaubenszuversicht in Erstaunen zu versetzen. Jenseits aller hochgestochenen Reflexion lassen sie uns etwas von dem über Sterben und Tod hinaus-

689 Ott, a.a.O., S. 187
690 ebda.
691 a.a.O., S. 17

gehenden Gottesverhältnis erahnen, das keine geographisch-geologische oder extraterrestrische Größe, sondern eine dimensionale Beziehung ist. Mag Jaspers es auch anders gemeint haben, so könnten wir doch theologisch genau dies als den »unbedingten Grund« ansehen.

Nur der Mensch kann diesem Leben gelassen gegenüberstehen, der seine Endlichkeit und Vergänglichkeit auf dieser Erde zu jeder Zeit und Stunde positiv zu integrieren in der Lage ist. »Wer ein menschenwürdiges Dasein führen möchte, braucht eine Antwort auf den Tod, die uns nur durch die Auferstehung Jesu von den Toten gegeben worden ist.«[692] Für den Christen gibt es keine Unsterblichkeit der Seele, darauf sei hier noch einmal ausdrücklich hingewiesen. Wenn z. B. Erich Fromm der Ansicht ist, daß das Christentum eine unsterbliche Seele fordere,[693] dann irrt er gründlich. Das Christentum kennt keine Unsterblichkeit der Seele, sondern die ungleich tröstlichere Auferstehung der Toten. Durch den Irrtum Fromms relativiert sich all das, was er über die existentiellen und historischen Dichotomien im Menschen aussagt. Die Seele, die nach Begemann – einem der wenigen, die sozusagen eine »Ortsbestimmung« wagen – heuristisch »im Angelpunkt von Leib und Gesellschaft« lokalisiert ist,[694] verlischt mit dem Ende unserer biologischen Existenz.

Wie weitgehend die Ansicht von der Unsterblichkeit der Seele das philosophische Denken beherrscht, wird besonders plastisch u.a. von Volkmann-Schluck dargestellt. Er versucht nachzuweisen, daß der Leib mit seinen sinnlichen Qualitäten sich im Grunde selbstreflexiv verhält. Der Leib nimmt also außerhalb seiner selbst immer nur das Einzelne, Besondere wahr und ist deshalb nicht in der Lage, die Dinge auf sich selbst hin freizugeben. Er gelangt somit nie zur Erkenntnis des Selben, des Einen, dessen also, was allen Einzelerscheinungen als »Essentia«, als »An-Sich« (Wesen) gemeinsam ist. Die Seele gelangt erst dadurch in die Nähe zu dem, was ist, daß sie sich soweit wie möglich vom Leib befreit. Das reine Denken ist demnach möglichst weitgehend leib-befreite Seele, mithin das Für-sich-Sein der Seele im reinen Denken. Da erst der Tod

692 Seiß, zitiert nach Klempnauer, G.: »Wenn ich nur noch einen Tag zu leben hätte«, S. 149

693 »Psychoanalyse und Ethik«, S. 48/49

694 a.a.O., S. 166

die endgültige Trennung der Seele vom Leibe herbeiführe, liege das Sterben in der Sinnrichtung des Philosophierens selbst. »Erst die endgültige Trennung der Seele vom Leib, der Tod, befreit die Seele zu jener Freiheit, die sie befähigt, das Seiende in seiner Reinheit zu erkennen.«[695] Dem setzt die christliche Theologie die »Auferstehung der Toten« entgegen und die – u.a. von den Neurowissenschaften unterstützte – Einsicht, daß mit dem biologisch-leiblichen Tode auch die Seele verlischt. Nochmals: In der Theologie wird die Unsterblichkeit der Seele durch den Glauben an die Auferstehung der Toten ersetzt. Diese Tatsache kann auch nicht durch die Aussage der platonischen Philosophie erschüttert werden, daß die Seele – wenn sie sich dem unwandelbaren Wesen der Dinge erkennend zuwende – sich immer gleichbleibe. Da das Immer-Gleiche bzw. das Immer-Seiende das Göttliche bedeute, habe die Seele göttliche Qualität, sei also unsterblich.

Und so wollen wir denn als Kranke – aber auch als Gesunde, die vielleicht schon morgen selbst erkranken und vor die letzten Entscheidungen des Lebens gestellt sein können – mit den Versen des Dichters und Theologen Detlev Block beten:

»Bewahre Leib und Seele auch im Dunkeln
und laß die Sterne deiner Gnade funkeln.
So will ich dir, mein Gott, mit allen Kranken
von Herzen danken.«[696]

Im Rückblick auf unser zu Ende gehendes Leben wäre es erschütternd, wenn wir als – entweder vorzeitig und jung oder lebenssatt und hochbetagt – Sterbende ausrufen müßten wie der Atheist Hume: »Ich bin in den Flammen«, oder wie der Präsident der Internationalen Gottlosenbewegung, Jaroslawski: »Bitte verbrennt alle meine Bücher.« Genauso deprimierend wäre es, wenn wir unter Anwendung fremdreligiöser (besser noch: heidnischer) Praktiken unser Leben beschließen würden, wie z. B. der englische Schriftsteller A. Huxley, der sich nach Verabfolgung von zwei Gaben LSD in eindringlicher Rhythmik aus dem ägypti-

695 Volkmann-Schluck, K.H.: »Einführung in das Philosophische Denken«, S. 20/21

696 Block, D.: Gedicht ohne Titel, S. 535

schen Totenbuch vorlesen ließ. Oder wenn wir in Todesverzweiflung selbst Hand an uns legen würden, wie z. B. der Psychologe B. Bettelheim in einer amerikanischen Pflegeanstalt, der sich eine Plastiktüte über den Kopf stülpte.[697]

Selbst der Spötter Heinrich Heine (1797-1856), in dessen Gedichten die romantische Ironie häufig mit seiner inneren Zerrissenheit und Zwiespältigkeit einen verderblichen Bund eingegangen ist,[698] scheint etwas von den hier angedeuteten deprimierenden Zusammenhängen geahnt zu haben. Als Schwerkranker kann man bei der Lebensbilanz im Rückblick das eigene »gelebte Leben« praktisch verwerfen, indem man es durch Selbstmord beendet oder durch »Tötung im Einverständnis« bewußt beenden läßt. Man kann es aber auch aus gewandelter geistiger Haltung heraus korrigieren, indem man die Nachwelt vor den begangenen (eigenen) Fehlern warnt und somit vor Gott und der Welt gleichsam Abbitte tut – eine der größten menschlichen Lebensleistungen überhaupt! Letzteres war offensichtlich bei Heinrich Heine der Fall, als er als schwerkranker Mann auf dem Sterbebett das Gedicht »Vergib mir meine Lieder« schrieb. Die Verse wurden erst in seinem Nachlaß gefunden, und sie sind – spricht man von dem Dichter Heinrich Heine – bis heute leider nur den wenigsten Menschen bekannt geworden. Seines beeindruckenden – um nicht zu sagen erschütternden – Inhaltes wegen sei das Gedicht hier wiedergegeben:

> Zerschlagen ist die alte Leier
> am Felsen, welcher Christus heißt,
> die Leier, die zu böser Feier
> bewegt ward von dem bösen Feind,
> die Leier, die zum Aufruhr klang,
> die Zweifel, Spott und Abfall sang.
> O Herr, o Herr, ich knie nieder,
> vergib, vergib mir meine Lieder!
>
> Der Kirche ist in ihrem Glauben
> manch Spottlied frevelhaft erschallt.
> Es sollte Zucht und Ordnung rauben
> mit weicher Töne Truggewalt.

697 Diessenbacher, H.: »Der Tod und die Pflege«, FAZ Nr. 183, 1992.
698 Vgl. G. Ried: »Wesen und Werden der deutschen Dichtung von den Anfängen bis zur Gegenwart«, S. 165

Die freie Rotte triumphiert,
ich hab ihr manches zugeführt.
O Herr, ich schlag die Augen nieder,
vergib, vergib mir diese Lieder!

Und als des Märzens Stürme kamen
bis zum November trüb und wild,
da hab ich wilden Aufruhrsamen
in süße Lieder eingehüllt.
So manches Herz hab ich betört,
des ewgen Lebens Glück zerstört.
Gebeugten Hauptes sink ich nieder,
o Herr, vergib mir meine Lieder!

Zerschmettert ist die alte Leier,
am Felsen, welcher Christus heißt.
Die Leier, die zu böser Feier
bewegt war von dem bösen Geist.
Ach, schenk mir eine neue Leier
sanft und mild,
vom heilgen Friedensklang erfüllt.
O neige segnend Dich hernieder
und gib mir neue, neue Lieder!

Für Kranke und Sterbende, aber auch für Gesunde kann, sofern der christliche Glaube für sie zum Lebensprinzip geworden ist, eine besonders intensive Tröstung in den Sätzen des Apostels Paulus aus Römer 14,7-9 liegen: »Denn keiner von uns lebt sich selber, und keiner stirbt sich selber. Leben wir, so leben wir dem Herrn; sterben wir, so sterben wir dem Herrn. Darum: ob wir nun leben oder sterben, so sind wir des Herrn. Denn dazu ist Christus gestorben und wieder lebendig geworden, daß er über Tote und Lebendige Herr sei.« Dieser Bibelvers sagt dem Glaubenden, daß unsere diesseitige biologische Existenz, aber auch unser »anderes Sein« nach Sterben und Tod in Gott ruhen. Wenn Gott selbst mein Jenseits ist (Jüngel), so handelt es sich dabei nicht um ein extraterrestrisches Phänomen, sondern um eine wirkliche Beziehung in einer neuen Dimension.

Da für den Glaubenden alles Sein ein permanenter Aufbruch in die Wirklichkeit Gottes ist, hat das Sterben im Prinzip (sozusagen de jure) seinen Schrecken verloren, so qualvoll es von Fall zu Fall (sozusagen de facto) sein mag. Dadurch ist auch dem Tod seine Macht genommen.

Denn die Wirklichkeit Gottes, in die wir als Gesunde und Kranke schon zu Lebzeiten gestellt sind, wird nicht durch den Tod unterbrochen. Sie setzt sich lediglich in einer unserem forschenden Verstand unzugänglichen anderen Weise fort.

Im Vertrauen darauf kann das fragende und von Zweifeln umgetriebene Herz von Gesunden und Kranken seine innere Ruhe finden. Und es möge ihm die Gelassenheit des Glaubens bewahrt bleiben, daß unsere Identität in der Wirklichkeit Gottes für jetzt und allezeit gegründet ist. Mit diesem Glauben halten wir den zu Anfang erwähnten »Schatz im Acker« zwar noch nicht direkt in unseren Händen. Vielleicht haben die Gedanken dieser Arbeit aber zu der Erkenntnis geführt, daß wir ihn nunmehr nicht länger nur vage zu erahnen oder aus der Ferne zu schauen brauchen, sondern bereits jetzt von nahem sehen können. Die Sehnsucht, ihn einmal ganz und für immer unser eigen nennen zu dürfen, ist die Triebkraft christlichen Lebens, mündend in das Reich Gottes, das schon hier und jetzt beginnt und den Tod überdauert.

Annex

1. Die vier anthropologischen Kardinalbegriffe im AT

In Anlehnung an Wollstadt[699] und Wolff[700] erscheint es geraten, einige wichtige anthropologische Begriffe der Bibel zum besseren Verständnis kurz aufzulisten.

a) basar (hebräisch) – sarx (griechisch) = Fleisch

Das Wort erscheint im Alten Testament 273mal,[701] immer dann, wenn die Bibel den Menschen in seiner Vergänglichkeit charakterisieren will. Nach Wolff ist der Begriff 104mal auf Tiere bezogen,[702] soweit zum Ausdruck kommt, daß es sich um etwas handelt, was den Menschen in gleicher Weise wie dem Tier zu eigen ist. Der menschliche Körper als Ganzes, auch seine (Bluts-)Verwandtschaft, ja seine gesamte Gattung sind vergängliche Wesen. Neben Fleisch hat basar u.a. auch die Bedeutung Körper, Verwandtschaft, Schwäche. Wolff umschreibt den Begriff mit »Der hinfällige Mensch«.[703] Ähnlich übersetzt von Stockhausen und bemerkt ergänzend, daß basar auch die versammelte Gemeinde bedeuten könne.[704]

b) näphäsch (hebräisch) – psyche (griechisch) = Seele

Das Wort erscheint im Alten Testament 755mal.[705] Im Schöpfungsbericht heißt es »[...] und so wurde der Mensch eine lebendige

699 Wollstadt, H.J.: »Beziehungen zwischen Psyche und Krankheit nach Aussagen der Bibel«, Teil 2, S. 1ff.
700 Wolff, H.W.: »Anthropologie des Alten Testaments«, S. 25ff.
701 Wolff, a.a.O., S. 49
702 ebda.
703 ebda.
704 a.a.O.,S. 56
705 Wolff, a.a.O., S. 25

näphäsch«. Hiermit ist sicher nicht allein unser heutiges Wort Seele gemeint, sondern es bedeutet im Hebräischen u.a. auch Kehle, Hals, Begehren, Leben, Person. Die atmende, begehrende, sich sehnende näphäsch wird Ausdruck für das lebendige Individuum. »Wie der Hirsch lechzt nach frischem Wasser, so schreit meine Seele, Gott zu dir«, heißt es in Psalm 42, 2. Wollstadt interpretiert: Ich habe keine Seele, sondern ich selber bin Seele.[706] Wolff umschreibt näphäsch mit »Der bedürftige Mensch«.[707]

c) ruach (hebräisch) – pneuma (griechisch) = Geist

Das Wort erscheint in der hebräischen Sprache des Alten Testaments insgesamt 378mal.[708] Der Begriff ruach hat zweierlei Bedeutung. Zum einen bezeichnet er die uns allen geläufige Naturkraft des Windes in insgesamt 113 Fällen. Zum anderen wird ruach 136mal auf Gott und 129mal auf Menschen, Tiere und »Abgötter« bezogen.[709] Hingegen findet der Begriff näphäsch in erheblich geringerem Maße und der Begriff basar nie Verwendung im Zusammenhang mit Gott.[710] Wolff vermerkt es als typisch, daß ruach im Buch Leviticus nicht ein einzigesmal erscheint, wohingegen basar gerade in diesem Buch am häufigsten gebraucht wird. Denn hier geht es ja vor allem um Opfergesetze, Reinheitsgebote und Gesetze zur Heiligung des täglichen Lebens. Darum sei ruach ein von vornherein als theo-anthropologisch zu klassifizierender Begriff. Im geradezu meteorologischen Sinne meint dieses Wort die bewegte Luft, den Wind. So weht ruach z. B. in Genesis 1, 2 »über den Wassern«. Übertragen auf den Menschen ist der »Wind« hier zunächst sein Atem. Wie jedoch ruach als Atemluft und im Vergleich dazu näphäsch als Atmungsorgan zu unterscheiden und doch zusammenzuschauen sind, zeigt eindrücklich das Bild von der Kamelstute in Jeremia 2, 24: »Mit der Gier ihrer Kehle (näphäsch) schnappt sie nach Atemluft (ruach).«[711]

706 a.a.O., Teil 2, S. 1
707 a.a.O., S. 25
708 Wolff, a.a.O., S. 57
709 ebda.
710 a.a.O., S. 48 u. 57
711 so bei Wolff, a.a.O., S. 60 die wörtliche Übersetzung, wohingegen es in der '84er Lutherbibel heißt: [...] »wenn sie vor großer Brunst lechzt«.

Von Stockhausen übersetzt ruach mit Lebensodem, Lebensgeist, der von Gott eingegossen ist. Der Mensch lebt, solange er diesen Geist besitzt.[712] Neben Wind und Atem hat ruach außerdem die Bedeutung von Lebenskraft, Geist, Geister, Gemüt und Willenskraft. Insgesamt umschreibt Wolff den Begriff mit »Der ermächtigte Mensch«.[713] Was die Willenskraft anbelangt, so ist ruach nicht nur geeignet, Gemütsbewegungen darzustellen, sondern geradezu Träger sog. energischer Aktionen des Willens zu sein,[714] sei es zum Aufbau, sei es zur Zerstörung. Als Beispiel für letzteres heißt es in Jeremia 51, 11: »Der Herr hat den Mut (ruach) der Könige von Medien erweckt; denn seine Gedanken stehen wider Babel, daß er es verderbe.«

d) lébáb (hebräisch) – cardia (griechisch) = Herz

Dieses Wort ist für die alttestamentliche Anthropologie sprachlich am wichtigsten. Es kommt in der geläufigsten Form léb 598mal, in der Form lébáb 252mal vor.[715] Im Unterschied zu den anderen Hauptbegriffen ist es fast ausschließlich auf den Menschen bezogen. Nach Wolff hat es eine hohe »Relevanz für die Anthropologie«.[716] Im Bericht von Nabals Tod (1. Samuel 25) heißt es, daß das Herz Nabals erstarb, obwohl er erst etwa zehn Tage später definitiv dadurch starb, daß Jahwe ihn schlug. Das zeigt, daß an einen Herzstillstand im Sinne heutiger medizinischer Terminologie nicht gedacht war, denn das hätte ja den sofortigen Tod bedeutet. Das Ersterben von Nabals Herz (lébáb) beschreibt offenbar eine völlige körperliche Starre. Der Erzähler dieser Geschichte hat sich das Herz hier offensichtlich als ein zentrales Organ vorgestellt, das die Beweglichkeit der Glieder (also die allgemein-motorischen Impulse des Körpers) möglich machte. Nach heutiger Vorstellung könnte auch an ein »cerebrales Coma« gedacht werden, dem Nabal nach zehn Tagen infolge eines Herzversagens erlag. In Psalm 25, 17 heißt es: »Löse meines Herzens Bedrängnisse, aus meinen Nöten führe mich hinaus.« Die

712 a.a.O., S. 56
713 a.a.O., S. 57
714 a.a.O, S. 65
715 Wolff, a.a.O., S. 68
716 a.a.O, S. 69

wörtliche Übersetzung lautet: »Weite die Verengungen meines Herzens«. Es werden also die körperlichen Beschwerden (Angina pectoris?) mit den seelischen Angstzuständen in Verbindung gebracht. Neben Herz bedeutet lébáb wohl auch Gefühl, Wunsch, Vernunft, Willensentschluß: das Herz ist der Ort der Entschlüsse.[717] Allein in den Proverbien kommt der Begriff 99mal vor. Schließlich kann er auch für das »Herz Gottes« stehen, als Organ für den klaren Willen Gottes.[718] Wolff faßt alle diese Bedeutungen unter der Überschrift »Der vernünftige Mensch« zusammen.[719]

e) Interpretation:

Bei der Wolff'schen Auslegung der vier anthropologischen Kardinalbegriffe im Alten Testament ist eine Entwicklung nicht zu übersehen. Der »hinfällige Mensch«(a) ist der»bedürftige Mensch« (b). Die Zuwendung Gottes läßt ihn zum »ermächtigten Menschen« (c) werden. Erst der von Gott »ermächtigte Mensch« wird im christlich-anthropologischen Verständnis zum »vernünftigen Menschen« (d). So bilden also basar-näphäsch-ruach-lébáb bzw. sarx-psyche-pneuma-cardia bzw. Leib-Seele-Geist-Herz die vier Bereiche, aus denen sich »Menschsein« zusammensetzt. Jedes Reden vom Menschen, ob unter säkularen oder christlich-anthropologischen, geistes- oder naturwissenschaftlichen Aspekten, tut gut daran, diesen Sachverhalt zu beherzigen.

2. Die Krankheit des Apostels Paulus, abgeleitet aus der »neutestamentlichen Symptomatik«

Im Schrifttum des Apostels Paulus findet sich eine gewisse Zahl von Krankheitszeichen, die ihn selbst betreffen. Aus ihnen läßt sich bei aller Vorsicht mit einer gewissen Wahrscheinlichkeit die den Apostel begleitende chronische Erkrankung rekonstruieren. Die relativ spärliche

717 a.a.O., a.a.O., S. 85
718 a.a.O., S. 91
719 a.a.O., S. 68

Angabe von Symptomen in den einzelnen Heilungsgeschichten des Neuen Testaments ist, wie bereits angedeutet, dadurch bedingt, daß im Vordergrund nie die klinische Relevanz einer Erkrankung steht. Die Heilstaten Jesu an sich und die Umstände, unter denen sie geschahen, haben den höheren Stellenwert. In den Schriften des Paulus kommt es dagegen, u.a. bedingt durch Umfang, Inhaltsreichtum und den persönlichen Briefcharakter, dazu, daß er häufiger auch von sich selbst und seinem körperlichen Befinden berichtet. Andererseits erklärt sich die ungenaue Darstellung seiner Krankheit aus der persönlichen Bekanntschaft zwischen Paulus und den Gemeinden. Es wird die Kenntnis der Krankheit vorausgesetzt und lediglich von Details berichtet. Aus den Schriften des Paulus und der Apostelgeschichte läßt sich nun eine gewisse Symptomenpalette ablesen, die es uns erlaubt, sein Leiden etwas genauer zu untersuchen. Handelt es sich um eine Epilepsie, wie manche behaupten?

Das erste Symptom finden wir in 2. Korinther 12,7: Es »ist mir gegeben ein Pfahl ins Fleisch, nämlich des Satans Engel, der mich mit Fäusten schlagen soll«. Paulus wird durch *kolaphizein,* durch ein »Mit-Fäusten-Schlagen«, geschädigt. Es handelt sich hier wohl weniger um Ohrfeigen als vielmehr um faustschlagartige Sensationen, die nach Krenkel Kopf und Scheitel treffen.[720] Von einem zweiten Symptom erfahren wir in Galater 4,13: »Schwachheit des Leibes«. Aus Vers 14 ist ersichtlich, daß Paulus offenbar deshalb zeitweilig bei den Galatern aufgenommen werden mußte. Er wurde von ihnen wegen seiner Schwachheit bzw. Krankheit keineswegs verachtet, wie man der Gepflogenheit der damaligen Zeit entsprechend hätte annehmen können.[721] Die Tatsache, daß Paulus häufig kränkelte, ist heute wohl kaum noch zu bezweifeln. Deshalb kann ich der Ansicht G. Kluxens, in den 30 Jahren seiner evangelistischen Mission sei Paulus gesund und kräftig geblieben, nicht recht geben.[722]

720 »Beiträge zur Aufhellung der Geschichte und der Briefe des Apostels Paulus«, S. 49ff.

721 Fenner, a.a.O., S. 31/32

722 »Sehstörungen des Apostels Paulus«, S. 1458

Ein dritter Symptomenkomplex ist gleich dreimal nachzulesen, und zwar in Apostelgeschichte 9,3ff.; 22,6/7 und 26,12: Umleuchtetwerden von Licht, Niederfallen auf die Erde, anschließende transitorische Amaurose (Erblindung), Verweigerung von Nahrung und Flüssigkeit, nach Apostelgeschichte 9 von drei Tagen Dauer. G. Kluxen erklärt die Amaurose als UV-Licht-Keratitis (Augenentzündung durch UV-Bestrahlung) nach mehrtägiger Wüstenwanderung mit intensivem Einfall von Sonnenlicht und nachfolgender Erblindung für einige Tage, ähnlich einer Verblitzung beim Schweißen. Interessant ist, daß Kluxen den Apostel Paulus an bleibenden bilateralen Zentralskotomen (zentrale Gesichtsfeldausfälle mit herabgesetzter Sehfähigkeit) nach dem Lichtereignis leiden läßt. Die Bezeichnung des Hohenpriesters Ananias als »getünchte Wand« in Apostelgeschichte 23,3 durch Paulus sei Folge dieser Sehstörung gewesen [gleichsam verschwommenes Sehen, d. Verf.].[723] Hiermit wird der biblisch-theologische Gehalt völlig verkannt. Denn Paulus wollte dem Hohenpriester vor dem Tribunal des Synhedriums damit kundtun, daß er ihn als morsche Wand ansehe, deren Morschsein durch Tünche sozusagen verdeckt sei, und ihn damit aus seiner Sicht der Unaufrichtigkeit und Selbstgerechtigkeit zeihen.

Es ist hier allerdings redlicherweise zu fragen, ob diese Phänomene der Krankheits-Symptomatologie des Apostels zugerechnet werden dürfen, wie es viele Forscher tun. Im Zusammenhang mit seinem Bekehrungserlebnis darf man meiner Meinung nach nicht in den Fehler verfallen, die existentielle Wende in der Glaubenshaltung des Apostels krankheitssymptomatisch erklären und damit naturwissenschaftlich bzw. pathophysiologisch erforschen zu wollen. Dagegen spricht auch die Tatsache, daß in dem dritten Erlebnisbericht (Apostelgeschichte 26,12ff.) seine Reisebegleiter – bis auf das Hören der Stimme – in gleicher Weise betroffen waren. Es muß ferner angemerkt werden, daß in keinem der drei Berichte von einer echten Bewußtlosigkeit die Rede ist. Auch fehlt die Angabe einer retrograden Amnesie, wie sie für eine Grand-Mal-Epilepsie (großer epileptischer Krampfanfall) typisch wäre. Das wichtigste Argument gegen eine Epilepsie ist die über Jahre unvermindert anhaltende geistige Regsamkeit des Apostels. Obwohl

[723] ebda.

R. Steiger unter Berufung auf Binswanger fehlende intellektuelle Verfallserscheinungen bei Epileptikern gelegentlich für möglich hält,[724] bin ich doch der Ansicht, daß sich bei Paulus infolge rezidivierender und schwerer cerebraler Krampfanfälle mit der Zeit zwangsläufig Intelligenzdefekte hätten einstellen müssen. Die paulinischen Schriften jedenfalls weisen eine nachlassende Geisteskraft nicht aus, obwohl der Apostel körperlich sicher nicht in bester Verfassung war.

Weit davon entfernt, Paulus eine echte hysterische Charakterveranlagung z. B. in Anlehnung an die von Jolly gegebene Definition[725] zu unterstellen, kann man ihm dennoch gewisse Züge nicht absprechen, die mit aller gebotenen Vorsicht an eine Art hypomanischer oder hysteriformer Persönlichkeitsstruktur denken lassen könnten. Die laut Fenner[726] bei Paulus feststellbaren Eigenschaften wie Reizbarkeit, Stimmungslabilität, Eigensinn und gesteigertes Selbstwertgefühl könnten in diese Richtung deuten.[727] In Übereinstimmung damit konstatiert W. Feneberg bei Paulus ein überstarkes Gemütsleben und eine auffällige Fähigkeit, negative und positive Gefühle, Haß und Liebe deutlich zu äußern. Die ausgeprägte Emotionalität des Apostels, seine extremen Liebeserklärungen und sein ausgesprochen werbendes Verhalten den eigenen Gemeinden gegenüber ist an seinen späteren Briefen ablesbar.[728] Ich meine, daß sich v. a. im Philipperbrief Nächstenliebe, Sorge und Warmherzigkeit des Apostels am lebhaftesten dokumentieren. Die genannten Charakteristika wären möglicherweise als Kompensationsmechanismen z. B. für eine gewisse Ungeschicktheit in der Rede zu verstehen, die Paulus ja in 2. Korinther 11, 6 auch selbst eingesteht.

Gleichwohl wird die theologische Bedeutung des Apostels als standfester und glaubwürdiger Zeuge Jesu Christi keineswegs geschmälert, wenn man bedenkt, daß auch Paulus nur ein Mensch und – wie wir alle – für starke seelische Regungen und für Krankheiten anfällig war.

[724] »Die Dialektik der Paulinischen Existenz«, S. 111

[725] a.a.O., S. 230

[726] a.a.O., S. 37

[727] Diese Aussage bezieht Fenner aus den Perikopen 2. Kor. 2, 4; Phil. 3, 8 (Empfindsamkeit); 2. Korinther 2, 5 (leichtes Gekränktsein); Apg. 15, 39 (Unverträglichkeit); Gal. 2, 11 ff. (Heißblütigkeit bis Jähzorn).

[728] Feneberg, W.: »Paulus, der Weltbürger«, S. 83

Vollends verwerflich wäre es, die paulinischen Schriften als Werke eines »hysterischen Psychopathen« abzutun, obwohl der gesundheitliche Status des Apostels durch seine Reisetätigkeit und durch sein erzwungenermaßen unstetes Leben sicher nicht gefördert worden ist.

Der Meinung Krenkels, es sei unzweifelhaft, daß Paulus mit dem »Dorn im Fleische« kein anderes Leiden als die Epilepsie meine,[729] kann also nicht ohne weiteres zugestimmt werden. Von den neuesten medizinischen Autoren, die sich krankheitsthematisch zu neutestamentlichen Persönlichkeiten äußern, vertritt auch der schon erwähnte Arzt G. Kluxen die Meinung, Paulus sei Epileptiker gewesen und meine eben diese seine Erkrankung, wenn er vom »Dorn im Fleisch« rede.[730] Auch dies möchte ich zurückweisen. Ebenso muß der Ansicht von Fenner, der zwar auch keine epileptischen Anfälle annimmt, aber das Leiden des Apostels doch weitgehend mit großen hysterischen Zuständen identifiziert,[731] widersprochen werden. Auch die Version Dellings,[732] die Deutung als Kopfschmerz sei abzulehnen (womit er sich vermutlich ebenfalls für die Epilepsie entscheidet), ist kaum zu akzeptieren. Denn nirgendwo ist – das sei hier noch angemerkt – ein sog. postparoxysmaler Schlafzustand erwähnt, wie er fast immer nach einem großen epileptischen Krampfanfall zu beobachten ist. Ganz besonders muß die Auffassung Steigers verworfen werden. Er sieht in Paulus nicht nur einen Epileptiker. Er läßt es auch als möglich gelten, daß man in seinem Bekehrungserlebnis einen körperlichen Zusammenbruch durch einen epileptischen Anfall – wahrscheinlich den ersten – sehen kann.[733]

Wenn wir hiermit die Symptome und die dadurch sich ergebenden Zusammenhänge geschildert haben, so soll abschließend nun eine so gut wie möglich begründete Diagnose versucht werden. Bei der Krankheit des Apostels Paulus muß man meiner Meinung nach wohl am ehesten von einer schweren periodischen Migräne ausgehen.[734] Dafür spricht ein weiteres Symptom, von dem in Galater 4,15 die Rede ist: Es läßt auf

729 a.a.O., S. 103
730 a.a.O. S. 1458
731 a.a.O., S. 38-40
732 »Skolops«, S. 414
733 a.a.O., S. 112
734 vgl. hier schon die folgende Anmerkung.

schmerzhafte Augenbeschwerden schließen, die diese Diagnose unterstützen können. Klinisch sind bei der Migräne die Ausführungen von Scheid wegweisend, die zwischen den Erkenntnissen der heutigen Medizin und den Angaben des paulinischen Schrifttums einige Parallelen erkennen lassen. Beim typischen Migräneanfall beobachtet man:

1. Heftige Kopfschmerzen (zuweilen wie Schläge);
2. Flimmerskotome (flimmernde Gesichtsfeldausfälle), die durch helle oder farbige, manchmal blitzartig aufschießende Lichterscheinungen sowie durch einen Gesichtsfelddefekt gekennzeichnet sind;
3. Hemianopsie (Halbseitenblindheit) der zur betroffenen Kopfseite kontralateralen Gesichtsfeldhälfte;
4. mannigfache andersartige neurologische Ausfälle, die sich allerdings seltener einstellen;
5. Sprachstörungen nach Art der motorischen Aphasie (Störung der Sprachmotorik mit Bildung von sog. Wortsalat) sowie akustische Trugwahrnehmungen.

Der klassische schwere Migräneanfall erstreckt sich über Stunden oder gar mehrere Tage. In solchen Fällen wird auch von einem »Status hemicranicus« gesprochen. Die Anfälle können bei besonderer Veranlagung in Abständen von Wochen oder Monaten einander folgen. Häufigkeit und Schwere ändern sich gelegentlich im Laufe der Zeit.[735] Selbst wenn man die Symptome, die im Zusammenhang mit der Bekehrung

[735] Scheid, W.: »Lehrbuch der Neurologie«, S. 1076/1077.
Seit langem führt man den Migräneanfall auf eine krampfartige (spastische) Verengung der Hirnarterien zurück. Offenbar reicht diese Deutung jedoch nicht aus, um die eindrucksvollen Erscheinungen zu erklären. So soll nach heutigen Anschauungen nur anfangs eine flüchtige Vasokonstriktion (Gefäßverkrampfung) bestehen, der das Flimmerskotom und die selteneren sonstigen Reizerscheinungen des Gehirns zuzuschreiben sind. Für das zweite Stadium, das dem Einsetzen der eigentlichen Hemicranie (Halbseitenkopfschmerz) entspricht, wird eine Erweiterung vor allem im Gebiet der äußeren Halsschlagader unterstellt. In einem dritten Stadium soll schließlich eine Verquellung (Ödem) der erschlafften Gefäßwände auftreten. Für die Ursache der Schmerzentstehung wird in neuerer Zeit die Bedeutung körpereigener Amine erörtert; Scheid, ebda.

erwähnt werden, nicht in das Krankheitsbild einbezieht (Gesichtsfelddefekt, Sprachstörung etc.), ist doch m. E. die Diagnose der Migräne die naheliegendste.

3. Auseinandersetzung mit den Untersuchungen Fenners

Im Jahre 1930 erschien in Leipzig eine religions- und medizingeschichtliche Untersuchung unter dem Titel »Die Krankheit im Neuen Testament«. Pfarrer Dr. Friedrich Fenner veröffentlichte damit eine bemerkenswerte Arbeit, die eine intensive Beschäftigung mit den neutestamentlichen Heilungserzählungen unter theologischen und medizinischen Aspekten erkennen läßt. Im Kontext unseres Themas darf diese Schrift nicht unberücksichtigt bleiben. Dabei ist natürlich zu bedenken, daß ihr – vor allem in medizinischer Hinsicht – der Kenntnisstand der späten zwanziger Jahre zugrunde liegt. In den mehr als sechzig Jahren, die seither vergangen sind, ist naturgemäß manches überholt. Ohne die Gesamtleistung Fenners in Frage stellen zu wollen, möchte ich doch einige seiner Ansichten einer kritischen Überprüfung unterziehen.

Zunächst fällt auf, wie häufig Fenner das Argument der Hysterie ins Feld führt. Darauf habe ich bei der Darstellung der einzelnen Krankheiten ja schon hingewiesen. Außerdem ist bemerkenswert, wie Fenner die spärliche Symptomenangabe verwertet. Einerseits sagt er über die Benennung und Beschreibung von Krankheiten im Neuen Testament, daß die rein volkstümliche Erzählung ein medizinisches Krankenblatt nicht zu ersetzen vermöge. Die Anamnese (Vorgeschichte der Erkrankung) fehle meist ganz. Der Status praesens werde bald nur andeutungsweise, bald mit gewissen Einzelangaben geschildert, beschränke sich aber auf die gerade hervortretenden Symptome, für deren vollständige Aufzählung eine Bürgschaft nicht bestehe. Für die Stellung einer einwandfreien Diagnose, so meint Fenner durchaus zu Recht, reiche das vorliegende Material nicht aus.[736]

Andererseits hält sich Fenner aber in keiner Weise an diese Erkenntnis und versucht ständig, unhaltbare Diagnosen zu stellen

[736] a.a.O., S. 29

(Hysterie!). Er baut aufgrund dieser falschen Vermutungen die Hypothese einer psychologischen Epidemie unter den Juden der damaligen Zeit auf,[737] die durch die soziale Not und die eschatologische Zukunftserwartung hervorgerufen worden sei. Dies spricht für eine bedauerliche Fehlbeurteilung der Verhältnisse des Judentums in der römischen Zeit, worauf R. und M. Hengel schon vor Jahren hingewiesen haben.[738] Wenn Fenner die Krankheit des Paulus unter dem Vollbild einer echten Hysterie (mit großen Krampfanfällen) untersucht und dabei unter Berufung auf Gaupp feststellt, daß nur ein kurzsichtiger Blick darin »Gefahren für unsere religiösen, sittlichen und ästhetischen Werte finden kann«,[739] so ist dieser Aussage keinesfalls beizupflichten. Die Schriften des Apostels Paulus sind nicht die Werke eines großen Hysterikers (bzw. eines schwer hysterischen Psychopathen), sondern lassen allenfalls »eine Art« hypomanischer Persönlichkeitsstruktur erkennen, wie ich oben bereits darzulegen versucht habe. Da die Grenzen zwischen hysterischer Reaktion und Simulation zuweilen recht unscharf sind, muß betont werden, daß Paulus keinesfalls ein Simulant war. Kloos schreibt dazu folgendes: »Der Hysterische will krank sein, der Simulant will krank scheinen. Jener hat keine bewußte Täuschungsabsicht und glaubt selbst an seine Krankheit; dieser schwindelt bewußt. Der Hysterische täuscht durch Autosuggestion auch sich selbst, der Simulant täuscht nur seine Umgebung.«[740] Wäre Paulus ein Hysteriker im klinischen Sinne gewesen, so müßten die Christus bezeugenden Schriften des Apostels mit dem Makel autosuggestiver Selbsttäuschung behaftet sein – ein unerträglicher Gedanke, weil dadurch der gesamte geistliche Fundus des paulinischen Schrifttums radikal in Frage gestellt würde. Damit wäre die Gefahr für unsere sittlichen, ästhetischen, vor allem aber religiösen Werte geradezu mit Händen zu greifen.

Lassen wir noch einmal die im Kapitel »Abriß der wichtigsten Krankheiten« aufgeführten Leiden in der diagnostischen Beurteilung

737 a.a.O., S. 74ff.

738 a.a.O., S. 345

739 a.a.O., S. 39; es heißt hier weiter: »Wen das Schicksal aus dem Gleichmaß des Durchschnittsmenschen hinaushob, dem nahm es auch meistens das ruhige Gleichmaß im Ablauf des seelischen Lebens und schuf damit den Boden für das Auftreten pathologischer Vorgänge.«

740 a.a.O., S. 445

Fenners Revue passieren. Wir haben zunächst einige psychogene Erkrankungen besprochen und dabei zuerst den Besessenen von Gerasa (Markus 5, 2ff.; Lukas 8, 26ff.) angeführt. Die als agitierte Depression oder – wahrscheinlicher – als akute schizophrene Psychose vorstellbare Krankheit wird von Fenner als »hysterische Psychose« dargestellt.[741] Obwohl es eine solche zweifelsohne gibt, unterscheidet sie sich als symptomatische Psychose bzw. als abnorme Erlebnisreaktion nicht unwesentlich von der organischen, schizophrenen Psychose, die bei dem gerasenischen Kranken aus klinischer Sicht wahrscheinlicher ist.

Den Besessenen in der Synagoge von Kapernaum (Markus 1, 21ff.; Lukas 4, 31ff.) sieht Fenner als einen an Hysterie leidenden Menschen.[742] Unter klinischen Aspekten muß man sich aufgrund der Symptomatologie dieser Ansicht anschließen. Ebenso verhält es sich bei der Tochter der Syrophönizierin (Markus 7, 24ff.; Matthäus 15, 21ff.; psychogener Erregungszustand). Eine genauere Diagnose ist hier – wie schon gesagt – wohl kaum möglich.

Bei den somatogenen Erkrankungen haben wir als erstes die Heilung des mondsüchtigen Knaben (Markus 9, 14ff.; Lukas 9, 37ff.; Matthäus 17, 14ff.) erwähnt und sein Leiden als »Grand Mal« (großer epileptischer Anfall) diagnostiziert. Die Ansicht Fenners, wir hätten es in diesem Fall mit hysterischen Zuständen zu tun,[743] ist aus klinischer Sicht abzulehnen. Ob es sich bei der kranken Schwiegermutter des Petrus (Markus 1, 29ff.; Matthäus 8, 14ff.; Lukas 4, 38ff.) um eine – wie Fenner meint – »nervöse Hyperthermie« handelt, ist fraglich, kann aber nicht schlüssig widerlegt werden. Jedoch ist zu erkennen, wie sehr sich Fenners Begründung auch bei diesem Beispiel wieder der Hysterie nähert. Im Bericht von der verkrümmten Frau (Sondergut Lukas 13, 10ff.) können wir mit ziemlicher Wahrscheinlichkeit das Krankheitsbild einer idiopathischen oder sekundären Kyphoskoliose erkennen, also einer organischen Veränderung der Wirbelsäule. Fenners Annahme einer »hysterischen Skoliose« (Scoliasis hysterica), mit der er sich der Ansicht Brauns[744] anschließt, ist aus klinischer Sicht vermutlich nicht richtig. In

741 a.a.O., S. 50
742 a.a.O., S. 47
743 a.a.O., S. 44
744 Braun, W.: »Die Dämonischen des Neuen Testaments«, S. 520

dem Gichtbrüchigen (Matthäus 9,1ff.; Markus 2,1ff.; Lukas 5,17ff.) haben wir einen durch einen Schlaganfall Gelähmten (Apoplektiker) gesehen. Wenn Fenner von »psychogenen Grundlagen der Lähmung spricht«,[745] so führt er damit nur ein weiteres Mal eine seiner häufigsten Begründungen ins Feld. Den seit zwölf Jahren bestehenden Menorrhagien des »blutflüssigen Weibes« (Markus 5,25ff.; Matthäus 9,20ff.; Lukas 8,43ff.) legten wir eine organische Ursache zugrunde, Fenner wiederum eine hysterische.[746]

Aus Lukas 14,1ff. (Sondergut), wo vom Wassersüchtigen erzählt wird, stellten wir die klinisch gängigste und wahrscheinlichste Diagnose einer »hydropischen Herzinsuffizienz«. Die Ansicht Fenners, es liege hier eine »trophische Neurose« mit Gelenkergüssen vor und solche Kranke seien meist von Haus aus nervöse, übererregbare Menschen,[747] muß aus klinischer Sicht für falsch gehalten werden. Bei der Erkrankung des »Lahmen im Tempel« (Apostelgeschichte 3,1ff.) haben wir einen im Fetalleben oder unter der Geburt aufgetretenen traumatischen Hirnschaden als möglich diagnostiziert. Fenners Meinung, aus dem *ek koilias* auf eine endogene Veranlagung, wie sie auch bei der Hysterie vorkommt, schließen zu können,[748] mag semantisch richtig sein, hat aber klinisch wenig für sich.

In einigen wenigen Punkten kann der Argumentation Fenners – wie wir gesehen haben – also durchaus zugestimmt werden. Seine bevorzugte Begründung, die Hysterie sei Ursache vieler psycho- und somatogener Erkrankungen im Neuen Testament, ist jedoch mit kritischer Distanz zu sehen oder muß in manchen Fällen ganz abgelehnt werden. Ob sich Fenner der Hysterie als Argumentationshilfe bedient, um die Heilungswunder Jesu für den menschlichen Verstand leichter begreiflich zu machen, ist aus der Sicht des Klinikers bzw. Nichttheologen kaum zu entscheiden. Der unvoreingenommene Arzt, der in längerer klinischer Tätigkeit organische Krankheiten (mit oder ohne Therapie) entgegen aller medizinischen Begrifflichkeit gelegentlich »wie durch ein Wunder« hat verschwinden sehen, vermag in dem Angebot einer

745 a.a.O., S. 57
746 a.a.O., S. 65/66
747 a.a.O., S. 66/67
748 a.a.O., S. 61

rationalen Erklärbarkeit ohnehin keine Hilfe zum »leichteren Glauben« zu erblicken. Was einseh-, versteh- und erklärbar ist, braucht nicht mehr geglaubt zu werden. Eine Krankheit, deren Ursache eine »hysterische Erlebnisverarbeitung« ist, kann durch einen suggestiv begabten Heiler unter Umständen leichter und schneller gebändigt werden als eine Erkrankung, deren Ursache in einer *fixierten inneren Organveränderung* besteht. Die Messianität Jesu als Verkünder der kommenden Gottesherrschaft wird durch eine (interpretationsbedingte) leichtere Erklärbarkeit seiner Wundertaten selbst für einen Agnostiker keineswegs glaubfähiger. Das Argument der hysterischen Ursache mag die Heilungswunder Jesu zwar vielleicht in den Bereich der besseren Verstehbarkeit rücken. Die Befreiung der menschlichen Existenz aus der Gebundenheit (z. B. an Krankheit) wird dadurch jedoch mehr und mehr aus dem »christologischen Zusammenhang«[749] entfernt.

In Matthäus 9, 32ff.; Markus 7, 31ff.; 8, 22ff.; 10, 46ff. und Johannes 9, 1ff. sowie an anderen Stellen finden sich Heilungsberichte von Kranken mit Seh-, Hör- oder Sprachstörungen, also Erkrankungen der Sinnesorgane. Sie sind in den Versuch, unter heutigen klinischen Vorstellungen eine Diagnose zu erarbeiten, bewußt nicht einbezogen worden, da letztlich nur der Name der jeweils in Frage kommenden Störung erwähnt wird, wegweisende Symptome jedoch fehlen. Eine der wenigen Ausnahmen bildet Markus 7, 31ff. Der Kranke ist hier *kophos kai mogilalos,* also nicht völlig taubstumm. Er hat eine Sprachhemmung, kann somit nicht *orthos,* d. h. normal (richtig) sprechen. Möglich ist hier durchaus eine Sprachstörung im Sinne einer »Dysarthria syllabaris« (gebrochenes Sprechen, Stottern). Hier rekurriert Fenner wiederum auf die Hysterie als Ursache,[750] desgleichen bei der Geschichte des blinden Bartimäus.[751] Die Häufigkeit, mit der Fenner ätiologisch die Hysterie auch bei den sog. sensorischen Erkrankungen anschuldigt, ist durchaus auffällig und nicht ohne Widerspruch zu akzeptieren. Die Hysterie ist nach allem, was wir bisher sagten, eher den funktionellen als den fixierten chronisch-organischen Veränderungen verwandt. Man kann sich des Eindrucks nicht erwehren, als sei auch bei diesen Erkrankungen die

749 Besler, a.a.O., S. 10
750 a.a.O., S. 72/73
751 a.a.O., S. 71

Hysterie ein retrospektiv ersonnenes interpretatives Konstrukt, um den spontanen Erfolg der Krankenheilungen Jesu einsichtger und verständlicher zu machen. Wir wollen hier keineswegs unterstellen, daß Fenner der Erfinder dieser »Ursachenforschung« ist, da er sich nach seinen Literaturangaben auch auf andere Autoren beruft, sich also durchaus in guter Gesellschaft weiß. Auf die Vermutungen Fenners, Jesus habe sich möglicherweise der Verbal- und Augensuggestion sowie exorzistischer Praktiken bedient,[752] soll nicht näher eingegangen werden. All diese Erklärungsversuche erscheinen – wie oben mehrfach dargelegt – dem menschlichen Verstand absolut plausibel. Im christologischen Kontext der Messianität Jesu sind sie jedoch völlig nutzlos, da sie der Einmaligkeit (d. h. Analogielosigkeit und Kontingenz, also Unableitbarkeit) des fleischgewordenen Gottessohnes und dem durch ihn begründeten »Neuen Sein« eher Abbruch als Genüge tun.

Noch einmal: obwohl die Untersuchungen Fenners mehr als 60 Jahre zurückliegen, haben sie doch nur scheinbar an Aktualität eingebüßt. Die Auseinandersetzung mit ihnen ist hier deshalb exemplarisch erfolgt, weil man in Fenners Schrift Argumente für die leichtere rationale Erklärbarkeit der Heilungswunder Jesu findet, Argumente, die uns eigenartigerweise auch heute wieder vermehrt begegnen (nervliche Schädigung, Hysterie als Krankheitsursache, suggestive und hypnotische Begabung des Heilenden). Die Untersuchungen Fenners vermögen einmal mehr in beispielhafter Weise ein typisch menschliches Phänomen aufzuzeigen: die permanente Neigung, Ratio und Logik über den Glauben zu stellen. Bei den Wundern Jesu an kranken Menschen muß die Heilung immer im eschatologischen Heilshorizont der Allmacht des zugleich immanenten und transzendenten Gottes gesehen werden, dessen große Taten mit ausschließlich rational-wissenschaftlichen Denkmethoden nicht erfaßbar sind.

---

[752] a.a.O., S. 79ff.

Fremd- und Fachworterklärung

(Sofern nicht im Text bereits vorgenommen oder aus dem Zusammenhang verständlich)

Ambivalenz: Zweiwertigkeit
Amnesie, retrograde: Erinnerungslücke
Anachoret: Klausner, Einsiedler
Angina tonsillaris: Mandelentzündung
Angiographie: Kontrastmitteldarstellung von Gefäßen
Anthropodizee: Rechtfertigung des Menschen
animalis: die Seele betreffend, lebendig
Anthropologie: Lehre vom Menschen unter den verschiedensten Aspekten
a priori: von vornherein
ad oculos dei: vor oder unter den Augen Gottes
anthropozentriert: auf den Menschen bezogen
Aphasie: Verlust der Sprachmotorik (und u. U. auch der dem Sprechen vorausgehenden Denkleistung)
Aporie: Ausweglosigkeit, Verlegenheit
archaisch: die Frühzeit betreffend
Asket: in Enthaltsamkeit und Entsagung lebender Mensch
atavistisch: auf frühe stammesgeschichtliche Verhaltensweisen bezogen
Ätiologie (ätiologisch): Lehre von den Ursachen einer Krankheit
autark: völlig unabhängig
autonom: nach eigenen Gesetzen lebend
Axiom: Grundvoraussetzung, die keines Beweises bedarf
caritativus: die Nächstenliebe betreffend, freundlich, hochachtend
Chimäre: Ungeheuer, Bastard
Choleriker: Mensch von aufbrausendem Wesen
Colitis ulcerosa totalis: geschwürige Entzündung des gesamten Dickdarms

Coma cerebrale: tiefe Bewußtlosigkeit durch Hirnschaden
Creator ex nihilo: Schöpfer, der aus dem Nichts etwas schafft
Dependenz, kategoriale: abgestufte Wertigkeit oder Bedeutung
Deus absconditus: der verborgene Gott
Deus revelatus: der offenbare Gott
Diabolos: Teufel; wörtlich: Durcheinanderbringer
dichotomisch: zweiteilig
Dualismus: Lehre von der Zweiheit
Empirie: Erfahrung
Enzyklopädist: Viel- oder Alleswisser
epistemologisch: erkenntnistheoretisch
Eschatologie: Lehre von den letzten Dingen, das Endschicksal des Menschen und der Welt betreffend
essentiell (idiopathisch): aus sich selbst ohne Grund existierend
ethnologisch: völkerkundlich
Etymologie: Lehre von der richtigen Wortbedeutung
Eudämonismus (Eudämonie, Eudämonologie): Glückseligkeit. Bedeutet nicht nur leiblich-geistiges Wohlergehen, sondern auch den eigentlichen Zweck tugendhaften Lebens; Lustgefühl durch rechtes Tun und völlig freie Tätigkeit der Vernunft. Durchgehend wird dieser Begriff in der Philosophie nicht nur in leiblich-sinnlicher Hinsicht verstanden, sondern auch in bezug auf geistig-sittliche Vervollkommnung. Der Eudämonismus rechnet mit einer gerechten Verteilung von Glück und Unglück.
extramundan: außer- oder überweltlich, über unserer sicht- und erlebbaren Welt stehend
Gerontologie: Lehre vom alten Menschen
Hedonismus: philosophische Richtung, die Sinneslust und Genuß als Lebensziel propagiert, allerdings von kluger Einsicht kontrolliert. Die höchsten Genüsse sind im Hedonismus die rein geistigen. Der Begriff geht auf die philosophische Schule der Kyrenaiker oder Hedoniker (Aristipp von Kyrene) zurück.
hemicranicus: auf den halben Schädel bezogen
Hermeneutik: das wissenschaftliche Verfahren der rechten Auslegung
hermeneutisch: auslegungsbezogen
Herzinsuffizienz: Herzschwäche

heuristisch: hier: arbeitshypothetisch, methodisch anleitend
Holismus: Lehre von der Ganzheit
Homo constructor: der schaffende, bauende Mensch
Homöostase: Gleichgewicht, Ausgeglichenheit
Hybris: Überheblichkeit, Verblendung
hydropisch: wasserbildend
Hyperthermie: sehr hohes Fieber
Hyperpyrexie: s. Hyperthermie
hypomanisch: ans Krankhafte grenzende Form heiterer Erregung
Iatrotheologie: wörtl.: Arzttheologie, i.w.S. der Arzt als Theologe
Immanenz: Innewohnen, Einwohnen, in etwas enthalten sein
infantil: kindlich
Influxus physicus: physisches Hineinströmen
intermediär: hier: in einem unklaren Anfangs- oder Zwischenstadium liegend
intracerebral: im Gehirn liegend
Kategorie: Grundbegriff, Grundform der Aussage (bei Aristoteles z. B. Qualität, Quantität, Verhalten, Substanz, Beziehung, Lage)
kathartisch: reinigend, läuternd
komplementär: ergänzend
Kyphoskoliose: Verbiegung der Wirbelsäule
letal: tödlich
libidinös: die sexuelle Lust betreffend
Lymphangiose: Erkrankung der Lymphgefäße durch Metastasen
Lymphogranulomatose: Lymphdrüsenkrebs besonderer Form
magisch: auf übersinnliche Kräfte bezogen
marginal: randständig, am Rande liegend
Melancholiker: Mensch von trauriger Grundstimmung
Menorrhagien: abnorm starke Gebärmutterblutungen
Mesokosmos: der sozusagen mittlere Teil unseres Kosmos, der der naturwissenschaftlichen Erkenntnis und Forschung zugänglich ist
Metempirie (Metaempirie): über Verstand und Erfahrung hinausgehend
Metamorphose: Gestaltwandel, Verwandlung
metaphorisch: bildlich, übertragen gebraucht
Monismus: Einheitslehre

Morbidität: Krankhaftigkeit, Krankheitsanfälligkeit
mythisch: sagenhaft, erdichtet
Narzismus: Selbstliebe, im weiteren Sinne Selbstwertgefühl
Neolithikum: Jungsteinzeit
Neothomismus: auf Thomas von Aquin (13. Jh.) zurückgehende philosophische Richtung im ausgehenden 19. und beginnenden 20. Jh. Der N. lehrt Gott als Prinzip der Welt. Sowohl Welt als auch Offenbarung stammen von Gott. Im N. widersprechen sich die Wissenschaft von der Welt und die Offenbarung nicht. Der »an-sich-seiende« Gott außerhalb der Welt ist zugleich ihr Schöpfer und wirkt in ihr bzw. in sie hinein.
Onkologie: Lehre von den Tumorkrankheiten
ontisch: das Sein betreffend
Ontologie: Lehre vom Seienden
ossär: knöchern
Paläopathologie: Lehre von den Krankheiten aus der Frühzeit des Menschen
Paradigma: Musterbeispiel
Parasitosen: Krankheiten durch Schmarotzer (z. B. Wurmkrankheiten)
pathologisch: krankhaft
pathophysiologisch: durch krankhafte Organfunktion hervorgerufen
Persistenz: das Bestehenbleiben
Phlegmatiker: Mensch von trägem Wesen
Phobie: krankhafte Angst
Polarität: Gegensätzlichkeit
polyarticulär: viele Gelenke betreffend
Polychemotherapie: Krebstherapie mit mehreren chemischen Substanzen
postparoxysmal: nach dem Anfall auftretend
Principium essendi et cognoscendi: Urgrund des Seins und Erkennens
psychogen: aus psychischer Ursache entstanden
psychoneurotisch: abnorm seelisch reagierend, mit nach Art, Schwere und Dauer deutlicher Abweichung vom Durchschnitt
psychopathisch: geistig-seelisch abartig
Psychose: Geisteskrankheit

Psychosomatik: klinische Lehre von psychischen Störungen, die den Körper (gr.: soma) mit der Zeit krank werden lassen.
psychotisch: geisteskrank
Realismus, kosmologischer: vereinfacht ausgedrückt: philosophische Lehre, die das reale Sosein der Welt zum Gegenstand hat
reversibel: rückbildungsfähig
Sanguiniker: Mensch von lebhaft-frohem Temperament
Schizophrenie: Spaltungsirresein
Semantik: Wortbedeutungslehre
Semiotik: hier: Lehre von den Krankheitserscheinungen, Symptomenlehre
Solipsismus: erkenntnistheoretische Lehre, die nur das eigene Ich als wirklich gelten läßt
somatogen: aus körperlicher Ursache entstanden
spastisch: verkrampfend
Spondylarthritis ankylopoetica (Bechterew): versteifende Verknöcherung von Bändern und Gelenken der Wirbelsäule
Status neuter: neutraler Zustand
Stereometrie: räumliches Denken und Vorstellen
Streptokinase: Medikament zur Verflüssigung von Thromben
subliminal: unterschwellig
Synchronisation: Herstellung von Gleichzeitigkeit
Synopse: Zusammenschau
synoptisch: zusammengeschaut
Teleologie: Sinn- und Zielgerichtetheit, Zweckmäßigkeit
Theodizee: Rechtfertigung Gottes
theurgische Medizin: Medizin durch zauberhafte Beschwörung von »Heilgöttern«
Thorax: Brustkorb
Thrombolyse: medikamentöse Auflösung von Thromben
transbiologisch: über das rein Biologische hinausgehend
Transzendenz: das Überschreiten menschlicher Erfahrungsgrenzen
trichotomisch: dreiteilig
Ulcus: Geschwür
utilitaristisch: auf Nützlichkeit ausgerichtet
Voluntarismus: ausschließlich vom Willen bestimmte Sichtweise

Übersetzung der englischsprachigen Texte von S. 209

1. Prayer is not primarily a matter of asking God to change things: Das Gebet ist nicht in erster Linie eine Angelegenheit, Gott um eine Änderung der Situation (der Dinge) zu bitten.
2. Fate, not God, sends us the problem: Das Schicksal, nicht Gott, schickt uns das Problem.
3. I recognize his limitations: Ich erkenne seine Grenzen an.
4. God can't do everything, but He can do some important things: Gott kann nicht alles zustande bringen, aber er kann einige wichtige Dinge tun.
5. ... can you learn to love and forgive Him despite His limitations: ... kannst du lernen, ihn zu lieben und ihm zu vergeben trotz seiner Grenzen.

Literaturverzeichnis

1. Achilles, P.: Krankheit und Naturbegriff bei Viktor von Weizsäkker. In: Rad, M. von (Hg.): Anthropologie als Thema von psychosomatischer Medizin und Theologie. Stuttgart 1974.
2. Ackerknecht, E.H.: Geschichte der Medizin. 6. Aufl. Stuttgart 1989.
3. Adler, A.: Heilen und Bilden. Frankfurt 1973.
4. Afflerbach, H.: Die sanfte Umdeutung des Evangeliums. 2. Aufl. Wuppertal 1988.
5. Albrecht, H.: Deutsche Philosophie heute. Bremen 1969.
6. Altner, G.: Den neuen Menschen planen. Aspekte für die Zukunft der Biomedizin. In: EvKo 5, 1972.
7. Ansohn, E.: Die Wahrheit am Krankenbett. 2. Aufl. Salzburg-München 1969.
8. Appell, R.: Die Griechen waren noch gesund. Warum Mediziner sich wieder für Philosophie interessieren. FAZ Nr. 250 vom 26. 10. 1990.
9. Argelander, H.: Das Erstinterview in der Psychotherapie. 3. Aufl. Darmstadt 1987.
10. Aulbert, E.: Häufig zum Sterben alleingelassen (Die Behandlung und Begleitung Schwerstkranker). In: Krankenhausarzt Nr. 10, 61. Jg. Oktober 1988.
11. Austeda, F.: Moderne Philosophie (Rombach Hochschul-Paperback Bd. 40). Freiburg 1972
12. Autor unbekannt: Auslegung der Tageslosung vom 12. November 1987 (Römer 8, 20). In: Licht und Kraft, Losungskalender. Möckmühl 1987.
13. Baeck, L.: Das Wesen des Judentums. 7. Aufl. Wiesbaden 1925.
14. Baldermann, I.: Biblische Didaktik. 3. Aufl. Hamburg 1966.
15. Balint, M. und E.: Psychotherapeutische Techniken in der Medizin. Bern-Stuttgart 1980.
16. Balla, E.: Das Problem des Leidens in der israelitisch-jüdischen

Religion. In: Eucharisterion. H. Gunkel zum 60. Geburtstag, hg. von H. Schmidt, Göttingen 1923.

17. Balthasar, H.U. von: Kosmische Liturgie. Das Weltbild Maximus, des Bekenners. 2. Aufl. Einsiedeln 1961.
18. Bannach, H.: Gesetz. In: Schultz, H.J. (Hg.): Theologie für Nichttheologen. Bd. 1. Stuttgart 1969.
19. Barth, H.: Meine tapferen Patienten (Ein Arzt erzählt). Stuttgart 1989.
20. Barth, K.: Kirchliche Dogmatik. Ausgewählt und eingeleitet von Gollwitzer, H. München und Hamburg 1965.
21. Bauer, L.: Volksleben im Lande der Bibel. 2. Aufl. Leipzig 1903.
22. Beck, D.: Krankheit als Selbstheilung. Frankfurt 1985.
23. Beck, H.: Der Gott der Weisen und Denker. 2. Aufl. Aschaffenburg 1964.
24. Begemann, H.: Die Medizin wird mehr als nur Naturwissenschaft sein müssen. In: Medizinische Klinik 84, Nr. 3, 1989.
25. Benzenhöfer, U.: In allen Bereichen begehrte er gegen die Autoritäten auf. Zum 500. Geburtstag des Theophrast von Hohenheim, gen. Paracelsus. In: Dt. Ärzteblatt Nr. 10, 12. März 1993.
26. Besler, D.: Die Behandlung neutestamentlicher Wundergeschichten in einer 6. Klasse der Realschule unter Berücksichtigung der Veranschaulichung. Schriftliche Hausarbeit im Rahmen der zweiten Staatsprüfung für das Lehramt an der Realschule. Unveröffentlicht.
27. Beutel, H. und Tausch, D.: Sterben – eine Zeit des Lebens. Ein Handbuch der Hospizbewegung. 1. Aufl. Stuttgart 1989.
28. Binder, H. und Hopff, H.W.: Homöopathie kritisch betrachtet. In: Die Heilkunst. 105. Jg. Nr. 9. Sept. 1992.
29. Bittner, W.J.: Heilung – Zeichen der Herrschaft Gottes. Neukirchen 1984.
30. Bloch, E.: Das Prinzip Hoffnung. Frankfurt 1959.
31. Block, D.: Gedicht ohne Titel. 1982.
32. Bock, H.E.: Unser ärztlicher Auftrag heute. Festvortrag anläßlich der Interdisziplinären Fachgespräche, Borkum 1989. In: Westf. Ärzteblatt Nr. 7, 43. Jg. Juli 1989.
33. Böckle, F.: Ethische Aspekte der Organtransplantation beim Men-

schen. In: Studium Generale, Bd. 13. Berlin-Heidelberg-New York 1970.
34. Böhm, H.: Des Glaubens liebstes Kind? Moers 1981.
35. Böker, W.: Sprache, Ursachenkonzepte und Hilfesuchverhalten des Kranken in unserer Zeit. In: Mayer-Scheu, J. und Kautzky, R. (Hg.): Vom Behandeln zum Heilen. Göttingen 1980.
36. Bollnow, O.F.: Beitrag ohne Titel in: Die Kraft zu leben (Bekenntnisse unserer Zeit). Gütersloh 1964.
37. Bonhoeffer, D.: Ethik. Hg. von Bethge, E. München 1966.
38. Bonhoeffer, D.: Widerstand und Ergebung. Hg. von Bethge, E. Stuttgart 1951.
39. Bonhoeffer, D.: Gemeinsames Leben. Das Gebetbuch der Bibel (Hg. G. L. Müller und A. Schönherr, 5. Bd.). München 1987.
40. Boros, L.: Erlöstes Dasein. 4. Aufl. Mainz 1980.
41. Bovet, Th.: Zeit haben und frei sein. Hamburg 1954.
42. Brandenburg, D.: Der Arzt in der altpersischen Kultur. Stuttgart 1969.
43. Brandenburg, H.: Das Buch Hiob. 3. Aufl. Gießen 1989.
44. Braun, H.: Jesus, der Mann aus Nazareth, und seine Zeit. 1. Aufl. der Taschenbuchausgabe. Gütersloh 1988.
45. Braun, W.: Die Dämonischen des Neuen Testaments. In: Z.Th.K. (Zeitschrift für Theologie und Kirche). Freiburg 1898.
46. Braun, W.: Pädagogik – eine Wissenschaft? Weinheim 1992.
47. Brecht, E.A.: Deine Ernährung ist dein Schicksal. 2. Aufl. Karlsruhe 1976.
48. Brunner, E.: Der neue Barth. Bemerkungen zu Karl Barths Lehre vom Menschen. Zeitschrift für Theologie und Kirche. 48. Jg. 1951. Heft 1.
49. Bühring, M. und Kühn, G.: Naturheilverfahren, Physiotherapie, Physikalische Medizin und Randgebiete – Inhalte und theoretische Konzepte. In: Minimal Invasive Medizin, Nr. 1. April 1993.
50. Bürgener, K.: Die Auferstehung Jesu Christi von den Toten. Eine Osterharmonie ist möglich. 4. Aufl. Bremen 1992. Selbstverlag.
51. Bürkle, H.: Todeserfahrung und Todesbewältigung in anderen Religionen als Frage an die Christen. In: A.H. Graf Henckel-Donnersmarck und S. Graf Bethlen (Hg.): Vom menschlichen Sterben und vom Sinn des Todes. Freiburg-Basel-Wien 1983.

52. Burckhardt, W.: Atlas und Praktikum der Dermatologie und Venerologie. München-Berlin 1961.
53. Buser, K. und Kaul, U. (Hg.): Medizinische Psychologie, Medizinische Soziologie. 2. Aufl. Stuttgart 1981.
54. Cardenal, E.: Die Stunde Null. 2. Aufl. Wuppertal 1980.
55. Collins, T.: The Physiology of Tears – in the Old Testament. In: Catholic Biblical Quarterly 33 (1971).
56. Coenen, L.: Auferstehung. In: Theologisches Begriffslexikon zum Neuen Testament. 1. Sonderausgabe 1993. 9. Aufl. der Gesamtausgabe. O. Ort.
57. Condrau, G.: Medizinische Psychologie. Olten-Freiburg 1968.
58. Condrau, G.: Der Mensch und sein Tod. 2. Aufl. Zürich 1991.
59. Daecke, S.: Wunder. In: Schultz, H.J. (Hg.): Theologie für Nichttheologen. Bd. 3. Stuttgart 1969.
60. Daumas, F.: Ägyptische Kultur im Zeitalter der Pharaonen. München-Zürich 1969.
61. Davy, M.-M.: Gabriel Marcel – ein wandernder Philosoph. Frankfurt 1964.
62. De Bono, E.: Große Denker. Autorisierte Übertragung aus dem Englischen. Köln 1980.
63. Delling, G.: Skolops. In: Friedrich, G. (Hg.): Wörterbuch zum Neuen Testament (Begr. von G. Kittel). Stuttgart 1964.
64. DeMarinis, V. und Murken, S.: Braucht der Mensch Gott zum Sterben? Bericht und Statistik zur spirituellen Seelsorge in den USA. In: Dt. Ärzteblatt 87, Heft 51/52 v. 24. 12. 1990.
65. Demling, L.: Über die Freude. Eröffnungsansprache des Vorsitzenden der 94. Tagung der Dt. Gesellschaft f. Innere Medizin am 10. 4. 1988 (Abdruck der Rede in: Der Internist 9, 1988).
66. Dennet, D.C.: Ellenbogenfreiheit. Dt. Erstausgabe. Frankfurt 1986.
67. Dibelius, M.: Die Formgeschichte des Evangeliums. 2.Aufl. Tübingen 1932.
68. Diessenbacher, H.: Der Tod und die Pflege. Artikel in FAZ Nr. 183, 8. August 1992 (Wochenendbeilage).
69. Dieterich, M.: Heil und Heilung: Hoffnung für die Seele. Neuhausen-Stuttgart, 1992.

70. Dinzelbacher, P.: An der Schwelle zum Jenseits (Sterbevisionen im interkulturellen Vergleich). Freiburg (Brsg.) 1989.
71. Doebert, H.: Das Charisma der Krankenheilung. Eine biblisch-theologische Untersuchung zu einer vergessenen Grundfunktion der Kirche. Hamburg 1960.
72. Douwes, F.R.: Psychoimmunologie – über die Wechselbeziehung von Psycho- und Immunsystem. In: Information Medizin, Ausg. 4, 1988.
73. Drewermann, E.: Tiefenpsychologie und Exegese. Bd. 2. Olten und Freiburg 1985.
74. Ebbrecht, G.: Als Jesus das Volk sah, jammerte es ihn (Mt. 9,36). Nachdruck eines Vortrages vor dem erweiterten Arbeitskreis »Arzt und Seelsorger« in der Ev. Akademie Iserlohn, 13. Mai 1987.
75. Ebstein, W.: Die Medizin im AT. Stuttgart 1901.
76. Ebstein, W.: Die Medizin im NT. Stuttgart 1903.
77. Egger, J.: Psychoanalytische Thesen aus der Sicht der empirischen Psychologie. In: Die Heilkunst, Nr. 4, 104. Jg. April 1991.
78. Eibach, U.: Medizin und Menschenwürde. 3. Aufl. Wuppertal 1988.
79. Eibach, U.: Recht auf Leben – Recht auf Sterben. Anthropologische Grundlegung einer medizinischen Ethik. Wuppertal 1974.
80. Eibach, U.: Experimentierfeld Werdendes Leben. Göttingen 1983.
81. Eibach, U.: Grenzen und Ziele der Gen-Technologie. In: Klingmüller, W. (Hg.): Genforschung im Widerstreit. 2. Aufl. Stuttgart 1986.
82. Eisele, G.: Leiden bekämpfen – Leiden annehmen. In: Studienbriefe S7, Hg. von der Arbeitsgemeinschaft Missionarische Dienste. O.J.
83. Engelmeier, M.P.: Hat Krankheit einen Sinn? In: Theologie und Glaube, Heft 5, 56. Jg. Paderborn 1966.
84. Evangelischer Erwachsenenkatechismus. Hg. von Jentsch, W., Jetter, H., Kießig, M. und Reller, H. 3. Aufl. Gütersloh 1977.
85. Evangelisches Laien-ABC. Hg. von Natzschka, W. Hamburg 1955.
86. Ewald, G.: Das Ungewöhnliche im Licht von Naturwissenschaft und Theologie. In: Ewald, G., Klappert, B., Demmer, H.: Das Ungewöhnliche. Wuppertal 1969.

87. Feneberg, W.: Paulus der Weltbürger. München 1992
88. Fenner, F.: Die Krankheit im Neuen Testament. In: Windisch, H. (Hg.): Untersuchungen zum Neuen Testament, Heft 18. Leipzig 1930.
89. Finzen, A.: Arzt, Patient und Gesellschaft. In: Rothschuh, K.E. (Hg.): Medizin in Geschichte und Kultur, Bd. 10. Stuttgart 1969.
90. Frankl, V.E.: Der Mensch vor der Frage nach dem Sinn. Neuausgabe. München-Zürich 1985.
91. Frey, Chr.: Arbeitsbuch Anthropologie. Christliche Lehre vom Menschen und humanwissenschaftliche Forschung. 1. Aufl. Stuttgart-Berlin 1979.
92. Friedlein, C.: Lernbuch und Repetitorium der Geschichte der Philosophie. Hannover 1962.
93. Fromm, E.: Die Kunst des Liebens. Frankfurt-Berlin-Wien 1980.
94. Fromm, E.: Psychoanalyse und Ethik. Stuttgart 1982.
95. Geisler, L.: Arzt und Patient im Gespräch. Pharmaverlag. Frankfurt 1987.
96. Gestrich, R.: Am Krankenbett – Seelsorge in der Klinik. Stuttgart 1987.
97. Giesen, T.: Das kannst du glauben. Gütersloh 1983.
98. Gitt, W.: Und die anderen Religionen? 2. Aufl. Bielefeld 1991.
99. Gitt, W.: Horizonte und Dimensionen. In: Geschäftsmann und Christ, Nr. 7/8. 32. Jg. 1992
100. Glockner, H.: Die europäische Philosophie von den Anfängen bis zur Gegenwart. Stuttgart 1958.
101. Glowatzki, G.: Vom Wandel in der Heilkunde – Ihr Weg aus grauer Vorzeit in unsere Tage. In: Die Heilkunst I, 104. Jg. Januar 1991.
102. Görres, A.: Kennt die Psychologie den Menschen? München 1978.
103. Görres, A.: Glauben – wie geht das? In: W. Jens (Hg.): Warum ich Christ bin. München 1979.
104. Gollwitzer, H.: Krummes Holz – Aufrechter Gang. Zur Frage nach dem Sinn des Lebens. 10. Aufl. München 1985.
105. Greshake, G.: Stärker als der Tod. 11. Aufl. Mainz 1991.
106. Grewel, H.: Ethische Orientierung im Begegnungsfeld mit Patienten. Nachdruck eines Vortrages im Rahmen einer Gesprächsreihe

der Arbeitsgemeinschaft »Arzt und Seelsorger« am 11. 4. 1986 in Dortmund.
107. Gross, R.: Krank, was ist das eigentlich? In: FAZ Nr. 161, 16. 7. 1987.
108. Gross, R.: Der Arzt und die Theodizee. In: Dt. Ärzteblatt 51/52, 25. 12. 1989.
109. Grundmann, Chr.: Gesundheit und christliche Verkündigung. In: EMW-Informationen Nr. 80, Febr. 88. Hamburg 1988.
110. Guardini, R.: Der Gegensatz. Versuche zu einer Philosophie des Lebendig-Konkreten. Mainz 1925.
111. Guardini, R.: Die letzten Dinge. 1. Tb-Auflage. Mainz 1989.
112. Guardini, R.: Die Existenz des Christen. Paderborn 1977.
113. Gutbrod, K.: Die Wundergeschichten des Neuen Testaments. 3. Aufl. Stuttgart 1972.
114. Haag, A.: Referat auf der 31. Arbeitstagung des Dt. Kollegiums für Psychosomatische Medizin in Gießen. Zusammenfassung unter dem Titel »Alte Menschen nutzen die Krankheit oft als seelische Stütze«. In: Die Neue Ärztliche, Nr. 224, 20. November 1989.
115. Hahn, F.: Heilung und Heil aus der Sicht des Neuen Testaments. In: Mitarbeiterhilfe 5/73 Sept./Okt. Zweimonatsschrift für evangelische Jugendarbeit. Kassel 1973.
116. Hahne, P.: Leid. Warum läßt Gott das zu? 3. Aufl. Neuhausen-Stuttgart 1988.
117. Hahne, P.: Passiert, notiert. Aus dem Tagebuch von Peter Hahne. 2. Aufl. Neuhausen-Stuttgart 1987.
118. Hahne, P.: Kein Grund zur Resignation. Hilfen zum Christsein. 9. Aufl. Neuhausen-Stuttgart 1992.
119. Hamburger, J.: Macht und Ohnmacht der Medizin (Plädoyer für ein Neues Ethos). München-Gütersloh-Wien 1973.
120. Hampe, J. Chr.: Sterben ist doch ganz anders. Stuttgart-Berlin 1955.
121. Hanssler, B.: Das zerrissene Menschenbild. In: Rheinischer Merkur/Christ und Welt, Nr. 23, 4. 6. 1982.
122. Harnack, A. von: Das Wesen des Christentums. Neuaufl. Stuttgart 1950.
123. Hartmann, N.: Teleologisches Denken. Berlin 1951 (posthum).

124. Haseloff, O.W.: Kommunikation, Transformation und Interaktion. In: Gadamer, H.G. und Vogler, P. (Hg.): Psychologische Anthropologie (Neue Anthropologie, Bd. 5). Stuttgart 1973.
125. Hausmann, M.: Kleine Begegnungen mit großen Leuten. Neukirchen-Vluyn 1985.
126. Hausmann, M.: Jahre des Lebens. Neukirchen-Vluyn 1974.
127. Hegglin, R.: Differentialdiagnose Innerer Krankheiten. 11. Aufl. Stuttgart 1969.
128. Heidegger, M.: Sein und Zeit. 1. Hälfte. 6. Aufl. Tübingen 1949.
129. Heim, E.: Krankheit als Krise und Chance. 1. Aufl. Stuttgart-Berlin 1980.
130. Heim, K.: Zeit und Ewigkeit. Moers 1987.
131. Heim, K.: Jesus der Weltvollender. 5. Aufl. Wuppertal 1975.
132. Heim, K.: Jesus der Herr. 5. Aufl. Wuppertal 1977.
133. Heim, K.: Glaube und Denken. Philosophische Grundlegung einer christlichen Lebensanschauung. 6. Aufl. Wuppertal 1975.
134. Heinemeyer, K.: Synoptische Wunder als Problem der Religionspädagogik. Eine kritische Analyse aus didaktischer Sicht und Aufweis möglicher Konsequenzen. Berlin 1975.
135. Hempel, J.: Ich bin der Herr, dein Arzt. In: Theologische Literaturzeitung 82, Nr. 11, 1957.
136. Hengel, R. und M.: Die Heilungen Jesu und Medizinisches Denken. In: Medicus Viator. Fragen und Gedanken am Wege Richard Siebecks. Tübingen 1959.
137. Herbst, K.: Der wirkliche Jesus. Das total andere Gottesbild (Mit einem Vorwort von Franz Alt). Olten und Freiburg 1988.
138. Hesch, R.D.: Gesundheit – Krankheit. In: Medizinische Klinik 82 (1987).
139. Heuschele, O.: Das Unzerstörbare. Schwäbisch Gmünd 1971.
140. Heymann, D. von: Der Arzt als Christ (Anmerkungen zu einer christlichen Ethik in der Medizin). In: Dt. Ärzteblatt 85, Heft 13, 31. 3. 1988.
141. Hierholzer, G.: Das berufsgenossenschaftliche Heilverfahren – Gesundheitspolitisches Beispiel gemeinsamer Selbstverwaltung. In: Dt. Ärzteblatt 10, 5. März 1987.
142. Hiltner, S.: Religion and Health. New York 1947.

143. Hoch, D.: Heil und Heilung. Eine Untersuchung zur Frage der Heilungswunder in der Gegenwart. Basel 1954.
144. Höhler, H.: Die Bibel – unser Trostbuch. In: Erneuerung und Abwehr. 24. Jg., Nr. 2, Febr. 1989.
145. Idris, E.: Ist Rheuma ein psychosomatisches Leiden? Bericht über das Symposium »Psychoneuroimmunologie« der Gesellschaft für Psychosomatik in der Rheumatologie, Zürich, 17./18. 6. 1988. In: Selecta 52, 26. 12. 1988.
146. Idris, I.: Der Vitiligo mit modernen Methoden auf den Leib gerückt. Bericht vom 47. Jahrestreffen der American Academy of Dermatology, Washington D.C., 3.- 8. 12. 1988. In: Selecta 10, 10. 3. 1989.
147. Illich, I.: Die Enteigung der Gesundheit. Medical Nemesis. Hamburg 1975.
148. Imhof, A.E.: Die Lebenszeit. Vom aufgeschobenen Tod und von der Kunst des Lebens. München 1988.
149. Iwand, H.J.: Glauben und Wissen. München 1962.
150. Jackson, R.G.: Nie mehr krank sein (Das Geheimnis langen Lebens). 20. Aufl. Rüschlikon-Zürich 1973.
151. Jaspers, K.: Der Arzt im technischen Zeitalter. München-Zürich 1986.
152. Jenni, E. (Hg.), unter Mitarbeit von Westermann, K.: Handwörterbuch zum AT. Bd. 1 München 1971; Bd. 2 München 1976.
153. Jeremias, J.: Unbekannte Jesusworte. Heft 2. Band 45 der Beiträge zur Förderung christlicher Theologie. Gütersloh 1951.
154. Jetter, W.: Sünde. In: Theologie für Nichttheologen. ABC protestantischen Denkens. Hg. von Schultz, H.J. Stuttgart-Berlin 1966.
155. Joesten, R.: Stark wie der Tod ist die Liebe. Stuttgart 1985.
156. Jolly, Ph.: Kurzer Leitfaden der Psychiatrie. Bonn 1922.
157. Jonas, H.: Technik, Medizin und Ethik. Zur Praxis des Prinzips Verantwortung. Frankfurt 1985.
158. Jüngel, E.: Tod. Stuttgart-Berlin 1972.
159. Jung, C.G.: Welt der Psyche. Frankfurt 1985.
160. Käsemann, E.: Die Verkündigung des Kreuzes Christi in einer Zeit der Selbsttäuschungen. In: K.-J. Kuschel (Hg.): Lust an der Erkenntnis. Die Theologie des 20. Jahrhunderts. 2. Aufl. München-Zürich 1989.

161. Kahl, J.: Das Elend des Christentums oder Plädoyer für eine Humanität ohne Gott. Hamburg 1968.
162. Karcher, H.L.: Qualitäten des Lebens und Sterbens. Bericht über die Jahrestagung der Dt. Gesellschaft für Neurologie, Frankfurt, 22.-24. 9. 1988. In: Selecta 4, 27. 1. 1989.
163. Kaupel, H.: Die Dämonen im AT. Augsburg 1930.
164. Kiekbusch, I.: Prävention im Wandel. In: Argumente und Fakten der Medizin. Heft 1, Jg. 1. April 1991.
165. Kierkegaard, S.: Die Krankheit zum Tode (Ges. Werke 24. u. 25. Abtlg.) Düsseldorf 1954.
166. Kindt, K.: Vorschule christlicher Philosophie. Moers 1991.
167. Klappert, B.: Die Wunder Jesu im Neuen Testament. In: Ewald, G., Klappert, B., Demmer, H.: Das Ungewöhnliche. Wuppertal 1969.
168. Klappert, B. (Hg.): Diskussion um Kreuz und Auferstehung. 6. Aufl. Neukirchen-Vluyn, 1992.
169. Klein, G.: Wunderglaube und Neues Testament. In: Das Gespräch. Heft 28. 2. Aufl. 1962.
170. Klempnauer, G.: Wenn ich nur noch einen Tag zu leben hätte. Stuttgart-Berlin 1977.
171. Kloos, G.: Grundriß der Psychiatrie und Neurologie. 6. Aufl. München 1962.
172. Klostermann, E.: Das Lukasevangelium. Handbuch zum Neuen Testament 5. 2. Aufl. Tübingen 1929.
173. Kluxen, G.: Sehstörungen des Apostels Paulus. In: Dt. Ärzteblatt, Nr 28/29, 19. Juli 1993.
174. Köberle; A.: Christliches Denken. Hamburg 1962.
175. Köhler, L.: Der hebräische Mensch. Tübingen 1953.
176. Kolbe, Chr.: Heilung oder Hindernis: Religion bei Freud, Adler, Fromm, Jung und Frankl. Stuttgart 1986.
177. Kreck, W.: Der Gekreuzigte als Sieger über den Tod. In: B. Klappert (Hg.): Diskussion um Kreuz und Auferstehung. 6. Aufl. Neukirchen-Vluyn 1992.
178. Krehl, L. von: Krankheitsform und Persönlichkeit. In: Dt. Medizinische Wochenschrift 54 (1928).
179. Krempien, B. und Manegold, Chr.: Zur Induktion einer frühen

Biphosphonat-Therapie bei Patienten mit soliden Tumoren. In: Dt. Ärzteblatt, Nr. 25/26, 22. Juni 1992.
180. Krenkel, M.: Beiträge zur Aufhellung der Geschichte und der Briefe des Apostels Paulus. Braunschweig 1890.
181. Kretschmer, E.: Über Hysterie. 2. Aufl. Leipzig 1927.
182. Kübler-Ross, E.: Interviews mit Sterbenden. Stuttgart 1971.
183. Kübler-Ross, E.: Was können wir noch tun? Antworten auf Fragen nach Sterben und Tod. 6. Aufl. Stuttgart 1983.
184. Küchler, Th.: Der Krebspatient – Lebensqualität zwischen Angst und Hoffnung. In: Arzt und Krankenhaus, Nr. 11, 60. Jg. 1987.
185. Küng, H.: 24 Thesen zur Gottesfrage. München-Zürich 1986.
186. Küng, H.: Christsein. München 1974.
187. Küng, H.: Existiert Gott? 2. Aufl. München 1984.
188. Küng, H.: Gott und Leid. In: K.-J. Kuschel (Hg.): Lust an der Erkenntnis. Die Theologie des 20. Jahrhunderts. 2. Aufl. München-Zürich 1989.
189. Künneth, W.: Wider den Strom. Wuppertal-Zürich 1989.
190. Künneth, W.: Glauben an Jesus? 2. Aufl. Hamburg 1963.
191. Kushner, H.S.: When Bad Things Happen To Good People. New York 1981.
192. Labenz, J.: Helicobacter-pylori-Eradikation zur Rezidivblutungsprophylaxe. Krankenhausarzt, Nr. 7/8, 67. Jg. 1994.
193. Lachenmann, H.: Das Wort in der Welt. Stuttgart-Hamburg 1987.
194. Landsberg, P.L.: Die Erfahrung des Todes. Luzern 1937.
195. Landsberger, B.: Die Eigenbegrifflichkeit der babylonischen Welt. 1965.
196. Lehr, U.: Das Alter als Zeit, die man noch vor sich hat. In: Natur und Medizin, Nr. 1, 1989.
197. Leist, F.: Gesundheit und Krankheit. Eine philosophische Betrachtung. In: Wege zum Menschen. 1961.
198. Lenz, P.: Seit 2000 Jahren Endzeit. In: Idea Spektrum. Nr. 45. 4. November 1992.
199. Lévi-Strauss, C.: Strukturale Anthropologie. Frankfurt 1967.
200. Lévi-Strauss, C.: Das wilde Denken. Frankfurt 1968.
201. Lévy-Brühl, L.: Das Denken der Naturvölker. Aus d. Frz. übersetzt von P. Friedländer. Wien und Leipzig 1926.

202. Link, Chr.: Die Erfahrung der Welt als Schöpfung. In: Rad, M. von (Hg.): Anthropologie als Thema von psychosomatischer Medizin und Theologie. Stuttgart-Berlin-Köln-Mainz 1974.
203. Løgstrup, K.E.:Die Ethische Forderung. Tübingen 1959.
204. Lommel, A.: Schamanen und Medizinmänner. 2. Aufl. München 1980.
205. Luban-Plozza, B.: Patient und Arzt im Spannungsfeld zwischen Angst und Vertrauen. In: Notabene Medici (Journal für Ärzte), Nr. 3, 19. Jg., März 1989.
206. Luck, U.: Tod, Gericht und ewiges Leben. In: Funke, A. (Hg): Bethel. Beiträge aus der Arbeit der von Bodelschwinghschen Anstalten in Bethel bei Bielefeld. Heft 9, Febr. 1973.
207. Lüdemann, G.: Die Auferstehung Jesu: Historie, Erfahrung, Theologie. Göttingen 1994.
208. Lüth, P.: Von der stummen zur sprechenden Medizin. Frankfurt-New York 1986.
209. Lüth, P.: Das Ende der Medizin? Entdeckung der neuen Gesundheit. Stuttgart 1986.
210. Lyons, A.S. und Petrucelli, R.J. II: Die Geschichte der Medizin im Spiegel der Kunst. Köln 1980.
211. Maaz, H.J.: Der Gefühlsstau. Ein Psychogramm der DDR. Berlin 1991.
212. MacNutt, F.: Die Kraft zu heilen. 5. Aufl. Graz-Wien-Köln 1986.
213. Martius, H.: Lehrbuch der Gynäkologie. 7. Aufl. Stuttgart 1962.
214. Marxsen, W.: Der Streit um die Bibel. Gladbeck 1965.
215. Mason, R.A.E.: Althebräische Medizin. In: Heilkunst Nr. 8, 106. Jg. August 1993.
216. Mauksch, H.O.: Der organisatorische Kontext des Sterbens. In: Kübler-Ross, E. (Hg.): Reif werden zum Tode? 3. Aufl. Stuttgart 1977.
217. Maurer, B.: Verantwortung und Freiheit in der Krankheit in theologischer Sicht. In: Dt. Ärzteblatt 84, Heft 15, 9. 4. 1987.
218. Maurer, K.: Das Alter hat eine Zukunft. Bern 1974.
219. Mayer-Scheu, J.: Vom Behandeln zum Heilen. In: Mayer-Scheu, J., und Kautzky, R. (Hg.): Vom Behandeln zum Heilen. Die vergessene Dimension im Krankenhaus. Göttingen 1980.

220. Mertz, D.P.: Gicht. Grundlagen, Klinik und Therapie. 3. Aufl. Stuttgart 1978.
221. Meyer, K.: Weltgeschichte im Überblick. 4. Aufl. Bern-Stuttgart 1982.
222. Mildenberger, F.: Das Leiden Christi und das Leiden des Christen. In: Schulze, H. (Hg.): Der leidende Mensch. Beiträge zu einem unbewältigten Thema. Sonderdruck. Neukirchener Verlag. O. J.
223. Mitscherlich, A. (Hg.): Das beschädigte Leben. Sonderdruck der Fa. Hoffmann-LaRoche AG, Grenzach, 1969, anläßl. eines Symposions in der Bayerischen Akademie der Wissenschaften, München. 1969.
224. Mitscherlich, A.: Krankheit als Konflikt. Frankfurt/M. 1967.
225. Mitscherlich, M.: Müssen wir hassen? Über den Konflikt zwischen innerer und äußerer Realität. 3. Aufl. München 1983.
226. Mittelstraß, J. (Hg): Enzyklopädie, Philosophie und Wissenschaftstheorie. 2 Bde. Mannheim 1984.
227. Mohr, G.H.: Weisheit aus der Wüste. Worte der frühen Christen. Frankfurt/M. 1989.
228. Moll, A.: Ärztliche Ethik. Stuttgart 1902.
229. Moltmann, J.: Theologie der Hoffnung. München 1965.
230. Moltmann, J.: Ewigkeit. In: H.J. Schultz (Hg.): Theologie für Nichttheologen. Stuttgart 1969.
231. Moody, R.A.: Leben nach dem Tod. Hamburg 1985.
232. Moosmann, E.B.: Sterben und Leben sind untrennbar eins. In: Fortschritte der Medizin Nr. 5, Febr. 1989.
233. Müller-Schwefe, H.-R.: Krankheit und Leiden. In: Diakonie 1, 10. Jg. Jan./Feb. 84.
234. Neukamm, K.H.: Der Arzt ist die Tröstung der Seele. In: Diakonie 4, 12. Jg. Juli/Aug. 86.
235. Niemann, U.: Anspruch – Widerspruch – Hoffnung. Anmerkungen zur Identität und Aufgabe eines Theologen in der Ethik-Kommission. In Toellner, R. (Hg.): Die Ethik-Kommission in der Medizin. Stuttgart-New York 1990.
236. Nordhofen, E.: Das Argument des Küsters – wortlos. Religion zwischen Kult und Theologie. FAZ Nr. 253 vom 29. Okt. 1988.
237. Nouwen, H.J.M.: Seelsorge, die aus dem Herzen kommt. 3. Aufl. Freiburg-Basel-Wien 1989.

238. Nüchtern, M.: Krankheit und Heilung. In: Diakonie 4, 12. Jg. Juli/Aug. 86.
239. Orthbrand, E.: Geschichte der großen Philosophen. Hanau, o.J.
240. Ott, H.: Das Reden vom Unsagbaren. Stuttgart 1978.
241. Padberg, L.E. von: Ethik im Spannungsfeld von Selbstverwirklichung und Gottesorientierung. Bad Liebenzell 1989.
242. Pannenberg, W.: Jesus – Erfüllung der menschlichen Hoffnung. In: Theologisches Forum 3. Hg. von W. Trutwin. 3. Aufl. Düsseldorf 1972.
243. Pannenberg, W.: Das Glaubensbekenntnis, ausgelegt und verantwortet vor den Fragen der Gegenwart. 4. Aufl. Gütersloh 1982.
244. Pasewaldt, E.: Die heilende Kraft des Glaubens. In: W. Jens (Hg.): Warum ich Christ bin. München 1979.
245. Pasierbsky, F. und Singhal, A.: Der Arzt – Händler statt Heiler? In: Notabene Medici (Journal für Ärzte), Nr. 5, 19. Jg. Mai 1989.
246. Peseschkian, N.: Auf der Suche nach Sinn. Psychotherapie der kleinen Schritte. Frankfurt 1988.
247. Pfahler, G.: Der Mensch und seine Vergangenheit. 4. Aufl. Stuttgart 1957.
248. Pfahler, G.: Der Mensch und seine Lebenswerkzeuge. Erbcharakterologie. Stuttgart 1954.
249. Pfeifer, S.: Gesundheit um jeden Preis? Basel 1980.
250. Pflanz, E.: Weniger als fünf Prozent haben einen Spenderausweis. In: Die Neue Ärztliche, Nr. 170, 5. 9. 1989.
251. Pflanz, E.: Die Rolle der Medizin und Pflege bei der Sterbebegleitung. Bericht über die Tagung »Anders Sterben – Medizin und Pflege am Lebensende zwischen Phantasie und Konkretion« in der Ev. Akademie Loccum. In: Dt. Ärzteblatt 90, Heft 41, 15. Oktober 1993.
252. Pieringer, W. und Egger, J.: Krankheit und Lebensstil. In: Die Heilkunst, Nr. 6, 102. Jg. Juni 1989.
253. Piper, H.Ch.: Kranksein – Erleiden und Erleben. In: Mayer-Scheu, J. und Kautzky, R. (Hg.): Vom Behandeln zum Heilen. Göttingen 1980.
254. Pitzen, P. und Lindemann, K.: Kurzgefaßtes Lehrbuch der orthopädischen Krankheiten. 8. Aufl. München-Bonn 1962.

255. Plügge, H.: Wohlbefinden und Mißbefinden. Beiträge zu einer medizinischen Anthropologie. Tübingen 1962.
256. Pohier, J.M.: Tod, Natur und Kontingenz. Anthropologische Überlegungen zu der Möglichkeit, den Tod medizinisch hinauszuzögern. In: Concilium 10, 1974.
257. Pöhlmann, H.G.: Wer war Jesus von Nazareth? 6. Aufl. Gütersloh 1988.
258. Porkert, M.: Die chinesische Medizin. Düsseldorf-Wien 1982.
259. Prause, G.: Die kleine Welt des Jesus Christus. Hamburg 1981.
260. Putz, H.: Krankheit und Heilung im Neuen Testament. Zitat aus einem Referat, gehalten am 5.5. 1989 in einem Lüdenscheider Hauskreis.
261. Rad, G. von: Theologie des Alten Testaments. Bd. 1. München 1969.
262. Rademacher, H.: Klonieren menschlicher Embryos in Amerika nicht verboten. Bericht in FAZ Nr. 250 v. 27. Oktober 1993.
263. Radloff, W.: Aus Sibirien. Leipzig 1884.
264. Ratschow, C.H.: Wenn Sterbehilfe töten darf. Wuppertal und Zürich 1992
265. Reich-Ranicki, M.: Herz, Arzt und Literatur. Zürich 1987.
266. Renner, R.: Die Wunder Jesu in Theologie und Unterricht. Lahr (Schwarzwald) 1966.
267. Rest, F.: Vom Handeln im Angesicht des Unausweichlichen. In: Wege zum Menschen. Monatsschrift für Arzt und Seelsorger, Nr. 5/85, 37. Jg.
268. Rest, F.: Den Sterbenden beistehen. Heidelberg 1981.
269. Rest, F.: Kehrtwendung im Menschenleben. Damaskus-Erlebnisse in Geschichte und Gegenwart. Freiburg/Breisgau 1990.
270. Ried, G.: Wesen und Werden der deutschen Dichtung von den Anfängen bis zur Gegenwart. 8. Aufl. München 1954.
271. Riemann, F.: Grundformen der Angst. München-Basel 1985.
272. Rost, J.: Die beiden Hälften der Medizin. In: Natur und Medizin, Nr. 6, Dezember 1988.
273. Ruthe, R.: Auslegung der Tageslosung für Samstag, 18. 3. 1989. In: Licht und Kraft, Losungskalender, 77. Jg. Lahr 1989.
274. Schadewaldt, H.: Aktuelle Aspekte der Ethik in der Medizin. In: Der Internist, Nr. 4, 1989.

275. Schadewaldt, H.: Möglichkeiten und Grenzen der modernen Medizin. Schriftliche Fassung eines Vortrags anläßlich der Tagung der Beiräte Rheinland und Westfalen, 5. Dezember 1969, in Düsseldorf (Dresdner Bank-Veröffentlichung).
276. Schaller, M.: Wie rede ich mit dem modernen Menschen über den christlichen Glauben? Vortrag am 30. 1. 1993 in Iserlohn, gehalten im Mitarbeiterkreis der IVCG (Internationale Vereinigung Christlicher Geschäftsleute), Gruppe Iserlohn.
277. Scharbert, J.: Der Schmerz im Alten Testament. Veröffentlichte Dissertation. Bonn 1955.
278. Scheid, W.: Lehrbuch der Neurologie (unter Mitarbeit von Gibbels, E.). 5. Aufl. Stuttgart 1983.
279. Schipperges, H.: Die Entwicklung der »Cura« im Verständnis der therapeutischen Dienste. In: Mayer-Scheu, J. und Kautzky, R. (Hg.): Vom Behandeln zum Heilen. Wien und Göttingen 1980.
280. Schipperges, H.: Christus Medicus. Ein Leitbild der abendländischen Heilkunde. In: Arzt und Krankenhaus, Nr. 12, 61. Jg. Dezember 1988.
281. Schirokogorow, S.M.: Versuch einer Erforschung der Grundlagen des Schamanentums bei den Tungusen. In: Baessler Archiv. Bd. XVIII. Berlin 1935.
282. Schleich, C.L.: Besonnte Vergangenheit. Berlin 1922.
283. Schmid, H.-H.: Mein Gott, mein Gott, warum hast du mich verlassen? Aufsatz zum Thema »Krankheit und Tod« in: Bethel Nr. 9, Febr. 1973.
284. Schmidt, E. und Schmidt, F.W.: Problematik von geringen Enzymveränderungen im Serum. In: Arzt und Krankenhaus, Nr. 7. 65. Jg. 1992.
285. Schneider, R.: Pfeiler im Strom. Hamburg 1958.
286. Schniewind, J.: Das Evangelium nach Markus. Übersetzt und erklärt von J. Schniewind. Mit einer Einleitung zum Gesamtwerk: Die Entstehung und der Wortlaut des Neuen Testaments. 4. Aufl. Göttingen 1949.
287. Schoenemann, J.: Ist das Hierarchieverständnis des ärztlichen Dienstes zeitgemäß? In: Arzt und Krankenhaus, Nr. 5, 66. Jg. Mai 1993.

288. Schönauer, L.: Vortrag in einer Wiener Volkshochschule, Berichtet in: Medizinische Klinik 1954.
289. Schott, H.: Heilkraft der Natur. Zur Ideengeschichte der Naturheilverfahren. In: Bühring, M. und Kemper, F.H. (Hg.): Naturheilverfahren und unkonventionelle Medizinische Richtungen (Loseblatt-System). Berlin, Heidelberg, New York, London, Paris, Tokyo, Hong Kong, Barcelona, Budapest. Stand Juli 1992.
290. Schröder, R.A.: Die geistlichen Gedichte. Berlin 1949.
291. Schuffels, M.: Was die Schickung schickt, ertrage!? II. In: Diagnostica Dialog. Boehringer Mannheim, Ausgabe 6, 1991.
292. Schulz, P.: Weltliche Predigten. Hamburg 1978.
293. Schuster, H.P.: Sterbehilfe in der Intensivmedizin? Med. Klin. 84, Nr. 12, 1989.
294. Schütz, P.: Das Mysterium der Geschichte. Von der Anwesenheit des Heilenden in der Zeit. Bd. II der ges. Werke. Hamburg 1963.
295. Schwarz, F.: Ich verweigere mich oder: Von der Schönheit des Glaubens. 2. Aufl. Neukirchen-Vluyn 1986.
296. Schweitzer, A.: Kultur und Ethik. München 1960.
297. Seifert, Th.: Archetypen. In: H.J. Schultz (Hg.): Psychologie für Nichtpsychologen. 7. Aufl. Stuttgart 1988.
298. Seiß, R.: Freiheit und Identität des Christen. Neuhausen-Stuttgart 1979.
299. Seybold, K.: Das Gebet des Kranken im Alten Testament. Buchausgabe der Habilitationsschrift. Stuttgart-Berlin-Köln-Mainz 1973.
300. Siebenthal, W. von: Krankheit als Folge der Sünde. Eine medizinhistorische Untersuchung. Hannover 1950.
301. Siegmund, G.: Der kranke Mensch (Sonderdruck aus »Amt und Sendung«). Freiburg 1950.
302. Silva Tarouca, Graf von, A.: Philosophie der Polarität. Graz und Wien 1955.
303. Simmel, O. und Stählin, R. (Hg.): Christliche Religion. Frankfurt 1957.
304. Simon, K.: Die Eßmeyers henkten und kurierten. In: Die Neue Ärztliche, Nr. 182, 21. 9. 1989.
305. Singer, P.: Praktische Ethik. Stuttgart 1984.
306. Spoerri, Th.: Kompendium der Psychiatrie. 2. Aufl. Stuttgart 1963.

307. Sporken, P.: Die Sorge um den kranken Menschen. Grundlagen einer Neuen Medizinischen Ethik. Düsseldorf 1977.
308. Sporken, P.: Aktive und passive Sterbehilfe aus der Sicht der medizinischen Ethik und der Weltanschauung. In: Berichtsband der Medizinale XVII. Hg. von Graul, E.H., Pütter, S., Loew, D., Teil XXX. Eigendruck Fa. Medice. Iserlohn 1987.
309. Sporken, P.: Mein Weg zurück ins Leben. Freiburg 1992.
310. Staguhn, G.: Zwischen Kunst und Wissenschaft: Auf der Suche nach der verlorenen Medizin. Frankfurter Allgemeine Magazin Nr. 679 vom 5. März 1993.
311. Steiger, R.: Die Dialektik der Paulinischen Existenz. In: Windisch, H. (Hg.): Untersuchungen zum Neuen Testament. Heft 20. Leipzig 1931.
312. Stein, R.: Medizin ohne Ärzte. In: FAZ Nr. 251, 29. 10. 1986.
313. Stiftung Warentest (Hg.): Die andere Medizin. Nutzen und Risiken sanfter Heilmethoden. Berlin 1991.
314. Stockhausen, A. von: Mythos – Logos – Evolution. Dialektische Verknüpfungen von Geist und Materie. Neuhausen-Stuttgart 1981.
315. Strack, H./Billerbeck: Kommentar zum Neuen Testament aus Talmud und Midrasch. 4 Bde. München 1922.
316. Straub, E.: Durch Gebrechen zur Tugend. FAZ Nr. 296 vom 21. 12. 1991.
317. Stroh, W.: Krankenseelsorge und moderne Medizin. In: Diakonie 4, 12. Jg. Juli/Aug. 1986.
318. Stunder, W.A.: Die Asymmetrie im Arzt-Patienten-Verhältnis bei der Visite. In: Dt. Ärzteblatt 84, Heft 15, 9. 4. 1987.
319. Sudhoff, K. (Hg.): Paracelsus. Sämtliche Werke, I. Abt: Medizinische, naturwissenschaftliche und philosophische Schriften. Bde. 1-14. München-Berlin 1922-1933.
320. Taczak, Th.: Dämonische Besessenheit. Inaugural-Dissertation, der Kath.-Theol. Fakultät der Universität Münster vorgelegt. Münster 1903.
321. Theißen, G.: Argumente für einen kritischen Glauben oder: Was hält der Religionskritik stand. 3. Aufl. München 1988.
322. Theißen, G.: Urchristliche Wundergeschichten. 6. Aufl. Gütersloh 1990.

323. Thielicke, H.: Wer darf leben? Ethische Probleme der modernen Medizin. München 1970.
324. Thielicke, H.: Und wenn Gott wäre ... Reden über die Frage nach Gott. 2. Aufl. Stuttgart 1971.
325. Thurneysen, E.: Arzt und Seelsorger in der Begegnung mit dem leidenden Menschen. In: Medicus Viator. Fragen und Gedanken am Wege Richard Siebecks. Tübingen 1959.
326. Tillich, P.: Hoffnung. In: Schultz, H.J. (Hg.): Theologie für Nichttheologen. Gütersloh 1969.
327. Toellner, R.: Problemgeschichte: Entstehung der Ethik-Kommissionen. In: Toellner, R. (Hg.): Die Ethik-Kommissionen in der Medizin. Stuttgart-New York 1990.
328. Tournier, P.: Technik und Glaube. Basel 1945.
329. Uexküll, T. von: Über das Menschenbild in der heutigen Medizin. In: Studium Generale. 1953.
330. Uexküll, T. von (Hg.): Lehrbuch der Psychosomatischen Medizin. 2. Aufl. München-Wien-Baltimore 1981.
331. Ulrich, W.: Schmerzfrei durch Akupressur und Akupunktur. Düsseldorf-Wien 1975.
332. Vinçon, H.: Unterwegs zur Hoffnung. Gebete, Bilder, Gedanken. Stuttgart 1977.
333. Völkel, H.: Besprechung eines Vortrags dieses Autors in dem Artikel »Borderline-Patienten ertragen Widersprüche nicht«. In: Die Neue Ärztliche, Nr. 245, 21. 12. 1988.
334. Volkmann-Schluck, K.H.: Einführung in das Philosophische Denken. 3. Aufl. Frankfurt 1981.
335. Vollmer, G.: Was können wir wissen? Die Natur der Erkenntnis. Bd. 1., 2. Aufl. Stuttgart 1989.
336. Vorländer, W.: Gelebte Hoffnung. Perspektiven eines messianischen Lebensstils. Neukirchen-Vluyn 1988.
337. Wasserzieher, E.: Woher? Ableitendes Wörterbuch der deutschen Sprache. Bonn 1974.
338. Wegenast, K.: Jesus und die Evangelien. Gütersloh 1965.
339. Weischedel, W.: Die philosophische Hintertreppe. 6. Aufl. München 1980.

340. Weissmahr, B.: Philosophische Gotteslehre. Stuttgart, Berlin, Köln, Mainz 1983.
341. Weizsäcker, V. von: Diesseits und Jenseits der Medizin. 2. Aufl. Stuttgart 1950.
342. Weizsäcker, V. von: Pathosophie. Göttingen 1965.
343. Werning, H.: Verhütung und Behandlung von Herz- und Kreislaufkrankheiten. Dt. Ärzteverlag. Köln 1981.
344. Wesiack, W.: Psychosomatische Medizin in der ärztlichen Praxis. München-Wien-Baltimore 1984.
345. Westermann, C.: Heilung und Heil in der Gemeinde aus der Sicht des Alten Testaments. In: Mitarbeiterhilfe 5/73, Sept./Okt. 1973.
346. Westermann, C.: Schöpfung (Themen der Theologie, Bd. 12 als erweiterte Studienausgabe). Stuttgart 1983.
347. Wilckens, U.: Auferstehung. 2. Aufl. Stuttgart-Berlin 1970.
348. Wildhirt, E.: Briefliche Mitteilung an den Verfasser bez. der sog. idiopathischen Erhöhung des Leber-Galle-Enzyms Gamma-GT aus dem Jahr 1987.
349. Wilmanns, W.: Dem Patienten niemals die Hoffnung nehmen. In: Dt. Ärzteblatt 84, Heft 34/35, 22. 8. 1987.
350. Winandy, T.: Die Zeit bis zum Tod als lebenswert empfinden. FAZ Nr. 249 v. 26. 10. 1992.
351. Wolff, H.W.: Anthropologie des Alten Testaments. 4. Aufl. München 1984.
352. Wollstadt, H.J.: Beziehungen zwischen Psyche und Krankheit nach Aussagen der Bibel. Beiheftung zu SMD-Contact. Teil 1, April 1986; Teil 2, Juli 1986.
353. Wyneken, G.: Abschied vom Christentum. München 1963.
354. Zahrnt, H.: Gott kann nicht sterben. Wider die falschen Alternativen in Theologie und Gesellschaft. 3. Aufl. München 1970.
355. Zahrnt, H.: Wie kann Gott das zulassen? 2. Aufl. München-Zürich 1985.
356. Zahrnt, H.: Auferstehung. In: H.J. Schultz (Hg.): Theologie für Nicht-Theologen. Gütersloh 1969.
357. Zahrnt, H.: Die Sache mit Gott. München 1967.
358. Zahrnt, H.: Warum ich glaube. München-Zürich 1977.

359. Zappe, H.A. und Mattern, Hj. (Hg.): Das Philosophische und die praktische Medizin. Berlin, Heidelberg, New York, London, Paris, Tokyo, Hong Kong 1990.
360. Zimmerli, W.: Der Mensch und seine Hoffnung im Alten Testament. Göttingen 1968.
361. Zink, J.: Das Neue Testament. Übertragen von J. Zink. 4. Aufl. Stuttgart-Berlin 1968.
362. Zwischen Mitleid, Mord und Menschlichkeit. Thesen, Texte und Anregungen für das Gespräch über Sterbehilfe. Materialien für den Dienst in der Evangelischen Kirche von Westfalen. Reihe B, Heft 80, Bielefeld 1990.